张锡纯医学全书

张锡纯内科证治精华

郑好飞　杨巧丽　黄小龙　点校

学苑出版社

图书在版编目（CIP）数据

张锡纯内科证治精华/郑好飞，杨巧丽，黄小龙点校．—北京：学苑出版社，2017.4

（张锡纯医学全书）

ISBN 978 - 7 - 5077 - 5200 - 7

Ⅰ．①张…　Ⅱ．①郑…　②杨…　③黄…　Ⅲ．①中药学　Ⅳ．①R28

中国版本图书馆 CIP 数据核字（2017）第 061092 号

责任编辑：黄小龙
出版发行：学苑出版社
社　　　址：北京市丰台区南方庄 2 号院 1 号楼
邮政编码：100079
网　　　址：www.book001.com
电子邮箱：xueyuanpress@163.com
销售电话：010 - 67601101（销售部）67603091（总编室）
经　　　销：新华书店
印　刷　厂：北京画中画印刷有限公司
开本尺寸：880 × 1230　1/32
印　　　张：13.625
字　　　数：306 千字
版　　　次：2017 年 4 月第 1 版
印　　　次：2017 年 11 月第 2 次印刷
定　　　价：49.00 元

前有张仲景　后有张锡纯

中国近代医学第一人

张锡纯，字寿甫，生于 1860 年，卒于 1933 年秋，祖籍山东诸城，祖上于明代时迁居河北盐山县边务乡。张锡纯家为儒医之家，少时饱读经史，后遵父命习医，上至《内经》《伤寒》，下至名医诸家无不遍览。后教书乡里，科举不第，遂转而攻医。时西学渐入，张氏开始接触西洋医学，潜心研读十余载，为人诊治，药效非凡，沉疴痼疾常能药到病除，渐闻名于乡里。辛亥革命后，受聘从军，任军医之职。1918 年，奉天设立达中医院，张氏被聘为院长。张锡纯晚年携亲眷至天津，开业行医。张氏在其行医生涯中主张中西医应取长补短，相互汇参，并将自己的经验加以整理、刊行，在医界引起很大反响，被称为"医学中第一可法之书"，张氏亦被称为"中国近代医学第一人"。

医学中第一可法之书

张锡纯《医学衷中参西录》自刊行以来深受医学界广大读者的推崇，后经奉天章福记书局多次刊行，畅销海内外，为近代以来中医界不可多得的优秀著作。新中国成立以后，该书又经河北人民出版社点校、整理出版，加入了张锡纯后人保存的张锡纯遗稿。近年来各医家又多次对该书进行整理、完善，使张锡纯的学术思想在医学界广为传播。

学宗经典，自创新方

张锡纯潜心研读《内经》《本经》《伤寒杂病论》等秦汉经典及其他历代先贤医籍，吸取其精华，"瀹我灵性，益我神智，迨至性灵神智洋溢活泼，又贵举古人之规矩、准绳扩充之、变化之、引申触长之"（《前三期合编·自序》），而自创新方。故"书中诸方，除古方数首之外，其余一百六十余方，皆系拙拟。此非矜奇立异，欲与古人争胜也。诚以医者以挽回人命，为孜孜当尽之天职，至遇难治之证，历试成方不效，不得不苦心经营，自拟治法。迨拟出用之有效，且屡次用之，皆能随手奏效，则其方即不忍抛弃，而详为录存。是此一百六十余方，皆迫于孜孜挽回人命之热忱，而日积月累以成卷帙者也"（《前三期合编·例言》）。这表明，张氏所创新方皆源自临证实践。更难能可贵的是，张锡纯不藏私，每首新方皆分述主治病证、方药组成、剂量用法及方药分析，且多数方论附有相关医案。如此一来，读者更加容易活学活用。

衷中参西，中西汇通第一人

自西医东渐，打破了华夏大地中医"一统天下"之局面。中医界面临西医学的兴起，"维新派"审时度势，与时俱进，倡导中西医汇通，张锡纯为其一。有学者评价说："能融贯中西，汇通新旧，以求医学之尽善尽美，而无偏私之见存于其中者，则余于张君寿甫之《衷中参西录》。"（《第五期·第八卷》盛泽王镜泉登《绍兴医报》论《衷中参西录》为医家必读之书）张锡纯在回顾他对西医学的认识过程时说："自幼承家学渊源，医学与读书并重。是以自成童时即留心医学，弱冠后即为人诊病疏方。年过三旬始见西人医书，颇喜其讲解新异多出中医之外。后又十余年，于医学研究功深，乃知西医新异之理原多在中医包括之中，特古籍语意浑含，有赖后人阐发耳。"（《第五期·第一卷·论中医之理多包括西医之理沟通中西原非难事》）张氏在客观分析中西医各有所长与所短，并倡导应优势互补时说："自西药之入中国也，维新者趋之恐后，守旧者视之若浼，遂至互相抵牾，终难沟通。愚才不敏，而生平用药多喜取西药之所长，以济吾中药之所短，初无畛域之见存于其间。故拙著之书，以衷中参西为名也。盖西医用药在局部，是重在病之标也；中医用药求原因，是重在病之本也。究之标本原宜兼顾，若遇难治之证，以西药治其标，以中药治其本，则奏效必捷，而临证亦确有把握矣。"（《第五期·第二卷·论中西之药原宜相助为理》）他还说："夫医学以活人为宗旨，原不宜有中西之界限存于胸中。在中医不妨取西医之所长（如实验器械化学等），以补中医之所短；在西医尤当精研气化（如脏腑各有性情及手足六经分治主六气等），视中医深奥之理原为形上之道，而非空谈无实际也。"（《第五期·第一卷》）"盖中、西医学原可相助为理，而不宜偏废，吾国果欲医学之振兴，固非沟通中、西不可也。"（《第五期·第六卷·论痫证治法》）综上所述，张锡纯当年审时度势，衷中参西之理念至今也没有过时，并且对目前的中西医结合有一定的指导意义。

张锡纯所在时代，西医对霍乱病长于预防而短于治疗。为此，张锡纯发明了治疗霍乱的"急救回生丹"，用药有朱砂、冰片、薄荷冰、粉甘草，他认为此方治霍乱无论寒热，均可应用。随后，张锡纯又制有防治兼用的"卫生防疫宝丹"，"治霍乱吐泻转筋，下痢腹疼，及一切痧证，平素口含化服，能防一切疠疫传染"。此方流传一时，如沈阳某煤矿发生霍乱，"有工人病者按原数服药 40 丸，病愈强半，又急续服 40 丸，遂脱然痊愈。后有病者数人，皆服药 80 丸。中有至剧者一人，一次服药 120 丸，均完全治愈。"

这两种方药的药味及制法均系衷中参西的成果，经济简便，效果又在单独用中药或西药之上。1919～1920 年，曾在东北及河北、山东、河南大面积试用，据较可靠的报告，治愈数万人。

提倡传统内练法

吴云波先生指出："张锡纯提倡医家力行'内练、内修'的静坐气功，认为这是'领悟脏腑经络之功能和人体内气化作用'的捷径，他由此得出这样的认识：'内练内修'的佛、道气功是中医的源起和基础。"

张锡纯在"论哲学与医学之关系"一文中指出："哲学实为医学之本源，医学即为哲学之究竟。"他说："是其人必先有明哲之天资，及明哲之学问，而后能保其身也。而此明哲保身之天资学问，在修士原为养生之道。此修士之养生，所以名为哲学也。"又说："诚以静坐之功，原为哲学之起点。"

在这方面，张锡纯有不少具体的观点，如："医者，生命所托。必其人具有非常聪明，而后能洞人身之精微，察天地之气化，辨药物之繁啧。临证疏方，适合病机，救人生命。若是则研究医学者顾可不留心哲学，藉以沦我性灵、益我神智乎哉？"

张锡纯认为，为把握中医所指的人体之"本"，是有赖于内练法之熟稔的。如，怎样才能体察到中医脏腑的存在？他说："当其内视功深之候，约皆能洞见脏腑，朗若掣电；深究性命，妙能悟真。"

张锡纯认为，把握哲学便能洞悉中医的实质，由此，可极大地提高中医的诊疗水平。他说："拙著医书中多论及哲学，非以鸣高也，实欲医者兼研究哲学，自能于医学登峰造极也。"

本次点校、编著采用奉天章福记书局民国二十年印行版本为底本、以河北人民出版社1957年版本为对校本。本丛书共分《张锡纯医方精粹》《张锡纯医论医案撮要》《张锡纯经方讲习录》《张锡纯医书拾遗》《张锡纯内科证治精华》五册，分别从方剂、医论医案、经方、遗稿、内科经验等方面入手进行整理，以方便读者携带和研读。

限于编校者的学识，书中难免有错漏，敬请读者批评指正。

本书编委会
2017年2月

编 校 说 明

一、本书共分"药用心得"、"验方撷英"、"医论选录"三部分，分别从药物、方剂、医论三个方面在张锡纯原著《医学衷中参西录》中选取精华部分进行整理编撰成书。"药用心得"选取原著第四期药物讲解41篇；"验方撷英"则选用原著前三期中方剂部分选取常用方剂76首；"医论选录"精选原著第五期医论中的29篇编辑而成。

二、将原书繁体字改为简体字，竖排版改为横排，同时对原书中不同的部分在排版格式和字体上加以区分。

三、依据惯例竖排本将原书横排版中"右"改为"上"。

四、原书中药物的计量未做改动。

五、原书中通假字，保持原貌，未做改动；对于书中较为明显的刊误，径直改动未加标注。

六、本书中提到的计量单位"瓦"：1瓦＝1克（gram，"柯兰某"），见张锡纯《医学衷中参西录》例言二十九。后文中不再出注。

目　录

张锡纯内科证治精华

张锡纯内科证治精华

6　　　　　　　　　　　　　　　　❀ 张锡纯内科证治精华

药用心得

麻　黄

麻黄味微苦，性温，为发汗之主药。于全身之脏腑经络，莫不透达，而又以逐发太阳风寒为其主治之大纲。故《本经》谓其主中风伤寒头痛诸证，又谓其主咳逆上气者，以其善搜肺风，兼能泻肺定喘也。

谓其破癥瘕积聚者，以其能透出皮肤毛孔之外，又能探入积痰凝血之中，而消坚化瘀之药可偕之以奏效也。且其性善利小便，不但走太阳之经，兼能入太阳之府，更能由太阳而及于少阴（是以伤寒少阴病用之），并能治疮疽白硬、阴毒结而不消。

太阳为周身之外廓。外廓者，皮毛也，肺亦主之。风寒袭人，不但入太阳，必兼入手太阴肺经，恒有咳嗽微喘之证。麻黄兼入手太阴，为逐寒搜风之要药，是以能发太阳之汗者不仅麻黄，而《伤寒论》治太阳伤寒无汗，独用麻黄汤者，治足经而兼顾手经也。

凡利小便之药，其中空者多兼能发汗，木通、萹蓄之类是也。发汗之药，其中空者多兼能利小便，麻黄、柴胡之类是也。伤寒太阳经病，恒兼入太阳之府（膀胱），致留连多日不解。麻黄治在经之邪，而在府之邪亦兼能治之。盖在经之邪由汗而解，而在府之邪亦可由小便而解，彼后世自作聪明，恒用他药以代麻黄者，于此义盖未之审也。

受风水肿之证，《金匮》治以越婢汤，其方以麻黄为主，取其能祛风兼能利小便也。愚平素临证用其方，服药后果能得汗，其小便即顿能利下，而肿亦遂消。特是其方因麻黄与石膏并用，石膏之力原足以监制麻黄，恒有服之不得汗者，今变通其方，于服越婢汤之前，先用白糖水送服西药阿斯必林一瓦半，必能出汗，趁其正出汗时，将越婢汤服下，其汗出必益多，小便亦遂通下。

东人三浦博士，用麻黄十瓦，煎成水一百瓦，为一日之量，分三次服下，治慢性肾炎小便不利及肾脏萎缩小便不利，用之有效有不效，以其证之凉热虚实不同，不知用他药佐之以尽麻黄之长也。试观《金匮》水气门越婢汤，麻黄辅以石膏，因其脉浮有热也（脉浮故系有风，实亦有热）；麻黄附子汤辅以附子，因其脉沉而寒也。通变化裁，息息与病机相符，是真善用麻黄者矣。

邹润安曰：麻黄之实，中黑外赤，其茎宛似脉络骨节，中央赤外黄白（节上微有白皮），实者先天，茎者后天。先天者，物之性，其义为由肾及心；后天者，物之用，其义为由心及脾胃。由肾及心，所谓肾主五液，入心为汗也；由心及脾胃，所以分布心阳，外至骨节、肌肉、皮毛，使其间留滞无不倾囊出也。故栽此物之地，冬不积雪，为其能伸阳气于至阴之中，不为盛寒所遏耳。

古方中有麻黄，皆先将麻黄煮数沸吹去浮沫，然后纳他药。盖以其所浮之沫发性过烈，去之所以使其性归和平也。

麻黄带节发汗之力稍弱，去节则发汗之力较强，今时用者大抵皆不去节。至其根则纯系止汗之品。本是一物，而其根茎

张锡纯内科证治精华

之性若是迥殊，非经细心实验，何以知之？

陆九芝谓：麻黄用数分，即可发汗，此以治南方之人则可，非所论于北方也。盖南方气暖，其人肌肤薄弱，汗最易出，故南方有麻黄不过钱之语；北方若至塞外，气候寒冷，其人之肌肤强厚，若更为出外劳碌，不避风霜之人，又当严寒之候，恒用至七八钱始能汗者。夫用药之道，贵因时、因地、因人，活泼斟酌以胜病为主，不可拘于成见也。

桂　枝

桂枝味辛微甘，性温，力善宣通，能升大气（即胸之宗气），降逆气（如冲气肝气上冲之类），散邪气（如外感风寒之类）。

仲景苓桂术甘汤用之治短气，是取其能升也；桂枝加桂汤用之治奔豚，是取其能降也；麻黄、桂枝、大小青龙诸汤用之治外感，是取其能散也。而《本经》论牡桂（即桂枝），开端先言其主咳逆上气，似又以能降逆气为桂枝之特长，诸家本草鲜有言其能降逆气者，是用桂枝而弃其所长也。又小青龙汤原桂枝、麻黄并用，至喘者去麻黄加杏仁而不去桂枝，诚以《本经》原谓桂枝主吐吸，吐吸即喘也，去桂枝则不能定喘矣。乃医者皆知麻黄泻肺定喘，而鲜知桂枝降气定喘，是不读《本经》之过也。其花开于中秋，是桂之性原得金气而旺，且又味辛属金，故善抑肝木之盛使不横恣。而桂之枝形如鹿角（树形分鹿角、蟹爪两种），直上无曲，故又善理肝木之郁使之条达也。为其味甘，故又善和脾胃，能使脾气之陷者上升，胃气之逆者下降，脾胃调和则留饮自除，积食自化。其宣通之力，又能导引三焦下通膀胱以利小便（小便因热不利者禁用，然亦有用凉药利小便而少加之作向导者），惟上焦有热及恒患血证者忌用。

桂枝非发汗之品，亦非止汗之品，其宣通表散之力，旋转于表里之间，能和营卫、暖肌肉、活血脉，俾风寒自解，麻痹自开。因其味辛而且甘，辛者能散，甘者能补，其功用在于半散半补之间也。故服桂枝汤欲得汗者，必啜热粥，其不能发汗可知；若阳强阴虚者，误服之则汗即脱出，其不能止汗可知。

按：《伤寒论》用桂枝，皆注明去皮，非去枝上之皮也。古人用桂枝，惟取当年新生嫩枝，折视之内外如一，皮骨不分，若见有皮骨可以辨者去之不用，故曰去皮，陈修园之侄鸣岐曾详论之。

【附案】

一妇人，年二十余，因与其夫反目，怒吞鸦片，已经救愈，忽发喘逆，迫促异常，须臾又呼吸顿停，气息全无，约十余呼吸之顷，手足乱动，似有蓄极之势，而喘复如故。若是循环不已，势近垂危，延医数人皆不知为何病。后愚诊视，其脉左关弦硬，右寸无力，精思良久，恍然悟曰：此必怒激肝胆之火，挟下焦冲气上冲胃气。夫胃气本下行者，因肝胆之火冲之转而上逆，并迫肺气亦上逆，此喘逆迫促所由来也。逆气上干，填塞胸膈，排挤胸中大气，使之下陷。夫肺悬胸中，以大气为其阖辟之原动力，须臾胸中无大气，即须臾不能呼吸，此呼吸顿停所由来也。迨大气蓄极而通，仍上达胸中鼓动肺脏使得呼吸，逆气遂仍得施其击撞，此又病势之所以循环也。欲治此证，非一药而兼能升陷降逆不为功，遂单用桂枝尖四钱，煎汤饮下，须臾气息调和如常。

徐灵胎谓，受风有热者，误用桂枝则吐血，是诚确当之论。

忆曾治一媪，年六旬，初春感冒风寒，投以发表之剂，中有桂枝数钱，服后即愈。其家人为其方灵，贴之壁上。至孟夏，复受感冒，自用其方取药服之，遂致吐血，经医治疗始愈。

盖前所受者寒风，后所受者热风，故一则宜用桂枝，一则忌用桂枝，彼用桂枝汤以治温病者可不戒哉！

特是徐氏既知桂枝误用可致吐血，而其《洄溪医案》中载，治一妇人外感痰喘证，其人素有血证，时发时止，发则微嗽（据此数语断之，其血证当为咳血），因痰喘甚剧，病急治标，投以小青龙汤而愈。

按：用小青龙汤治外感痰喘，定例原去麻黄加杏仁，而此证则当去桂枝留麻黄，且仿《金匮》用小青龙汤之法，再加生石膏方为稳妥。盖麻黄、桂枝皆能定喘，而桂枝动血分，麻黄不动血分，是以宜去桂枝留麻黄，再借石膏凉镇之力以预防血分之妄动，乃为万全之策。而当日徐氏用此方，未言加减，岂略而未言乎？抑用其原方乎？若用其原方，病虽治愈，亦几等孤注之一掷矣。

黄　芪

黄芪性温，味微甘，能补气，兼能升气，善治胸中大气（即宗气，为肺叶阖辟之原动力）下陷。《本经》谓主大风者，以其与发表药同用，能祛外风；与养阴清热药同用，更能熄内风也。谓主痈疽、久败疮者，以其补益之力能生肌肉，其溃脓自排出也。表虚自汗者，可用之以固外表气虚。小便不利而肿胀者，可用之以利小便。妇女气虚下陷而崩带者，可用之以固崩带。为其补气之功最优，故推为补药之长，而名之曰芪也。

【附案】

沧州程家林董氏女，年二十余，胸胁满闷，心中怔忡，动则自汗，其脉沉迟微弱，右部尤甚。为其脉迟，疑是心肺阳虚，询之不觉寒凉，知其为胸中大气下陷也。其家适有预购黄芪一包，俾用一两煎汤服之。其族兄捷亭在座，其人颇知医学，疑药不对证。愚曰："勿多疑，倘有差错，余职其咎。"服后，果诸病皆愈。捷亭疑而问曰：《本经》"黄芪原主大风，有透表之力，生用则透表之力益大，与自汗证不宜，其性升而能补，有膨胀之力，与满闷证不宜，今单用生黄芪两许，而两证皆愈，并心中怔忡亦愈，其义何居？"答曰："黄芪诚有透表之力，气虚不能逐邪外出者，用于发表药中，即能得汗，若其阳强阴虚者，误用之则大汗如雨不可遏抑。惟胸中大气下陷，致外卫之气无所统摄而自汗者，投以黄芪则其效如神。至于证兼满闷而亦用之者，确知其为大气下陷，呼吸不利而作闷，非气郁而作闷也。至于心与肺同悬胸中，皆大气之所包举，大气升则心有所依，故怔忡自止也。"董生闻之，欣喜异常曰："先生真我师也。"继加桔梗二钱，知母三钱，又服两剂以善其后。

奉天大东关于氏女，年近三旬，出嫁而孀，依于娘门。其人善英文英语，英商之在奉者，延之教其眷属，因病还家，夜中忽不能言，并不能息。其同院住者王子岗系愚门生，急来院扣门求为挽救。因向曾为诊脉，方知其气分甚弱，故此次直断为胸中大气下陷，不能司肺脏之呼吸，是以气息将停而言不能出也。急为疏方，用生箭芪一两，当归四钱，升麻二钱，煎服，须臾即能言语。翌晨，舁至院中，诊其脉沉迟微弱，其呼吸仍觉气短，遂用原方减升麻之半，又加山药、知母各三钱，柴胡、桔梗各钱半（此方去山药，即拙拟升陷汤，载处方编中四卷专治大气下陷），连服数剂痊愈。

按：此证脉迟而仍用知母者，因大气下陷之脉，大抵皆迟，非因寒凉而迟也。用知母以济黄芪之热，则药性和平，始能久服无弊。

一妇人产后四五日，大汗淋漓，数日不止，形势危急，气息奄奄，其脉微弱欲无。问其短气乎？心中怔忡且发热乎？病人不能言而颔之。知其大气下陷，不能吸摄卫气，而产后阴分暴虚，又不能维系阳分，故其汗若斯之脱出也。遂用生黄芪六钱，玄参一两，净萸肉、生杭芍各五钱，桔梗二钱。一剂汗减，至三剂诸病皆愈。从前五六日未大便，至此大便亦通下。

邑六间房庄王氏女，年二十余，心中寒凉，饮食减少，延医服药，年余无效，且益羸瘦。后愚诊视，其左脉微弱不起，断为肝虚证。其父知医，疑而问曰："向延医诊治，皆言脾胃虚弱，相火衰损，故所用之方皆健脾养胃，补助相火，曾未有言及肝虚者，先生独言肝虚，但因左脉之微弱乎？抑别有所见而云然乎？"答曰："肝脏之位置虽居于右，而其气化实先行于左，试问病人，其左半身必觉有不及右半身处，是其明征也。"询之，果觉坐时左半身下坠，卧时不敢向左侧，其父方信愚言，求为疏方。遂用生黄芪八钱，柴胡、川芎各一钱，干姜三钱，煎汤饮下，须臾左侧即可安卧，又服数剂，诸病皆愈。惟素有带证尚未除，又于原方加牡蛎数钱，服数剂带证亦愈。其父复疑而问曰："黄芪为补肺脾之药，今先生用以补肝，竟能随手奏效，其义何居？"答曰："同声相应，同气相求，孔子之言也。肝属木而应春令，其气温而性喜条达，黄芪之性温而上升，以之补肝原有同气相求之妙用。愚自临证以来，凡遇肝气虚弱不能条达，用一切补肝之药皆不效，重用黄芪为主，而少佐以理气之品，服之覆杯即见效验，彼谓肝虚无补法者，原非见道之言也。"

《本经》谓黄芪主大风者，诚有其效。

奉天铁岭傅光德夫人，年二十余，夏日当窗寝而受风，觉半身麻木，其麻木之边，肌肉消瘦，浸至其边手足若不随用。诊其脉，左部如常，右部似有郁象，而其麻木之边适在右，知其经络为风所袭不能宣通也。为疏方：用生黄芪一两，当归八钱，羌活、知母、乳香、没药各四钱，全蝎二钱，全蜈蚣三条，煎汤服一剂见轻，又服两剂痊愈。

《本经》谓黄芪主久败疮，亦有奇效。

奉天高等师范书记张纪三，年三十余，因受时气之毒，医者不善为之清解，转引毒下行，自脐下皆肿，继又溃烂，睾丸露出，少腹出孔五处，小便时五孔皆出尿。中西医者皆以为不可治，遂舁之至院中求为治疗，惴惴惟恐不愈。愚晓之曰："此证尚可为，非多服汤药，俾其自内长肉以排脓外出不可。"为疏方：生黄芪、花粉各一两，乳香、没药、银花、甘草各三钱，煎汤连服二十余剂。溃烂之处，皆生肌排脓外出，结疤而愈，始终亦未用外敷生肌之药。

又在德州时，有军官张宪宸夫人，患乳痈，肿疼甚剧，投以消肿、清火、解毒之品，两剂而愈。然犹微有疼时，怂恿其再服一两剂以消其芥蒂。以为已愈，不以为意，隔旬日又复肿疼，复求为治疗。愚曰："此次服药，不能尽消，必须出脓少许，因其旧有芥蒂未除，至今已溃脓也。"后果服药不甚见效，遂入西人医院中治疗。旬日后其疮外破一口，医者用刀阔之，以期便于敷药。又旬日溃益甚，满乳又破七八个口，医者又欲尽阔之使通，病人惧不敢治，强出院还家，求治于愚。见其各口中皆脓乳并流，外边实不能敷药，然内服汤药助其肌肉速生，自能排脓外出，许以十日可为治愈。遂用生黄芪、花粉各五钱，生杭芍三钱，乳香、没药、丹参各二钱，俾煎汤服之，每日用药一剂，煎服二次，果十日痊愈。

黄芪之性，又善利小便。

盐山王瑞江，气虚水肿，两腿尤甚，用生黄芪、威灵仙治愈。

奉天本溪湖煤铁公司科员王云锦，年四十余，溺道艰涩，滴沥不能成溜，每小便一次，必须多半点钟。自两胁下连腿作疼，剧时有如锥刺。其脉右部如常，左部甚微弱，知其肝气虚弱，不能条达，故作疼痛，且不能疏泄（《内经》谓肝主疏泄），故小便难也。为疏方用生黄芪八钱，净萸肉、知母各六钱，当归、丹参、乳香、没药、续断各三钱，煎服一剂，便难与腿胁疼皆见愈。又为加柴胡钱半，连服二十剂痊愈。至于萸肉酸敛之性，或有疑其用于此方不宜者，观后《山萸肉解》自明矣。

奉天大西关万顺兴同事傅学诗，周身漫肿，自言常觉短气，其脉沉濡，右部尤甚。知其胸中大气下陷，气化不能升降，因之上焦不能如雾，所以下焦不能如渎，而湿气弥漫也。投以升陷汤，知母改用五钱，又加玄参、天冬、地肤子各三钱，连服数剂痊愈。

又邻村李边务庄李晶波之夫人，产后小便不利，倩人询方，俾用生化汤加白芍治之不效。复来询方，言时或恶心呕吐，小便可通少许。恍悟此必因产时努力太过，或撑挤太甚，以致胞系了戾，是以小便不通，恶心呕吐，则气机上逆，胞系有提转之势，故小便可以稍通也。为拟方用生黄芪五钱，当归四钱，升麻、柴胡各二钱，煎汤服一剂而愈。此因黄芪协同升、柴，大能升举气化，胞系之了戾者，可因气化升举而转正也。

黄芪之性，又善开寒饮。

台湾医士严坤荣来函，言其友避乱山中，五日未得饮食，甫归，恣饮新汲凉水，遂成寒饮结胸，喘嗽甚剧。医治二十余年，吐之、下之、温之，皆分毫无效。乞为疏方，并问《医学衷中参西录》载有服生硫磺法，不知东硫磺亦可服否？因作书以答之曰："详观来案，知此证乃寒饮结胸之甚者。拙著《医学衷中参西录》理饮汤（载三期三卷）原为治此证的方，特药味与分量当稍变更，今拟用生黄芪一两，干姜八钱，于术四钱，桂枝尖、茯苓片、炙甘草各三钱，川朴、陈皮各二钱，煎汤服。方中之义，用黄芪以补胸中大气，大气壮旺，自能运化水饮，仲景所谓'大气一转其气乃散'也。而黄芪生用，同干姜、桂枝又能补助心肺之阳，心肺阳足，如日丽中天，阴霾自开也。更用白术、茯苓以理脾之湿，厚朴、陈皮以通胃之气，气顺湿消，痰饮自除。用炙甘草者，取其至甘之味，能调干姜之辣，而干姜得甘草且能逗留其势力，使之绵长，并能和缓其热力使不猛烈也。至东硫磺，择其纯黄无杂质者，亦可生服，特其热力甚微，必一次服至钱许方能有效，若于服汤药之外，兼用之以培下焦之阳，奏效当更捷也。"此信去后，两阅月又接其函，言遵方用药，十余剂病即脱然痊愈。

黄芪不但能补气，用之得当，又能滋阴。

本村张媪年近五旬，身热劳嗽，脉数至八至，先用六味地黄丸加减煎汤服不效，继用左归饮加减亦不效。踌躇再四，忽有会悟，改用生黄芪六钱，知母八钱，煎汤服数剂，见轻；又加丹参、当归各三钱，连服十剂痊愈。盖人禀天地之气化以生，人身之气化即天地之气化，天地将雨之时，必阳气温暖上升，而后阴云四合，大雨随之。黄芪温升补气，乃将雨时上升之阳气也。知母寒润滋阴，乃将雨时四合之阴云也，二药并用，大具阳升阴应、云行雨施之妙，膏泽优渥，烦热自退，此不治之治也。况虚劳者多损肾，黄芪能大补肺气以益肾水之上源，使气旺自能生水，而知母又大能滋肺中津液，俾阴阳不至偏胜，而生水之功益普也。至数剂后，又加丹参、当归者，因血痹虚劳《金匮》合为一门，治虚劳者当防其血有痹而不行之处，故加丹参、当归以流行之也。

黄芪之性热矣，有时转能去热。

奉天安东刘仲友，年五十许，其左臂常觉发热，且有酸软之意。医者屡次投以凉剂，发热如故，转觉脾胃消化力减，其右脉如常，左脉微弱，较差于右脉一倍，询其心中不觉凉热。知其肝木之气虚弱，不能条畅敷荣，其中所寄之相火郁于左臂之经络而作热也。遂治以生黄芪、净萸肉各八钱，知母五钱，当归、丹参、乳香、没药、赤芍各三钱，两剂左脉见起，又服十剂痊愈。

黄芪之性，又善治肢体痿废，然须细审其脉之强弱，其脉之甚弱而痿废者，西人所谓脑贫血证也。盖人之肢体运动虽脑髓神经司之，而其所以能司肢体运动者，实赖上注之血以涵养之。其脉弱者，胸中大气虚损，不能助血上升以养其脑髓神经，遂致脑髓神经失其所司，《内经》所谓"上气不足，脑为之不满"也。拙拟有加味补血汤、干颓汤，方中皆重用黄芪。凡脉弱无力而痿废者，多服皆能奏效。若其脉强有力而痿废者，西人所谓脑充血证，又因上升之血过多，排挤其脑髓神经，俾失所司，《内经》所谓"血菀（同郁）于上，为薄厥"也。如此等证，初起最忌黄芪，误用之即凶危立见。迨至用镇坠收敛之品，若拙拟之镇肝熄风汤、建瓴汤治之。其脉柔和而其痿废仍不愈者，亦可少用黄芪助活血之品以通经络。若服药后，其脉又见有力，又必须仍辅以镇坠之品，若拙拟之起痿汤黄芪与赭石、䗪虫诸药并用也。

黄芪升补之力，尤善治流产崩带。

县治西傅家庄王耀南夫人，初次受妊，五月滑下二次，受妊至六七月时，觉下坠见血。时正为其姑治病，其家人仓猝求为治疗。急投以生黄芪、生地黄各二两，白术、净萸肉、煅龙骨、煅牡蛎各一两，煎汤一大碗顿服之，胎气遂安。又将药减半，再服一剂以善其后。至期举一男，强壮无恙。

沈阳县尹朱公之哲嗣际生，愚之门生也。黎明时来院叩门，言其夫人因行经下血不止，精神昏愦，气息若无。急往诊视，六脉不全，仿佛微动。急用生黄芪、野台参、净萸肉各一两，煅龙骨、煅牡蛎各八钱，煎汤灌下，血止强半，精神见复，过数点钟将药剂减半，又加生怀山药一两，煎服痊愈。

同庄刘氏妇，四十许，骤然下血甚剧，半日之间气息奄奄不省人事。求为诊治，时愚他出，小儿荫潮往视之，其左脉三部皆不见，右寸微见，如水上浮麻，莫辨至数。观其形状，呼吸不能外出，知其胸中大气下陷也。急用生黄芪一两，大火煎数沸灌之，迟须臾再诊其脉六部皆出，微细异常，血仍未止。投以固冲汤原方，将方中黄芪改用一两，一剂痊愈。

邑北境大仁村刘氏妇，年二十余，身体羸弱，心中常觉寒凉，下白带甚剧，屡治不效，脉甚细弱，左部尤甚。投以生黄芪、生牡蛎各八钱，干姜、白术、当归各四钱，甘草二钱，数剂痊愈。盖此证因肝气太虚，肝中所寄之相火亦虚，因而气化下陷，湿寒下注而为白带。故重用黄芪以补肝气，干姜以助相

张锡纯内科证治精华

火，白术扶土以胜湿，牡蛎收涩以固下，更加以当归之温滑，与黄芪并用，则气血双补，且不至有收涩太过之弊（在下者引而竭之）。甘草之甘缓，与干姜并用，则热力绵长，又不至有过热僭上之患，所以服之有捷效也。

又《绍兴医学报》载有胡适之者，以勤力用功过度，得消渴证，就治于京都协和医院，西医云是糖尿证，不可为矣。胡君归，殊焦灼。盖因西医某素有名，信其言之必确也。其友谓可请中医一治。胡谓中医无科学统系，殊难信用。友曰，此证西医已束手，与其坐以待毙，曷必不屑一试也，胡勉从之。中医至，诊毕曰，此易事也，可服黄芪汤，若不愈惟我是问。胡服后，病竟霍然愈。后西医闻之，托人介绍向中医取所用黄芪化验，此时正在化验中也。

按： 炉心有氢气，人腹中亦有氢气，黄芪能引氢气上达于肺，与吸入之氧气相合而化水，又能鼓胃中津液上行，又能统摄下焦气化，不使小便频数，故能治消渴。三期二卷有玉液汤、滋膵饮，皆治消渴之方，原皆重用黄芪。

山　药

山药色白入肺，味甘归脾，液浓益肾，能滋润血脉，固摄气化，宁嗽定喘，强志育神，性平可以常服多服，宜用生者煮汁饮之，不可炒用，以其含蛋白质甚多，炒之则其蛋白质焦枯，服之无效。若作丸散，可轧细蒸熟用之。处方编中"一味薯蓣饮"后，附有用山药治愈之验案数则，可参观。

【附案】

一室女，月信年余未见，已成劳瘵，卧床不起，治以拙拟资生汤（方载三期一卷），复俾日用生山药四两煮汁当茶饮之，一月之后，体渐复初，月信亦通。见者以此证可愈，讶为异事。

一妇人产后十数日，大喘大汗，身热劳嗽，医者用黄芪、熟地、白芍等药，汗出愈多。后愚诊视，脉甚虚弱，数至七至，审证论脉，似在不治。俾其急用生山药六两，煮汁徐徐饮之，饮完添水重煮，一昼夜所饮之水皆取于山药中，翌日又换山药六两，仍如此煮饮之，三日后诸病皆愈。

一人年四十余，得温病十余日，外感之火已消十之八九，大便忽然滑下，喘息迫促，且有烦渴之意，其脉甚虚，两尺微按即无。急用生山药六两，煎汁两大碗，徐徐温饮下，以之当茶，饮完煎渣再饮，两日共用山药十八两，喘与烦渴皆愈，大便亦不滑泻。

邻村泊庄高氏女，年十六七，禀赋羸弱，得外感痰喘证，投以《金匮》小青龙加石膏汤，一剂而愈。至翌日忽似喘非喘，气短不足以息，诊其脉，如水上浮麻，不分至数，按之即无。愚骇曰："此将脱之证也。"乡屯无药局，他处取药无及，适有生山药两许，系愚向在其家治病购而未服者，俾急煎服之，下咽后气息既能接续，可容取药，仍重用生山药，佐以人参、萸肉、熟地诸药，一剂而愈。

一妇人年三十许，泄泻数月不止，病势垂危，倩人送信于其父母。其父将往瞻视，询方于愚，言从前屡次延医治疗，百药不效。俾用生山药轧细，煮粥服之，日三次，两日痊愈，又服数日，身亦康健。

一娠妇，日发痛风，其脉无受娠滑象，微似弦而兼数，知阴分亏损血液短少也。亦俾煮山药粥服之即愈，又服数次，永不再发。

奉天大东关关氏少妇，素有劳疾，因产后暴虚，喘嗽大作。治以山药粥，日服两次，服至四、五日，喘嗽皆愈，又服数日，其劳疾自此除根。

奉天大东关学校教员郑子绰之女，年五岁，秋日为风寒所束，心中发热。医者不知用辛凉表散，而纯投以苦寒之药，连服十余剂，致脾胃受伤，大便滑下，月余不止，而上焦之热益炽。医者皆辞不治，始求愚为诊视。其形状羸弱已甚，脉象细微浮数，表里俱热，时时恶心，不能饮食，昼夜犹泻十余次。治以山药粥，俾随便饮之，日四五次，一次不过数羹匙，旬日痊愈。

寒温之证，上焦燥热、下焦滑泻者，皆属危险之候。因欲以凉润治燥热，则有碍于滑泻，欲以涩补治滑泻，则有碍于燥热。愚遇此等证，亦恒用生山药，而以滑石辅之，大抵一剂滑泻即止，燥热亦大轻减。若仍有余热未尽除者，可再徐调以凉润之药无妨。

奉天大东关旗人号崧宅者，有孺子，年四岁，得温病，邪犹在表，医者不知为之清解，遽投以苦寒之剂，服后连四、五日滑泻不止，上焦燥热，闭目而喘，精神昏愦。延为诊治，病虽危险，其脉尚有根柢，知可挽回。遂用生山药、滑石各一两，生杭芍四钱，甘草三钱（方载三期五卷名滋阴清燥汤），煎汤一大茶杯，为其幼小，俾徐徐温饮下，尽剂而愈。然下久亡阴，余有虚热，继用生山药、玄参各一两以清之，两剂热尽除。

同庄张氏女，适邻村郭氏，受妊五月，偶得伤寒，三四日间，胎忽滑下，上焦燥渴，喘而且呻，痰涎壅盛，频频咳吐。延医服药，病未去而转增滑泻，昼夜十余次，医者辞不治，且谓危在旦夕。其家人惶恐，因其母家介绍迎愚诊视。其脉似洪滑，重按指下豁然，两尺尤甚。然为流产才四五日，不敢剧用山药滑石方。遂先用生山药二两，酸石榴一个，连皮捣烂，同煎汁一大碗，分三次温饮下，滑泻见愈，他病如故。再诊其脉，洪滑之力较实，因思此证虽虚，且当忌用寒凉之时，然确有外感实热，若不解其热，他病何以得愈？时届晚三句钟，病人自言每日此时潮热，又言精神困倦已极，昼夜苦不得睡。遂放胆投以生山药两半，滑石一两，生杭芍四钱，甘草三钱，煎汤一大碗，徐徐温饮下，一次止饮药一口，诚以产后脉象又虚，欲其药力常在上焦，不欲其寒凉侵下焦也。斯夜遂得安睡，渴与滑泻皆愈，喘与咳亦愈其半。又将山药、滑石各减五钱，加生龙骨、生牡蛎各八钱，一剂而愈。

一媪年近七旬，素患漫肿。愚为调治，余肿虽就愈而身体未复。忽于季春得温病，上焦烦热，病家自剖鲜地骨皮煮汁饮之，稍愈；又饮数次遂滑泻，数日不止，而烦热益甚。延为诊视，脉浮滑而数，重按无力。病家因病者年高，又素有疾病，惴惴惟恐不愈，而愚毅然许为治愈。遂治以山药、滑石、白芍、甘草方，山药、滑石皆重用一两。为其表证犹在，加连翘、蝉蜕各三钱（方载三期五卷名滋阴宣解汤），一剂泻止，烦热亦觉轻。继用拙拟白虎加人参以山药代粳米汤（方载三期六卷），煎汁一碗，一次止温饮一大口，防其再滑泻也，尽剂而愈。

邻村生员李子咸先生之女，年十四五，感冒风热，遍身疹瘾，烦渴滑泻，又兼喘促，其脉浮数无力。愚踌躇再四，他药皆不对证，亦重用生山药、滑石，佐以白芍、甘草、连翘、蝉蜕，两剂诸病皆愈。盖疹瘾最忌滑泻，滑泻则疹毒不能外出，故宜急止之。至连翘、蝉蜕，在此方中不但解表，亦善治疹瘾也。

16   张锡纯内科证治精华

奉天财政厅科员刘仙舫，年二十五六，于季冬得伤寒，经医者误治，大便滑泻无度，而上焦烦热，精神昏愦，时作谵语，脉象洪数，重按无力。遂重用生山药两半，滑石一两，生杭芍六钱，甘草三钱，一剂泻止，上焦烦热不退，仍作谵语。爰用玄参、沙参诸凉润之药清之，仍复滑泻。再投以前方，一剂泻又止，而上焦之烦热益甚，精神亦益昏愦，毫无知觉。仙舫家营口，此时其家人毕至，皆以为不可复治。诊其脉，虽不实，仍有根柢，至数虽数，不过六至，知犹可治，遂慨切谓其家人曰："果信服余药，此病尚可为也。"其家人似领悟。为疏方：用大剂白虎加人参汤，更以生山药一两代粳米，大生地一两代知母，煎汤一大碗，嘱其药须热饮，一次止饮一口，限以六句钟内服完，尽剂而愈。

山药又宜与西药白布圣并用。盖凡补益之药，皆兼有壅滞之性，山药之壅滞，较参、术、芪有差，而脾胃弱者多服、久服亦或有觉壅滞之时，佐以白布圣以运化之，则毫无壅滞，其补益之力乃愈大。

奉天缉私督察处调查员罗荫华，年三十许，虚弱不能饮食，时觉眩晕，步履恒仆，自觉精神常欲涣散，其脉浮数细弱，知仓猝不能治愈。俾用生怀山药细末一两，煮作粥，调入白布圣五分服之，日两次，半月之后病大轻减，月余痊愈。

沧州兴业布庄刘俊卿之夫人，年五十余，身形瘦弱，廉于饮食，心中怔忡则汗出，甚则作抽掣，若痫风。医治年余，病转加甚。驰书询方，愚为寄方数次，病稍见轻，旋又反复。后亦俾用生山药末煮粥，调白布圣服之，四十余日病愈，身体健康。

友人朱钵文，滦州博雅士也，尤精于医。其来院中时，曾与论及山药与白布圣同服之功效。后钵文还里，值其孙未周岁失乳，食以牛乳则生热。钵文俾用山药稠粥，调以白布圣及白糖哺之，数月后其孙比吃乳时转胖。后将其方传至京师，京中用以哺小儿者甚多，皆胖壮无病。

法库万泽东之令堂，自三十余岁时，即患痰喘咳嗽，历三十年百药不效。且年愈高，病亦愈进，至民国十年春，又添发烧、咽干、头汗出、食不下等证。延医诊视，云是痰盛有火，与人参清肺汤加生地、丹皮等味，非特无效，反发热如火，更添泄泻，有不可终日之势。后忽见《医学衷中参西录》一味薯蓣饮，遂用生怀山药四两，加玄参三钱，煎汤一大碗，分数次徐徐温服，一剂即见效，至三剂病愈强半。遂改用生怀山药细末一两，煮作粥服之，日两次，间用开胃药，旬余而安，宿病亦大见轻，大约久服宿病亦可除根。泽东素知医，自此从愚学医。

又万泽东之夫人，大便泄泻数年不愈，亦服山药粥而愈。

按：民纪辛未，内子大病半年，一日垂危，似喘非喘，气短不足以息，自知不起，嘱赶备后事。二女德清翻阅四期《医学衷中参西录》，见山药各条如是神奇，值家中购有生山药四两，急浓煎一小碗，灌服，过十分钟气息即能接续，诸证亦较轻减。自是每日仍服山药四两，作一日之饮料，接服四阅月，计用生山药五十余斤痊愈，至今体气较未病之前为健。

受业高崇勋谨注

甘　草

甘草性微温，其味至甘，得土气最全。万物由土而生，复归土而化，故能解一切毒性。甘者主和，故有调和脾胃之功；

张锡纯内科证治精华

甘者主缓，故虽补脾胃而实非峻补。炙用则补力较大，是以方书谓胀满证忌之。若轧末生服，转能通利二便，消胀除满。若治疮疡亦宜生用，或用生者煎服亦可。

其皮红兼入心，故仲景有甘草泻心汤，用连、芩、半夏以泻心下之痞，即用甘草以保护心主，不为诸药所伤损也。至白虎汤用之，是借其甘缓之性以缓寒药之侵下；通脉汤、四逆汤用之，是借其甘缓之性，以缓热药之僭上。与芍药同用，能育阴、缓中、止疼，仲景有甘草芍药汤；与干姜同用，能逗留其热力使之绵长，仲景有甘草干姜汤；与半夏、细辛诸药同用，能解其辛而且麻之味，使归和平。惟与大戟、芫花、甘遂、海藻相反，余药则皆相宜也。

古方治肺痈初起，有单用粉甘草四两，煮汤饮之者，恒有效验。愚师其意，对于肺结核之初期，咳嗽吐痰，微带腥臭者，恒用生粉甘草为细末，每服钱半，用金银花三钱煎汤送下，日服三次，屡屡获效。若肺病已久，或兼吐脓血，可用粉甘草细末三钱，浙贝母、三七细末各钱半，共调和为一日之量，亦用金银花煎汤送下。若觉热者，可再加玄参数钱，煎汤送服。

皮黄者名粉甘草，性平不温，用于解毒清火剂中尤良。

【附案】

己未孟冬，奉天霍乱盛行。官银号总办刘海泉君谓，当拟方登报以救疾苦，愚因拟得两方，登之于报。一为急救回生丹，用甘草细末一钱，朱砂细末钱半，冰片三分，薄荷冰（亦名薄荷脑）二分，共调匀，作三次服，约多半点钟服一次。一为卫生防疫宝丹，用甘草细末十两，细辛细末两半，香白芷细末一两，薄荷冰四钱，冰片二钱，水泛为丸，梧桐子大，用朱砂细末三两为衣，每服八十粒，多至一百二十粒。二方在奉天救人多矣。时桓仁友人袁霖普，为直隶故城县尹，致函问方，遂开两方与之。后来信用急救回生丹，施药二百六十剂，即治愈二百六十人，至第二年其处又有霍乱，袁君复将卫生防疫宝丹方制药六大料，治愈千人。二次袁君将其方传遍近处各县，救人尤多。

二方中皆重用甘草，则甘草之功用可想也。然其所以如此奏效者，亦多赖将甘草轧细生用，未经蜜炙、水煮耳。诚以暴病传染皆挟有毒气流行，生用则其解毒之力较大，且甘草熟用则补，生用则补中仍有流通之力，故于霍乱相宜也。至于生用能流通之说，可以事实证之。

开原王姓幼童，脾胃虚弱，饮食不能消化，恒吐出，且小便不利，周身漫肿，腹胀大。用生甘草细末与西药白布圣各等分，每服一钱，日三次，数日吐止便通，肿胀皆消。

又铁岭友人魏紫绂，在通辽镇经理储蓄会。其地多甘草，紫绂日以甘草置茶壶中当茶叶冲水饮之，旬日其大小便皆较勤，遂不敢饮。后与愚觌面，为述其事，且问甘草原有补性，何以通利二便？答曰："甘草熟用则补，生用则通。以之置茶壶中虽冲以开水，其性未熟，仍与生用相近，故能通也。"

又门生李子博言，曾有一孺子患腹疼，用暖脐膏贴之，后其贴处溃烂，医者谓多饮甘草水可愈。复因饮甘草水过多，小便不利，身肿腹胀，再延他医治之，服药无效。其地近火车站，火车恒装卸甘草，其姊携之拾甘草嚼之，日以为常，其肿胀竟由此而消。

观此，则知甘草生用熟用，其性竟若是悬殊。用甘草者，可不于生熟之间加之意乎？

大 枣

大枣味甘微辛，性温，其津液浓厚滑润，最能滋养血脉，润泽肌肉，强健脾胃，固肠止泻，调和百药，能缓猛药健悍之性，使不伤脾胃，是以十枣汤、葶苈大枣汤诸方用之。若与生姜并用，为调和营卫之妙品，是以桂枝汤、柴胡汤诸方用之。《本经》谓其能安中者，因其味至甘，能守中也。又谓其能通九窍者，因其津液滑润且微有辛味，故兼有通利之能也。谓其补少气少津液者，为其味甘能益气，其津液浓厚滑润，又能补人身津液之不足也。虽为寻常食品，用之得当，能建奇功。

周伯度曰："生姜味辛、色黄，由阳明入卫；大枣味甘、色赤，由太阴入营。其能入营由于甘中有辛，惟能甘守之力多，得生姜乃不至过守；生姜辛通之力多，得大枣乃不至过通，二药并用所以为和营卫主剂。"

《本经》名之为大枣者，别于酸枣仁之小枣也。凡枣之酸者皆小，甘者皆大。而大枣又非一种，约以生食不脆，干食肉多，味极甘者为入药之品。

若用为服食之物，而日日食之者，宜先用水将枣煮两三沸，迟一点钟将枣捞出（此时尝其煮枣之水甚苦，故先宜将苦水煮出），再用饭甑上蒸熟。则其味甘美，其性和平，可以多服久服，不至生热。

【附案】

邑中友人赵厚庵，身体素羸弱，年届五旬，饮食减少，日益消瘦。询方于愚，俾日食熟大枣数十枚，当点心用之。后年余觌面貌较前丰腴若干。自言："自闻方后，即日服大枣，至今未尝间断，饮食增于从前三分之一，是以身形较前强壮也。"

表叔高福亭先生，年过五旬，胃阳不足，又兼肝气郁结，因之饮食减少，时觉满闷，服药半载，毫无效验。适愚远游还里，觌面谈及，俾用大枣六斤，生姜一斤，切片，同在饭甑蒸熟，臼内捣如泥，加桂枝尖细末三两，炒熟麦面斤半，和匀捏成小饼，炉上炙干，随意当点心服，尽剂而愈。

当　归

当归味甘微辛，气香，液浓，性温，为生血活血之主药，而又能宣通气分，使气血各有所归，故名当归。其力能升（因其气厚而温）、能降（因其味厚而辛），内润脏腑（因其液浓而甘），外达肌表（因其味辛而温）。能润肺金之燥，故《本经》谓其主咳逆上气。能缓肝木之急，故《金匮》当归芍药散，治妇人腹中诸疼痛。能补益脾血，使人肌肤华泽。生新兼能化瘀，故能治周身麻痹、肢体疼痛、疮疡肿疼。活血兼能止血，故能治吐血衄血（须用醋炒取其能降也），二便下血（须用酒炒取其能升也）。润大便兼能利小便，举凡血虚血枯、阴分亏损之证，皆宜用之。

惟虚劳多汗、大便滑泻者，皆禁用。

受业孙静明按： 凡治痢疾于消导化滞药中，加当归一二钱，大便时必觉通畅，此足证当归润大便之功效也。

当归之性虽温，而血虚有热者，亦可用之，因其能生血即能滋阴，能滋阴即能退热也。其表散之力虽微，而颇善祛风，因风着人体恒致血痹，血活痹开，而风自去也。至于女子产后受风发搐，尤宜重用当归，因产后之发搐，半由于受风，半由于血虚（血虚不能荣筋）。当归既能活血以祛风，又能生血以补

22

张锡纯内科证治精华

虚，是以愚治此等证，恒重用当归一两，少加散风之品以佐之，即能随手奏效。

【附案】

一少妇，身体羸弱，月信一次少于一次，浸至只来少许，询问治法。时愚初习医，未敢疏方，俾每日单用当归八钱煮汁饮之，至期所来经水遂如常，由此可知当归生血之效也。

一人年四十余，得溺血证，自用当归一两，酒煮饮之而愈。后病又反复，再用原方不效，求为诊治，愚俾单用去皮鸦胆子五十粒，冰糖化水送下而愈。后其病又反复，再服鸦胆子方两次无效，仍用酒煮当归饮之而愈。

夫人犹其人，证犹其证，从前治愈之方，后用之有效有不效者，或因血证之前后凉热不同也，然即此亦可知当归之能止下血矣。

芍　药

芍药味苦微酸，性凉多液（单煮之其汁甚浓），善滋阴养血，退热除烦，能收敛上焦浮越之热下行自小便泻出，为阴虚有热小便不利者之要药。为其味酸，故能入肝以生肝血。为其味苦，故能入胆而益胆汁。为其味酸而兼苦，且又性凉，又善泻肝胆之热，以除痢疾后重（痢后重者，皆因肝胆之火下迫），疗目疾肿疼（肝开窍于目）。与当归、地黄同用，则生新血。与桃仁、红花同用，则消瘀血。与甘草同用，则调和气血，善治腹疼。与竹茹同用，则善止吐衄。与附子同用，则翕收元阳，下归宅窟。惟力近和缓，必重用之始能建功。

芍药原有白、赤二种，以白者为良，故方书多用白芍。至于化瘀血，赤者较优，故治疮疡者多用之，为其能化毒热之瘀血不使溃脓也。

白芍出于南方，杭州产者最佳，其色白而微红，其皮则红色又微重。为其色红白相兼，故调和气血之力独优。

赤芍出于北方关东三者，各山皆有，肉红皮赤，其质甚粗，若野草之根，故张隐庵、陈修园皆疑其非芍药花根。愚向亦疑之，至奉后因得目睹，疑团方释，特其花叶皆小，且花皆单瓣，其花或粉红、或紫色，然无论何色，其根之色皆相同。

【附案】

一童子年十五六岁，于季春得温病，经医调治，八九日间大热已退，而心犹发热，怔忡莫支，小便不利，大便滑泻，脉象虚数，仍似外邪未净。为疏方：用生杭芍二两，炙甘草一两半，煎汤一大碗，徐徐温饮下，尽剂而愈。

夫《本经》谓芍药益气，元素谓其止泻利，即此案观之，洵不误也。然必以炙草辅之，其功效乃益显。

按：此证原宜用拙拟滋阴清燥汤，原有芍药六钱，甘草三钱，又加生怀山药、滑石各一两，而当时其方犹未拟出，但投以芍药、甘草，幸亦随手奏效。二方之中，其甘草一生用、一炙用者，因一则少用之以为辅佐品，借以调和药之性味，是以生用；一则多用之至两半，借其补益之力以止滑泻，是以炙用，且《伤寒论》原有芍药甘草汤为育阴之妙品，方中芍药、甘草各四两，其甘草亦系炙用也。

邻村黄龙井周宝和，年二十余，得温病，医者用药清解之，旬日其热不退。诊其脉左大于右者一倍，按之且有力。夫寒温之热传入阳明，其脉皆右大于左，以阳明之脉在右也。即传入少阳厥阴，其脉亦右大于左，因既挟有外感实热，纵兼他经，仍以阳明为主也。此证独左大于右，乃温病之变证，遂投以小剂白虎汤（方中生石膏只用五钱），重加生杭芍两半，煎汤两茶杯顿饮之，须臾小便一次甚多，病若失。

邻村霍氏妇，周身漫肿，腹胀，小便不利，医者治以五皮饮不效。其脉数而有力，心中常觉发热，知其阴分亏损，阳分又偏盛也。为疏方：用生杭芍两半，玄参、滑石、地肤子、甘草各三钱，煎服一剂即见效验，后即方略为加减，连服数剂痊愈。

奉天大西关陈某，年四十余，自正月中旬，觉心中发热，懒食。延至暮春，其热益甚，常常腹疼，时或泄泻，其脉右部弦硬异常，按之甚实，舌苔微黄。知系外感伏邪，因春萌动，传入胃腑，久而化热，而肝木复乘时令之旺以侮克胃土，是以腹疼且泄泻也。其脉象不为洪实而现弦硬之象者，因胃土受侮，亦从肝木之化也。为疏方：用生杭芍、生怀山药、滑石、玄参各一两，甘草、连翘各三钱，煎服一剂，热与腹疼皆愈强半，可以进食。自服药后大便犹下两次，诊其脉象已近和平，遂将方中芍药、滑石、玄参各减半，又服一剂痊愈。

奉天宪兵营陈连长夫人，年二十余，于季春得温病，四五日间延为诊治。其证表里俱热，脉象左右皆洪实，腹中时时切疼，大便日下两三次，舌苔厚而微黄。知外感邪热已入阳明之府，而肝胆乘时令木气之旺，又挟实热以侮克中土，故腹疼而又大便勤也。亦投以前方，加鲜茅根三钱，一剂腹疼便泻即止，又服一剂痊愈。

观此二案，《伤寒论》诸方，腹痛皆加芍药，不待疏解而自明也。至于茅根入药，必须鲜者方效，若无鲜者可不用。

一妇人年三十许，因阴虚小便不利，积成水肿甚剧，大便亦旬日不通。一老医投以八正散不效，友人高夷清为出方，用生白芍六两，煎汤两大碗，再用生阿胶二两融化其中，俾病人尽量饮之。老医甚为骇疑，夷清力主服之，尽剂而二便皆通，肿亦顿消。后老医与愚睹面为述其事，且问此等药何以能治此等病？答曰："此必阴虚不能化阳，以致二便闭塞，白芍善利小便，阿胶能滑大便，二药并用又大能滋补真阴，使阴分充足以化其下焦偏盛之阳，则二便自能利也。"

长子荫潮，治一水肿证，其人年六旬，二便皆不通利，心中满闷，时或烦躁，知其阴虚，积有内热，又兼气分不舒也。投以生白芍三两，橘红、柴胡各三钱，一剂二便皆通。继服滋阴理气少加利小便之药痊愈。

麦门冬

麦冬味甘，性凉，气微香，津液浓厚，色兼黄白。能入胃以养胃液，开胃进食，更能入脾以助脾散精于肺，定喘宁嗽，即引肺气清肃下行，统调水道以归膀胱。盖因其性凉、液浓、气香，而升降濡润之中，兼具开通之力，故有种种诸效也。用者不宜去心。

《本经》谓"麦冬主心腹结气，伤中伤饱，胃络脉绝，羸瘦短气"，文义深奥，解者鲜能透彻，惟邹润安诠解最妙。其言谓："胃之为腑，多气多血，凡有变动，每患其实不比于虚。设使胃气偏胜，所纳虽多，转输稍不循序，则气之壅结所不能免，是心腹结气、伤中、伤饱所由来也。至胃络脉绝，当以仲景'胃气生热，其阳则绝'为解。盖心腹既有结气，则输送之机更滞，是以中气无权，不患伤饥，每为饱困，由是胃气益盛，孤阳生热，渐致脉络不与心肺相通，则食入不得为荣，形羸、气短，诸恙丛生矣。麦冬质柔而韧，色兼黄白，脉络贯心，恰合胃之形象，其一本间根株累累，四旁横出，自十二至十六之多，则有似夫与他脏腑脉络贯注之义。其叶隆冬愈茂，青葱润泽，鉴之有光，则其吸土中精气，上滋梗叶，绝胜他物可知。且其味甘中带苦，又合从胃至心之妙，是以胃得之而能输精上行，自不与他脏腑相绝；肺得之而能敷布四脏，洒陈五腑，结气自尔消熔，脉络自尔联续。饮食能养肌肤，谷神旺而气随之充也。"

石　膏

　　石膏之质，中含硫氧，是以凉而能散，有透表解肌之力。外感有实热者，放胆用之，直胜金丹。《神农本经》谓其微寒，则性非大寒可知，且谓其宜于产乳，其性尤纯良可知。医者多误认为大寒而煅用之，则宣散之性变为收敛（点豆腐者必煅用，取其能收敛也），以治外感有实热者，竟将其痰火敛住，凝结不散，用至一两即足伤人，是变金丹为鸩毒也。迨至误用煅石膏偾事，流俗之见，不知其咎在煅不在石膏，转谓石膏煅用之其猛烈犹足伤人，而不煅者更可知矣。于是一倡百和，遂视用石膏为畏途，即有放胆用者，亦不过七八钱而止。夫石膏之质甚重，七八钱不过一大撮耳。以微寒之药，欲用一大撮扑灭寒温燎原之热，又何能有大效？是以愚用生石膏以治外感实热，轻证亦必至两许。若实热炽盛，又恒重用至四五两，或七八两，或单用，或与他药同用，必煎汤三四茶杯，分四五次徐徐温饮下，热退不必尽剂。如此多煎徐服者，欲以免病家之疑惧，且欲其药力常在上焦、中焦，而寒凉不至下侵致滑泻也。

　　盖石膏生用以治外感实热，断无伤人之理，且放胆用之，亦断无不退热之理。惟热实脉虚者，其人必实热兼有虚热，仿白虎加人参汤之义，以人参佐石膏亦必能退热。特是药房轧细之石膏多系煅者，即方中明开生石膏，亦恒以煅者充之，因煅者为其所素备，且又自觉慎重也。故凡用生石膏者，宜买其整块明亮者，自监视轧细（凡石质之药不轧细，则煎不透）方的。若购自药房中难辨其煅与不煅，迨将药煎成，石膏凝结药壶之底，倾之不出者，必系煅石膏，其药汤即断不可服。

【附案】

长子荫潮，七岁时，感冒风寒，四五日间，身大热，舌苔黄而带黑。孺子苦服药，强与之即呕吐不止。遂单用生石膏两许，煎取清汤，分三次温饮下，病稍愈。又煎生石膏二两，亦徐徐温饮下，病又见愈。又煎生石膏三两，徐徐饮下如前，病遂痊愈。

夫以七岁孺子，约一昼夜间，共用生石膏六两，病愈后饮食有加，毫无寒中之弊，则石膏果大寒乎？抑微寒乎？此系愚初次重用石膏也。故第一次只用一两，且分三次服下，犹未确知石膏之性也。世之不敢重用石膏者，何妨若愚之试验加多以尽石膏之能力乎？

同邑友人赵厚庵之夫人，年近六旬，得温病，脉数而洪实，舌苔黄而干，闻药气即呕吐。俾单用生石膏细末六两，以做饭小锅（不用药甑，恐有药味复呕吐）煎取清汤一大碗，恐其呕吐，一次只温饮一口。药下咽后，觉烦躁异常，病家疑药不对证，愚曰："非也，病重药轻故也。"饮至三次，遂不烦躁，阅四点钟尽剂而愈。

同邑友人毛仙阁之三哲嗣印棠，年三十二岁，素有痰饮，得伤寒证，服药调治而愈。后因饮食过度而复，服药又愈。后数日又因饮食过度而复，医治无效。四五日间，延愚诊视，其脉洪长有力，而舌苔淡白，亦不燥渴，食梨一口即觉凉甚，食石榴子一粒，心亦觉凉。愚舍证从脉，为开大剂白虎汤方，因其素有痰饮，加清半夏数钱。其表兄高夷清在座，邑中之宿医也，疑而问曰："此证心中不渴不热，而畏食寒凉如此，以余视之虽清解药亦不宜用，子何所据而用生石膏数两乎？"答曰："此脉之洪实，原是阳明实热之证，其不觉渴与热者，因其素有痰饮湿盛故也。其畏食寒凉者，因胃中痰饮与外感之热互相胶漆，致胃腑转从其化，与凉为敌也。"仙阁素晓医学，信用愚言，两日夜间服药十余次，共用生石膏斤余，脉始和平，愚遂旋里。隔两日复来相迎，言病人反复甚剧，形状异常，有危在顷刻之虑。因思此证治愈甚的，何至如此反复。即至（相隔三里强），见其痰涎壅盛，连连咳吐不竭，精神恍惚，言语错乱，身体颤动，诊其脉平和无病，惟右关胃气稍弱。愚恍然会悟，急谓其家人曰："此证万无闪失，前因饮食过度而复，此次又因戒饮食过度而复也。"其家人果谓有鉴前失，数日之间，所与饮食甚少。愚曰："此无须用药，饱食即可愈矣。"其家人虑其病状若此，不能进食。愚曰："无庸如此多虑，果系由饿而得之病，见饮食必然思食。"其家人依愚言，时已届晚八句钟，至黎明进食三次，每次撙节与之，其病遂愈。

西药有安知歇貌林，又名退热冰。究其退热之效，实远不如石膏。盖石膏之凉，虽不如冰，而其退热之力，实胜冰远甚。

邻村龙潭庄张叟，年过七旬，于孟夏得温病，四五日间烦热燥渴，遣人于八十里外致冰一担，日夜放量食之，而烦渴如故。其脉洪滑而长，重按有力，舌苔白厚，中心微黄。投以白虎加人参汤，方中生石膏重用四两，煎汤一大碗，分数次温饮下，连进二剂，烦热燥渴痊愈。

又沈阳县尹朱霭亭夫人，年过五旬，于戊午季秋得温病甚剧。先延东医治疗，所服不知何药，外用冰囊以解其热。数日热益盛，精神昏昏似睡，大声呼之亦无知觉，其脉洪实搏指。俾将冰囊撤去，用生石膏细末四两，粳米八钱，煎取清汁四茶杯，约历十句钟，将药服尽，豁然顿醒。霭亭喜甚，命其公子良佐，从愚学医。

又友人毛仙阁夫人，年近七旬，于正月中旬，伤寒无汗。原是麻黄汤证，因误服桂枝汤，汗未得出，上焦陡觉烦热恶心，闻药气即呕吐，但饮石膏所煮清水及白开水亦呕吐。惟昼夜吞小冰块可以不吐，两日之间，吞冰若干，而烦热不减，其脉关前洪滑异常。俾用鲜梨片，蘸生石膏细末嚼咽之，遂受药不吐，服尽二两而病愈。

石膏之性，又善清瘟疹之热。

奉天友人朱贡九之哲嗣文治，年五岁，于庚申立夏后，周身壮热，出疹甚稠密，脉象洪数，舌苔白厚，知其疹而兼瘟也。欲用凉药清解之，因其素有心下作疼之病，出疹后贪食鲜果，前一日犹觉疼，又不敢投以重剂。遂勉用生石膏、玄参各六钱，薄荷叶、蝉蜕各一钱，连翘二钱。晚间服药，至翌日午后视之，气息甚粗，鼻翅煽动，咽喉作疼，且自鼻中出血少许，大有烦躁不安之象。愚不得已，重用生石膏三两，玄参、麦冬（带心）各六钱，仍少佐以薄荷、连翘诸药，俾煎汤三茶盅，分三次温饮下。至翌日视之，则诸证皆轻减矣。然余热犹炽，其大便虽行一次，仍系燥粪，其心中犹发热，脉仍有力。遂于清解药中，仍加生石膏一两，连服二剂，壮热始退，继用凉润清毒之药，调之痊愈。

石膏之性，又善清咽喉之热。

沧州友人董寿山，年三十余，初次感冒发颐，数日颔下颈项皆肿，延至膺胸，复渐肿而下。其牙关紧闭，惟自齿缝可进稀汤，而咽喉肿疼，又艰于下咽。延医调治，服清火解毒之药数剂，肿热转增。时当中秋节后，淋雨不止，因病势危急，冒雨驱车三十里迎愚诊治。见其颔下连项，壅肿异常，状类时毒（疡家有时毒证），抚之硬而且热，色甚红，纯是一团火毒之气，下肿已至心口，自牙缝中进水半口，必以手掩口，十分努力方能下咽。且痰涎壅滞胸中，上至咽喉，并无容水之处，进水少许，必换出痰涎一口。且觉有气自下上冲，时作呃逆，连连不止，诊其脉洪滑而长，重按有力，兼有数象。愚曰："此病俗所称虾蟆瘟也，毒热炽盛，盘踞阳明之府，若火之燎原，必重用生石膏清之，乃可缓其毒热之势。"从前医者在座，谓"曾用生石膏一两，毫无功效"。愚曰："石膏乃微寒之药，《本经》原有明文，如此热毒，仅用两许，何能见效。"遂用生石膏四两，金线重楼（此药须色黄、味甘、无辣味者方可用，无此则不用亦可）、清半夏各三钱，连翘、蝉蜕各一钱（为咽喉肿甚，表散之药，不敢多用），煎服后，觉药停胸间不下，其热与肿似有益增之势，知其证兼结胸，火热无下行之路，故益上冲也。幸药房即在本村，复急取生石膏四两，生赭石三两，又煎汤徐徐温饮下，仍觉停于胸间。又急取生赭石三两，蒌仁二两，芒硝八钱，又煎汤饮下，胸间仍不开通。此时咽喉益肿，再饮水亦不能下，病家惶恐无措。愚晓之曰："我所以亟亟连次用药者，正为此病肿势浸增，恐稍迟缓，则药不能进，今其胸中既贮如许多药，断无不下行之理，药下行则结开便通，毒火随之下降，而上焦之肿热必消矣。"时当晚十句钟，至夜半药力下行，黎明下燥粪数枚，上焦肿热觉轻，水浆可进。晨饭时，牙关亦微开，服茶汤一碗。午后，肿热又渐增，抚其胸，热犹烙手，脉仍洪实。意其燥结必未尽下，遂投以大黄六钱，芒硝五钱，又下燥粪兼有溏粪，病遂大愈。而肿处之硬者，仍不甚消，胸间抚之犹热，脉象亦仍有余热。又用生石膏三两，金银花、连翘各数钱，煎汤一大碗，分数次温饮下，日服一剂，三日痊愈（按：此证二次即当用芒硝、大黄）。

石膏之性，又善清头面之热。

愚在德州时，一军士年二十余，得瘟疫，三四日间，头面悉肿，其肿处皮肤内含黄水，破后且溃烂，身上间有斑点。闻人言此证名大头瘟，其溃烂之状，又似瓜瓤瘟，最不易治。惧甚，求为诊视。其脉洪滑而长，舌苔白而微黄，问其心中，惟觉烦热，嗜食凉物。遂晓之曰："此证不难治，头面之肿烂，周身之斑点，无非热毒入胃，而随胃气外现之象，能放胆服生石膏可保痊愈。"遂投以拙拟青盂汤（方载三期七卷，系荷叶一个用周遭边，生石膏一两，羚羊角二钱，知母六钱，蝉蜕、僵蚕、金线重楼、粉甘草各钱半），方中石膏改用三两，知母改用八钱，煎汁一大碗，分数次温饮下，一剂病愈强半。翌日于方中减去荷叶、蝉蜕，又服一剂痊愈。

外感痰喘，宜投以《金匮》小青龙加石膏汤。若其外感之热，已入阳明之府，而小青龙中之麻、桂、姜、辛诸药，实不宜用。

曾治奉天同善堂中孤儿院刘小四，年八岁。孟秋患温病，医治十余日，病益加剧，表里大热，喘息迫促，脉象洪数，重按有力，知犹可治。问其大便，两日未行，投以大剂白虎汤，

张锡纯内科证治精华

重用生石膏二两半，用生山药一两以代方中粳米。且为其喘息迫促，肺中伏邪，又加薄荷叶一钱半以清之。俾煎汤两茶盅，作两次温饮下，一剂病愈强半，又服一剂痊愈。

又邑北境于常庄于某，年四十余，为风寒所束，不得汗，胸中烦热，又兼喘促，医者治以苏子降气汤，兼散风清火之品，数剂，病益进。诊其脉，洪滑而浮，投以拙拟寒解汤（方载三期五卷，系生石膏一两，知母八钱，连翘、蝉蜕各钱半），须臾，上半身即出汗，又须臾，觉药力下行，其下焦及腿亦皆出汗，病若失。

用生石膏以退外感之实热，诚为有一无二之良药。乃有时但重用石膏不效，必仿白虎加人参汤之义，用人参以辅之，而其退热之力始大显者，兹详陈数案于下，以备参观。

伤寒定例，汗、吐、下后，用白虎汤者加人参，渴者用白虎汤亦加人参。而愚临证品验以来，知其人或年过五旬，或壮年在劳心劳力之余，或其人素有内伤，或禀赋羸弱，即不在汗、吐、下后与渴者，用白虎汤时，亦皆宜加人参。

曾治邑城西傅家庄傅寿朋，年二十，身体素弱，偶觉气分不舒。医者用三棱、延胡等药破之，自觉短气，遂停药不敢服。隔两日忽发喘逆，筋惕肉动，精神恍惚。脉数至六至，浮分摇摇，按之若无，肌肤甚热，上半身时出热汗。自言心为热迫，甚觉怔忡。其舌上微有白苔，中心似黄。统观此病情状，虽陡发于一日，其受外感已非一日，盖其气分不舒时，即受外感之时，特其初不自觉耳。为其怔忡太甚，不暇取药，急用生鸡子黄四枚，温开水调和，再将其碗置开水盆中，候温服之，喘遂止，怔忡亦见愈。继投以大剂白虎加人参汤，方中生石膏用三两，人参用六钱，更以生怀山药代方中粳米，煎汤一大碗，仍调入生鸡子黄三枚，徐徐温饮下，尽剂而愈。

又邑北六间房王姓童子，年十七，于孟夏得温病，八九日间呼吸迫促，频频咳吐，痰血相杂。其咳吐之时疼连胸肋，上焦微嫌发闷。诊其脉确有实热，而数至七至（凡用白虎汤者，见脉数至七至或六至有余者，皆宜加参），摇摇无根。盖其资禀素弱，又兼读书劳心，其受外感又甚剧，故脉象若是之危险也。为其胸肋疼闷，兼吐血，拟用白虎加人参汤，以生山药代粳米，而人参不敢多用。方中之生石膏仍用三两，人参用三钱，又加竹茹、三七（捣细冲服）各二钱，煎汤一大碗，徐徐温饮下，一剂血即止，诸病亦见愈。又服一剂痊愈。用三七者，不但治吐血，实又兼治胸肋之疼也。

寒温之证，最忌舌干，至舌苔薄而干，或干而且缩者，尤为险证。而究其原因，却非一致，有因真阴亏损者，有因气虚不上潮者，有因气虚更下陷者，皆可治以白虎加人参汤，更以生山药代方中粳米，无不效者。盖人参之性，大能补气，元气旺而上升，自无下陷之虞，而与石膏同用，又大能治外感中之真阴亏损。况又有山药、知母以濡润之乎？若脉象虚数者，又宜多用人参，再加玄参、生地滋阴之品，煎汤四五茶盅，徐徐温饮下。一次只饮一大口，防其寒凉下侵，致大便滑泻，又欲其药力息息上达，升元气以生津液。饮完一剂，再煎一剂，使药力昼夜相继，数日火退舌润，其病自愈。

曾治一邻村刘姓童子，年十三岁，于孟冬得伤寒证，七八日间，喘息鼻煽动，精神昏愦，时作谵语，所言皆劳力之事。其脉微细而数，按之无力。欲视其舌，干缩不能外伸。启齿视舌皮，若瘢点，作黑色，似苔非苔，频饮凉水，毫无濡润之意。愚曰：此病必得之劳力之余，胸中大气下陷，故津液不能上潮，气陷不能托火外出，故脉道淤塞，不然何以脉象若是，恣饮凉水而不滑泻乎？病家曰：先生之言诚然。从前延医服药分毫无效，不知尚可救否。曰：此证按寻常治法，一日只服药一剂，即对证亦不能见效，听吾用药勿阻，定可挽回。遂用生石膏四两，党参、知母、生山药各一两，甘草二钱，煎汤一大碗，徐徐温饮下，一昼夜间连进二剂，其病遂愈。

仲景治伤寒脉结代者，用炙甘草汤，诚佳方也。愚治寒温，若其外感之热不盛，遇此等脉，即遵仲景之法。若其脉虽结代，而外感之热甚实者，宜用白虎加人参汤，若以山药代粳米，生地代知母更佳。有案详《人参解》中，可参观。

从来产后之证，最忌寒凉。而果系产后温病，心中燥热，舌苔黄厚，脉象洪实，寒凉亦在所不忌。然所用寒凉之药，须审慎斟酌，不可漫然相投也。愚治产后温证之轻者，其热虽入阳明之府，而脉象不甚洪实，恒重用玄参一两，或至二两，辄能应手奏效。若系剧者，必用白虎加人参汤方能退热。然用时须以生山药代粳米、玄参代知母，方为稳妥。处方编中"白虎加人参以山药代粳米汤"下附有验案可参观。盖以石膏、玄参，《本经》皆明言其治产乳，至知母条下则未尝言之，不敢师心自用也。

铁岭友人吴瑞五精医学，尤笃信拙著《医学衷中参西录》中诸方，用之辄能奏效。其侄文博亦知医。有戚家延之治产后病，临行瑞五嘱之曰："果系产后温热、阳明胃府大实，非用白虎加人参汤不可，然用时须按《医学衷中参西录》中讲究，以生山药代粳米、玄参代知母，方为万全之策。审证确时，宜放胆用之，勿为群言所阻挠也。"及至诊视，果系产后温病，且证脉皆大实，文博遵所嘱开方取药，而药房皆不肯与，谓产后断无用石膏之理，病家因此生疑。文博辞归，病家又延医治数日，病势垂危，复求为诊治。文博携药而往，如法服之，一剂而愈。

又沧州友人董寿山曾治一赵姓妇，产后八九日，忽得温病，因误汗致热渴喘促，舌苔干黄，循衣摸床，呼索凉水，病家不敢与。脉弦数有力，一息七至。急投以白虎加人参汤，以山药代粳米，为系产后，更以玄参代知母。方中生石膏重用至四两，又加生地、白芍各数钱，煎汤一大碗，分四次温饮下，尽剂而愈。当时有知医者在座，疑而问曰："产后忌用寒凉，何以能放胆如此，重用生石膏，且知母、玄参皆系寒凉之品，何以必用玄参易知母乎？"答曰："此理俱在《医学衷中参西录》中。"因于行箧中出书示之，知医者观书移时，始喟然叹服。

又铁岭门生杨鸿恩，曾治其本村张氏妇，得温病，继而流产，越四五日，其病大发。遍请医生，均谓温病流产，又兼邪热太甚，无方可治。有人告以鸿恩自奉天新归，其夫遂延为诊治。见病人目不识人，神气恍惚，渴嗜饮水，大便滑泻，脉数近八至，且微细无力，舌苔边黄中黑，缩不能伸。其家人泣问："此病尚可愈否？"鸿恩答曰："按常法原在不治之例，然予受师传授，竭吾能力，或可挽回。"为其燥热，又兼滑泻，先投以《医学衷中参西录》滋阴清燥汤（方见山药解），一剂泻止，热稍见愈。继投以大剂白虎加人参汤，为其舌缩，脉数，真阴大亏，又加枸杞、玄参、生地之类，煎汤一大碗，调入生鸡子黄三枚，分数次徐徐温饮下。精神清爽，舌能伸出，连服三剂痊愈。众人皆曰"神医"。鸿恩曰："此皆遵予师之训也，若拘俗说，产后不敢用白虎汤，庸有幸乎？特用白虎汤，须依

张锡纯内科证治精华

汗、吐、下后之例加人参耳。予师《医学衷中参西录》中论之详矣。"

在女子有因外感之热内迫，致下血不止者，亦可重用白虎加人参汤治之。

邻村泊北庄李氏妇，产后数日，恶露已尽，至七八日，忽又下血。延医服药，二十余日不止，其脉洪滑有力，心中热而且渴。疑其夹杂外感，询之身不觉热，舌上无苔，色似微白，又疑其血热妄行，投以凉血兼止血之药，血不止而热渴亦如故。因思此证实夹杂外感无疑，遂改用白虎加人参汤，方中生石膏重用三两，更以生山药代粳米，煎汤三盅，分三次温饮下，热渴遂愈，血亦见止，又改用凉血兼止血之药而愈。

痢证身热不休，服一切清火之药，而热仍不休者，方书多诿为不治。夫治果对证，其热焉有不休之理？此乃因痢证夹杂外感，其外感之热邪，随痢深陷，弥漫于下焦经络之间，永无出路，以致痢为热邪所助，日甚一日而永无愈期。夫病有兼证，即治之宜有兼方也，斯非重用生石膏更助以人参以清外感之热不可。

曾治邑诸生王荷轩，年六十七，于中秋得痢证，医治二十余日不效。后愚诊视，其痢赤白胶滞下行，时觉肠中热而且干，小便亦觉发热，腹中下坠，并迫其脊骨尽处亦下坠作疼，且眩晕，其脉洪长有力，舌有白苔甚厚。愚曰："此外感之热，挟痢毒之热下迫，故现种种病状，非治痢兼治外感不可。"遂用生石膏二两，生杭芍八钱，生怀山药六钱，野党参五钱，甘草二钱，此即白虎加人参汤以芍药代知母、山药代粳米也（此方载三期三卷名通变白虎加人参汤）。煎汤两茶盅，分二次温饮下，日进一剂，两日痊愈。而脉象犹有余热，拟再用石膏清之，病家疑年高之人，石膏不可屡服，愚亦应聘他往。后二十余日其痢复作，延他医治疗，于治痢药中，杂以甘寒濡润之品，致外感余热永留不去，其痢虽愈，屡次反复。延至明年季夏，反复甚剧，复延愚诊治，其脉象病证皆如前。因谓之曰："去岁若肯多服生石膏数两，何至有以后屡次反复，今不可再留邪矣。"仍投以原方，连服三剂病愈，而脉亦安和。

按： 此证两次皆随手奏效者，诚以石膏得人参之助，能使深陷之热邪，徐徐上升外散，消解无余。加以芍药、甘草，以理下重腹疼，山药以滋阴固下，所以热消而痢亦愈也。又此证因初次外感之热邪未清，后虽经屡次服凉药清解，其热仍固结莫解。迫蓄至期年之久，热邪勃然反复，必俟连次重用生石膏，始能消解无余。因悟得凡无新受之外感，而其脉象确有实热，屡服凉药不效，即稍效而后仍反复者，皆预有外感邪热伏藏其中，均宜重用生石膏清之，或石膏与人参并用以清之也。不然，则外邪留滞，消铄真阴，经年累月而浸成虚劳者多矣。志在活人者，何不防之于预，而有采于刍荛之言也。

又表兄张申甫之妻高氏，年五十余，素多疾病，于季夏晨起偶下白痢，至暮十余次。秉烛后，忽然浑身大热，不省人事，循衣摸床，呼之不应。其脉洪而无力，肌肤之热烙手。知其系气分热痢，又兼受暑，多病之身不能支持，故精神昏愦如是也。急用生石膏三两，野党参四钱，煎汤一大碗，徐徐温饮下。至夜半尽剂而醒，痢亦遂愈。诘朝煎渣再服，其病脱然。

上所载痢证医案二则，皆兼外感之热者也，故皆重用生石膏治之，非概以其方治痢证也。拙著《医学衷中参西录》中，治痢共有七方，皆随证变通用之，确有把握，前案所用之方，乃七方之一也。愚用此方治人多矣，脉证的确，用之自无差

张锡纯内科证治精华

忒也。

尝观丁仲佑所译东人《赤痢新论》，有医案二则，一为宫野某女，一为田中某女，皆痢而兼瘟。身发剧热，心机亢进，脉搏百一十至，神昏谵语。若投以拙拟重用生石膏之方皆可随手奏效，乃东人不知治瘟但知治痢，致二证皆至不起。夫著《赤痢新论》者，为志贺洁，系东人，著名医学博士，能于痢证中考验出阿米巴赤痢，谓起于热带而渐及于温带、寒带。其痢毒为动物之菌，寄居人腹为其为慢性之痢。且为动物之菌，故其治法与寻常赤痢不同（治法详三期三卷）。其研究痢证可谓精矣，而竟于痢而兼瘟之证研究未到，诚以东人崇尚西法，不善治瘟且不知用石膏，故于痢证兼瘟者犹一间未达也。

疟疾虽在少阳，而阳明兼有实热者，亦宜重用生石膏。

曾治邻村李酿泉，年四十许，疟疾间日一发，热时若燔，即不发之日亦觉表里俱热，舌燥口干，脉象弦长，重按甚实。此少阳邪盛，阳明热盛，疟而兼温之脉也。投以大剂白虎汤加柴胡三钱，服后顿觉清爽。翌晨疟即未发，又煎服前剂之半，加生姜三钱，温疟从此皆愈。

至脉象虽不至甚实，而按之有力，常觉发热懒食者，愚皆于治疟剂中，加生石膏两许以清之，亦莫不随手奏效也。

且重用石膏治疟，亦非自愚方也。袁简斋曰："丙子九月，余患疟，饮吕医药，至日昃忽呕吐，头眩不止。家慈抱余起坐，觉血气自胸愤起，性命在呼吸间。忽有征友赵藜村来访，家人以疾辞。曰：'我解医。'乃延入诊脉看方，笑曰：'容易。'命速买石膏，加他药投之。余甫饮一勺，如以千钧之石，将肠胃压下，血气全消。未半盂，沉沉睡去，头上微汗，朦胧中闻先慈西唶曰：'岂非仙丹乎？'睡须臾醒，君犹在座。问：'思西瓜否？'曰：'想甚。'即买西瓜。曰：'凭君尽量，我去矣。'食片许，如醍醐灌顶，头目为清。晚食粥，次日来曰：'君所患者阳明经疟，吕医误为太阳经，以升麻、羌活二味升提之，将君气血逆流而上，惟白虎汤可治，然亦危矣。'"详观此案，石膏用之得当，直胜金丹，诚能挽回人命于顷刻也。

石膏之性，又善治脑漏。方书治脑漏之证，恒用辛夷、苍耳。然此证病因，有因脑为风袭者，又因肝移热于脑者。若因脑为风袭而得，其初得之时，或可用此辛温之品散之。若久而化热，此辛温之药即不宜用；至为肝移热于脑，则辛温之药尤所必戒也。

近治奉天大西关溥源酱房郭玉堂，得此证半载不愈，鼻中时流浊涕，其气腥臭，心热神昏，恒觉眩晕。其脉左右皆弦而有力，其大便恒干燥，知其肝移热于脑，其胃亦移热于脑矣。恐其病因原系风袭，先与西药阿斯必林瓦许以发其汗，头目即觉清爽。继为疏方用生石膏两半，龙胆草、生杭芍、玄参、知母、花粉各四钱，连翘、金银花、甘草各二钱，薄荷叶一钱。连服十剂，石膏皆用两半，他药则少有加减，其病遂脱然痊愈。

又治奉天测量局护兵某，得此证七八日，其脉浮而有力。知其因风束生热也，亦先用阿斯必林瓦许汗之。汗后，其鼻中浊涕即减，亦投以前方，连服三剂痊愈。

《本经》谓石膏能治腹痛，诚有效验。

曾治奉天清丈局司书刘锡五腹疼，三年不愈。其脉洪长有力，右部尤甚，舌心红而无皮，时觉头疼眩晕，大便干燥，小便黄涩。此乃伏气化热，阻塞奇经之经络，故作疼也。为疏方：生石膏两半，知母、花粉、玄参、生杭芍、川楝子各五钱，乳香、没药各四钱，甘草二钱，一剂疼愈强半。即原方略为加减，又服数剂痊愈。

又愚弱冠后出游津门，至腊底还里，有本村刘氏少年，因腹疼卧病月余，昼夜号呼，势极危险，延医数人，皆束手无策。闻愚归，求为诊视。其脉洪长有力，盖从前之疼犹不至如斯，为屡次为热药所误，故疼益加剧耳。亦投以前方，惟生石膏重用二两，一剂病大轻减。后又加鲜茅根数钱，连服两剂痊愈。

盖此等证，大抵皆由外感伏邪窜入奇经，久而生热。其热无由宣散，遂郁而作疼。医者为其腹疼，不敢投以凉药，甚或以热治热，是以益治益剧。然证之凉热脉自有分，即病人细心体验，亦必自觉。临证者尽心询问考究，自能得其实际也。

石膏之性，又最宜与西药阿斯必林并用。盖石膏清热之力虽大，而发表之力稍轻。阿斯必林之原质，存于杨柳树皮津液中，味酸性凉，最善达表，使内郁之热由表解散，与石膏相助为理，实有相得益彰之妙也。如外感之热，已入阳明胃腑，其人头疼，舌苔犹白者，是仍带表证。愚恒用阿斯必林一瓦（合中量二分六厘四毫），白蔗糖化水送服以汗之。迨其汗出遍体之时，复用生石膏两许，煎汤乘热饮之（宜当汗正出时饮之），在表之热解，在里之热亦随汗而解矣。若其头已不疼，舌苔微黄，似无表证矣，而脉象犹浮，虽洪滑而按之不实者，仍可用阿斯必林汗之。然宜先用生石膏七八钱，或两许，煮汤服之，俾热势少衰，然后投以阿斯必林，则汗既易出，汗后病亦易解也。若其热未随汗全解，仍可徐饮以生石膏汤，清其余热。不但此也，若斑疹之毒，郁而未发，其人表里俱热，大便不滑泻者，可用生石膏五六钱，煎汤冲服阿斯必林半瓦许，俾服后，微似有汗，内毒透彻，斑疹可全然托出。若出后壮热不退，胃腑燥实大便燥结者，又可多用生石膏至二三两许，煎汤一大碗（约有三四茶杯），冲阿斯必林一瓦，或一瓦强，一次温饮数羹匙。初饮略促其期，迨热见退，或大便通下，尤宜徐徐少饮，以壮热全消，仍不至滑泻为度。如此斟酌适宜，斑疹无难愈之证矣。石膏与阿斯必林，或前后互用，或一时并用，通变化裁，存乎其人，果能息息与病机相赴，功效岂有穷哉。

西人、东人，治热性关节肿疼，皆习用阿斯必林。治关节肿疼之挟有外感实热者，又必与石膏并用，方能立见奇效。

奉天陆军参谋长赵海珊之侄，年六岁，脑后生疮，漫肿作疼，继而头面皆肿，若赤游丹毒。继而作抽掣，日甚一日，复至周身僵直，目不能合，亦不能瞬，气息若断若续，吟呻全无。其家人以为无药可治，待时而已。阅两昼夜，形状如故，试灌以勺水，似犹知下咽。因转念或犹可治，而彼处医者，咸皆从前延请而屡次服药无效者也。其祖父素信愚，因其向患下部及两腿皆肿，曾为治愈。其父受瘟病甚险，亦舁至院中治愈。遂亦舁之来院（相距十里许），求为诊治。其脉洪数而实，肌肤发热。知其夹杂瘟病，阳明腑证已实，势虽垂危，犹可挽回。遂用生石膏细末四两，以蒸汽水煎汤两茶杯，徐徐温灌之，周十二时剂尽，脉见和缓，微能作声。又用阿斯必林瓦半，仍以汽水所煎石膏汤，分五次送下，限一日夜服完。服至末二次，皆周身微见汗，其精神稍明了，肢体能微动。从先七八日不食，且不大便，至此可少进茶汤，大便亦通下矣。继用生山药细末煮作稀粥，调以白蔗糖，送服阿斯必林三分瓦之一，日两次，若见有热，即间饮汽水所煮石膏汤。又以蜜调黄连末，少加薄荷冰，敷其头面肿处，生肌散敷其疮口破处。如此调养数日，病势减退，可以能言。其左边手足仍不能动，试略为屈伸，则疼不能忍。细验之，关节处皆微肿，按之觉疼。知其关节之间，因外感之热而生炎也。遂又用鲜茅根煎浓汤（无鲜茅根可代以鲜芦根），调以白蔗糖，送服阿斯必林半瓦，日两次。俾服药后周身微似有汗，亦间有不出汗之时，令其关节中之炎热，徐徐随发表之药透出。又佐以健补脾胃之药，俾其多进饮食。如此旬余，左手足皆能运动，关节能屈伸，以后饮食复常，停药勿服，静养半月，行动如常矣。此证共用生石膏三斤，阿斯必林三十瓦，始能完全治愈。愚用阿斯必林治热性关节肿疼者多矣，为此证最险，故详记之。

丁仲祜《西药实验谈》载，东人用阿斯必林治愈关节急性偻麻质斯（即热性关节肿疼）之案甚伙，而其证之险，皆远逊于此证。若遇此证，不能重用生石膏，尚有何药能与阿斯必林并用，以挽回此极险之证乎？彼欲废弃中药者，尚其详观此案也。上所录诸案，其为证不同，然皆兼有外感热实者也。乃有其人纯系内伤，脏腑失和，而前哲具有特识，亦有重用石膏者。

徐灵胎曰："嘉兴朱宗臣，以阳盛阴亏之体，又兼痰凝气逆。医者以温补治之，胸膈痞塞，而阳道痿。群医谓脾肾两亏，将恐无治，就余于山中。余视其体，丰而气旺，阳升而阴不降，诸窍皆闭。笑谓之曰：'此为肝肾双实证，先用清润之药，加石膏以降其逆气，后以消痰开胃之药涤其中宫，更以滋肾强阴之药镇其元气，阳事即通。'五月后，妾即怀孕，得一女，又一年复得一男。"

近治奉天南市场俊记建筑公司经理王海山，其证亦与前案朱宗臣之病相似。愚师徐氏之意，亦先重用生石膏以清其痰火，共服药十余剂痊愈。海山年四十余，为无子，纳宠数年，犹未生育，今既病愈，想亦育麒不远矣。

吴鞠通曰："何叟年六十二岁，手足拘挛，误服桂、附、人参、熟地等补阳，以致面赤，脉洪数，小便闭，身重不能转侧，手不能上至鬓，足蜷曲，丝毫不能转侧移动。细询病情，因纵饮食肉而然。所谓'湿热不攘，大筋软短，小筋弛长，软短为拘，弛长为痿'者也。与极苦通小肠、淡渗利膀胱之方，用生石膏八两，飞滑石一两，茯苓皮六钱，桑枝、防己各五钱，晚蚕砂、龙胆草各四钱，穿山甲、胡黄连、洋芦荟、杏仁、地龙各三钱，白通草二钱，煮三碗，分三次服，日尽一剂。至七日后，小便红黑而浊。半月后手渐动，足渐伸。一月后下床，扶桌椅能行。四十日后走至檐前，不能下阶。又半月始下阶。三月后能行四十步，后因痰饮，用理脾肺之药收功。"

杨华轩（南皮人，清同治时太医院医官）曰："同邑某氏室女，周身拘挛，四肢不能少伸，年余未起床矣。诊其脉，阳明热甚，每剂药中必重用生石膏以清阳明之热，共用生石膏四斤，其病竟愈。"

观此二案，石膏治外感兼治内伤，功用何其弘哉。穷极石膏之功用，恒有令人获意外之效者。

曾治奉天大西关马姓叟，年近六旬，患痔疮，三十余年不愈。后因伤寒证，热入阳明之府，投以大剂白虎汤数剂，其病遂愈，痔疮竟由此除根。

又治奉天商埠局旁吕姓幼童，年五六岁，每年患眼疾六七次，皆治于东人医院。东人谓此关于禀赋，不能除根。后患瘟疹，毒热甚恣，投以托毒清火之品。每剂中用生石膏两半，病愈后，其眼疾亦从此不再反复。

又友人张少白，曾治京都阎姓叟，年近七旬，素有劳疾，发则喘而且嗽，于冬日感冒风寒，上焦烦热，劳疾大作，痰涎胶滞，喘促异常。其脉关前洪滑，按之有力。少白治以生石膏二两以清时气之热，因其劳疾，加沉香五钱，以引气归肾。且以痰涎太盛，石膏能润痰之燥，不能行痰之滞，故又借其辛温之性，以为石膏之反佐也。一日连服二剂，于第二剂加清竹沥二钱，病若失，劳疾亦从此除根永不反复。夫劳疾至年近七旬，本属不治之证，而事出无心，竟以重用石膏治愈之，石膏之功用，何其神哉。愚因闻此案，心有会悟，拟得治肺劳黄芪膏方（载处方编中），其中亦用生石膏，服者颇有功效。

寒温阳明府病，原宜治以白虎汤。医者畏不敢用，恒以甘寒之药清之，遇病之轻者，亦可治愈，而恒至稽留余热（甘寒药滞泥，故能闭塞外感热邪），变生他证。迨至病久不愈，其脉之有力者，仍可用白虎汤治之，其脉之有力而不甚实者，可用白虎加人参汤治之。

曾治奉天中街内宾升靴铺中学徒，年十四五，得劳热喘嗽证。初原甚轻，医治数月，病势浸增，医者诿谓不治。遂来院求为诊视，其人羸弱已甚，而脉象有力，数近六至，疑其有外感伏热，询之果数月之前，曾患瘟病，经医治愈。乃知其决系外感留邪，问其心中时觉发热，大便干燥，小便黄涩，遂投以白虎加人参汤，去粳米加生怀山药一两，连服数剂，病若失。见者讶为奇异，不知此乃治其外感，非治其内伤，而能若是之速效也。

《内经》谓"冬伤于寒，春必病温"，是言伏气为病也。

乃有伏气伏于膈膜之下（《内经》所谓，横连膜原也），逼近胃口，久而化热，不外发为温病，转上透膈膜，熏蒸肺脏，致成肿病者。若其脉有力，亦宜重用生石膏治之。

曾治奉天小南关赵某，年四十许，始则发热懒食，继则咳嗽吐痰腥臭，医治三月，浸至不能起床。脉象滑实，右脉尤甚（伏邪之热，亦如寒温之脉，多右盛于左），舌有黄苔，大便数日一行。知系伏气为病，投以大剂白虎汤，以生山药代粳米，又加利痰解毒之品，三剂后病愈强半。又即其方加减，服至十余剂痊愈。

又有伏气下陷于奇经诸脉中，久而化热，其热亦不能外发为温，有时随奇经之脉上升者；在女子又有热入血室而子宫溃烂者，爰录两案于下以证之。

安东尉之凤，年二十余，时觉有热，起自下焦，上冲脑部。其脑部为热冲激，头巅有似肿胀，时作眩晕，心中亦时发热，大便干燥，小便黄涩。经医调治，年余无效。求其处医士李亦泉寄函来问治法，其开来病案如此。且其脉象洪实，饮食照常，身体亦不软弱。知其伏有外感热邪，因其身体不弱，俾日用生石膏细末四两，煮水当茶饮之，若觉凉时即停服。后二十余日，其人忽来奉，言遵示服石膏六七斤，上冲之热见轻，而大便微溏，因停药不服。诊其脉仍然有力，问其心中仍然发热，大便自停药后即不溏矣。为开白虎加人参汤，方中生石膏重用三两，以生怀山药代粳米，连服六七剂，上冲之热大减，因出院还家。嘱其至家，按原方服五六剂，病当除根矣。

南皮张文襄公第十公子温卿夫人，年三十余，十年前，恒觉少腹切疼。英女医谓系子宫炎证，用药数次无效。继乃谓此病如欲除根，须用手术剖割，将生炎之处其腐烂者去净，然后敷药能愈，病人惧而辞之。后至奉，又延东女医治疗，用坐药兼内服药，数年稍愈，至壬戌夏令，病浸增剧，时时疼痛，间下脓血。癸亥正初，延愚诊治。其脉弦而有力，尺脉尤甚。自言疼处觉热，以凉手熨之稍愈，上焦亦时觉烦躁。恍悟此证，当系曾受外感热入血室，医者不知，治以小柴胡汤加石膏，外感虽解，而血室之热未清。或伏气下陷，入于血室，阻塞气化，久而生热，以致子宫生炎，浸至溃烂，脓血下注。为疏方：用金银花、乳香、没药、甘草以解其毒，天花粉、知母、玄参以清其热，复本小柴胡汤之义，少加柴胡提其下陷之热上出，诸药煎汤，送服三七细末二钱，以化腐生新。连服三剂病似稍轻，其热仍不少退。因思此证，原系外感稽留之热，非石膏不能解也。遂于原方中加生石膏一两，后渐加至二两，连服数剂，热退强半，疼亦大减。遂去石膏，服数剂渐将凉药减少，复少加健胃之品，共服药三十剂痊愈。

后在天津治冯氏妇此证，亦用此方。中有柴胡，即觉脓血不下行，后减去柴胡，为之治愈。

愚临证四十余年，重用生石膏治愈之证当以数千计。有治一证用数斤者，有一证而用至十余斤者，其人病愈之后，饮食有加，毫无寒胃之弊。又曾见有用煅石膏数钱，其脉即数动一止，浸至言语迟涩，肢体痿废者；有服煅石膏数钱，其胸胁即觉郁疼，服通气活血之药始愈者。至于伤寒瘟疫、痰火充盛，服煅石膏后而不可救药者尤不胜纪。世之喜用煅石膏者，尚其阅仆言而有所警戒哉。

或问：石膏一物也，其于煅与不煅何以若是悬殊？答曰：石膏原质为硫氧氢钙化合，为其含有硫氧氢，所以有发散之力，煅之则硫氧氢之气飞腾，所余者惟钙。夫钙之性本敛而且涩，煅之则敛涩之力益甚，所以辛散者变为收敛也。

或问：丁仲佑译西人医书，谓石膏不堪入药，今言石膏之效验如此，岂西人之说不足凭欤？答曰：石膏之原质为硫氧氢钙化合。西人工作之时，恒以硫氧钙为工作之料，迨工作之余即得若干石膏，而用之治病无效，以其较天产石膏，犹缺一原质，而不成其为石膏也。后用天产石膏，乃知其效验非常，遂将石膏及从前未信之中药两味，共列于石灰（即钙）基中，是故碳氧石灰牡蛎也，磷氧石灰鹿角霜也，硫氧氢石灰石膏也。其向所鄙弃者，今皆审定其原质而列为要药，西人可为善补过矣。何吾中华医界犹多信西人未定之旧说，而不知石膏为救颠扶危之大药乎？

《本经》谓石膏治金疮，是外用以止其血也。愚尝用煅石膏细末，敷金疮出血者甚效。盖多年壁上石灰，善止金疮出血，石膏经煅与石灰相近，益见煅石膏之不可内服也。

知　母

知母味苦，性寒，液浓而滑，其色在黄白之间。故能入胃以清外感之热，伍以石膏可名白虎（二药再加甘草粳米和之，名白虎汤，治伤寒温病热入阳明）；入肺以润肺金之燥，而肺为肾之上源，伍以黄柏兼能滋肾（二药少加肉桂向导，名滋肾丸），治阴虚不能化阳，小便不利。为其寒而多液，故能壮水以制火，治骨蒸劳热，目病胬肉遮掩白睛。为其液寒而滑，有流通之性，故能消疮疡热毒肿疼。

《本经》谓主消渴者，以其滋阴壮水而渴自止也。谓其主肢体浮肿者，以其寒滑能通利水道而肿自消也。谓其益气者，以其能除食气之壮火而气自得其益也。

🏵 张锡纯内科证治精华

知母原不甚寒，亦不甚苦，尝以之与黄芪等分并用，即分毫不觉凉热，其性非大寒可知。又以知母一两加甘草二钱煮饮之，即甘胜于苦，其味非大苦可知。寒苦皆非甚大，而又多液是以能滋阴也。有谓知母但能退热，不能滋阴者，犹浅之乎视知母也。是以愚治热实脉数之证，必用知母。若用黄芪补气之方，恐其有热不受者，亦恒辅以知母。惟有液滑能通大便，其人大便不实者忌之。

滑　石

滑石色白味淡，质滑而软，性凉而散。《本经》谓其主身热者，以其微有解肌之力也；谓其主癃闭者，以其饶有淡渗之力也。且滑者善通窍络，故又主女子乳难；滑而能散，故又主胃中积聚。因热小便不利者，滑石最为要药。若寒温外感诸证，上焦燥热下焦滑泻无度，最为危险之候，可用滑石与生山药各两许，煎汤服之，则上能清热，下能止泻，莫不随手奏效（有案附载于山药条下可参观）。

又外感大热已退而阴亏脉数不能自复者，可于大滋真阴药中（若熟地黄、生山药、枸杞之类）少加滑石，则外感余热不至为滋补之药逗留，仍可从小便泻出，则其病必易愈。若与甘草为末（滑石六钱，甘草一钱，名六一散，亦名天水散）服之，善治受暑及热痢。若与赭石为末服之，善治因热吐血衄血。若其人蕴有湿热，周身漫肿，心腹膨胀，小便不利者，可用滑石与土狗研为散服之，小便通利肿胀自消。至内伤阴虚作热，宜用六味地黄汤以滋阴者，亦可少加滑石以代苓、泽，则退热较速。盖滑石虽为石类，而其质甚软，无论汤剂丸散，皆与脾胃相宜，故可加于六味汤中以代苓、泽。其渗湿之力，原可如苓、泽行熟地之滞泥，而其性凉于苓、泽，故又善佐滋阴之品以退热也。天水散，为河间治暑之圣药，最宜于南方暑证。因南方暑多挟湿，滑石能清热兼能利湿，又少加甘草以和中补气（暑能伤气），是以用之最宜。若北方暑证，不必兼湿，甚或有兼燥，再当变通其方，滑石、生石膏各半，与甘草配制，方为适宜。

玄 参

玄参色黑，味甘微苦，性凉多液，原为清补肾经之药。

中心空而色白（此其本色，药房多以黑豆皮水染之，则不见其白矣），故又能入肺以清肺家燥热，解毒消火，最宜于肺病结核、肺热咳嗽。《本经》谓其治产乳余疾，因其性凉而不寒，又善滋阴，且兼有补性（凡名参者皆含有补性），故产后血虚生热及产后寒温诸证，热入阳明者用之最宜。

愚生平治产后外感实热，其重者用白虎加人参汤，以玄参代方中知母。其轻者用拙拟滋阴清胃汤（方载三期八卷，系玄参两半，当归三钱，生杭芍四钱，茅根二钱，甘草钱半），亦可治愈。诚以产后忌用凉药，而既有外感实热，又不得不以凉药清之，惟石膏与玄参，《本经》皆明载治产乳，故敢放胆用之。然用石膏又必加人参以辅之，又不敢与知母并用。至滋阴清胃汤中重用玄参，亦必以四物汤中归、芍辅之，此所谓小心、放胆，并行不背也。《本经》又谓，玄参能明目，诚以肝开窍于目，玄参能益水以滋肝木，故能明目，且目之所以能视者，在瞳子中神水充足，神水固肾之精华外现者也。以玄参与柏实、枸杞并用，以治肝肾虚而生热，视物不了了者，恒有捷效也。又外感大热已退，其人真阴亏损，舌干无津，胃液消耗，口苦懒食者，愚恒用玄参两许，加潞党参二三钱，连服数剂自愈。

黄 芩

黄芩味苦性凉，中空象肺，最善清肺经气分之热，由脾而下通三焦，达于膀胱以利小便。色黄属土，又善入脾胃清热，由胃而下及于肠，以治肠澼下利脓血。又因其色黄而微青，青者木色，又善入肝胆清热，治少阳寒热往来（大小柴胡汤皆用之）。为其中空兼能调气，无论何脏腑，其气郁而作热者，皆能宣通之。为其中空又善清躯壳之热，凡热之伏藏于经络，散漫于腠理者，皆能消除之。治肺病、肝胆病、躯壳病，宜用枯芩（即中空之芩）；治肠胃病宜用条芩（即嫩时中不空者亦名子芩）。究之皆为黄芩，其功用原无甚差池也。

李濒湖曰："有人素多酒欲，病少腹绞痛不可忍，小便如淋，诸药不效，偶用黄芩、木通、甘草三味，煎服遂止。"

按：黄芩治少腹绞痛，《别录》原明载之，由此见古人审药之精，非后人所能及也。然必因热气所迫致少腹绞痛者始可用，非可概以之治腹痛也。又须知太阴腹痛无热证，必少阳腹痛始有热证，《别录》明标之曰"少腹绞痛"，是尤其立言精细处。

【附案】

濒湖又曰："余年二十时，因感冒、咳嗽既久，且犯戒，遂病骨蒸发热，肤如火燎，每日吐痰碗许。暑月烦渴，寝食俱废，六脉浮洪。遍服柴胡、麦冬、荆沥诸药，月余益剧，皆以为必死矣。先君偶思李东垣治肺热如火燎，烦躁引饮而昼盛者，气分热也，宜一味黄芩汤，以泻肺经气分之火。遂按方用片芩一两，水二盅，煎一盅，顿服，次日身热尽退，而痰嗽皆愈。药中肯綮，如鼓应桴，医中之妙，有如此哉！"

观濒湖二段云云，其善清气分之热，可为黄芩独具之良能矣。

黄　连

黄连味大苦，性寒而燥。为苦为火之味，燥为火之性，故善入心以清热。心中之热清，则上焦之热皆清，故善治脑膜生炎、脑部充血、时作眩晕、目疾肿疼、胬肉遮睛（目生云翳者忌用），及半身以上赤游丹毒。

其色纯黄，能入脾胃以除实热，使之进食（西人以黄连为健胃药，盖胃有热则恶心懒食，西人身体强壮且多肉食，胃有积热故宜黄连清之），更由胃及肠，治肠澼下利脓血。为其性凉而燥，故治湿热郁于心下作痞满（仲景小陷胸肠、诸泻心汤皆用之），女子阴中因湿热生炎溃烂。

徐灵胎曰："苦属火，性宜热，此常理也。黄连至苦而反至寒，则得火之味与水之性，故能除水火相乱之病，水火相乱者湿热是也。是故热气目痛、眦伤、泪出、目不明，乃湿热在上者；肠澼、腹痛、下利，乃湿热在中者；妇人阴中肿痛，乃湿热在下者，悉能除之矣。凡药能去湿者必增热，能除热者必不能去湿，惟黄连能以苦燥湿，以寒除热，一举而两得焉。"

邹润安曰："《别录》谓黄连调胃厚肠，不得浑称之曰厚肠胃也（浑曰厚肠胃，此后世本草语）。"夫肠胃中皆有脂膜一道包裹其内，所以护导滓秽使下行者，若有湿热混于其间，则脂膜消熔随滓秽而下，古人谓之肠澼，后人目为刮肠痢，亦曰肠垢。胃体广大，容垢纳污，虽有所留，亦未必剥及脂膜。故但和其中之所有，边际自不受伤，故曰调；肠势曲折盘旋之处，

　　　　　　张锡纯内科证治精华

更为湿气留聚，湿阻热益生，热阻脂膜益消，去其所阻，则消烁之源绝而薄者厚矣，故曰厚。此见古人造句之精，一字不混淆也。

黄连治目之功不必皆内服也。愚治目睛胀疼者，俾用黄连淬水，乘热屡用棉花瓤蘸擦眼上，至咽中觉苦乃止，则胀疼立见轻。又治目疾红肿作疼者，将黄连细末调以芝麻油，频频闻于鼻中，亦能立见效验。

龙胆草

龙胆草味苦微酸，性寒，色黄属土，为胃家正药。

其苦也，能降胃气、坚胃质。其酸也，能补益胃中酸汁、消化饮食。凡胃热气逆，胃汁短少，不能食者，服之可以开胃进食，西人浑以健胃药称之，似欠精细。为其微酸属木，故又能入胆肝，滋肝血，益胆汁，降肝胆之热使不上炎。举凡目疾、吐血、衄血、二便下血、惊病、眩晕，因肝胆有热而致病者，皆能愈之。其泻肝胆实热之力，数倍于芍药，而以敛戢肝胆虚热，固不如芍药也。

川楝子

大如栗者是川楝子，他处楝子小而味苦，去核名金铃子。川楝子味微酸微苦，性凉，酸者入肝，苦者善降，能引肝胆之热下行自小便出，故治肝气横恣，胆火炽盛，致胁下掀疼。并治胃脘气郁作疼，木能疏土也。其性虽凉，治疝气者恒以之为向导药，因其下行之力能引诸药至患处也。至他处之苦楝子，因其味苦有小毒，除虫者恒用之。

茵　陈

茵陈者，青蒿之嫩苗也。秋日青蒿结子，落地发生，贴地大如钱，至冬霜雪满地，萌芽无恙，甫经立春即勃然生长，宜于正月中旬采之。其气微香，其味微辛、微苦，秉少阳最初之气，是以凉而能散。

《本经》谓其善治黄疸，仲景治疸证亦多用之。为其禀少阳初生之气，原与少阳同气相求，是以善清肝胆之热，兼理肝胆之郁，热消郁开，胆汁入小肠之路毫无阻隔也。

《别录》谓其利小便，除头热，亦清肝胆之功效也。其性颇近柴胡，实较柴胡之力柔和，凡欲提出少阳之邪，而其人身弱阴虚不任柴胡之升散者，皆可以茵陈代之。

【附案】

一人，因境多拂逆，常动肝气、肝火，致脑部充血作疼。治以镇肝、凉肝之药，服后周身大热，汗出如洗。恍悟肝为将军之官，中寄相火，用药强制之，是激动其所寄之相火而起反动力也。即原方为加茵陈二钱，服后即安然矣。

一少年常患头疼，诊其脉，肝胆火盛。治以茵陈、川芎、菊花各二钱，一剂疼即止。又即原方为加龙胆草二钱，服两剂觉头部轻爽异常，又减去川芎，连服四剂，病遂除根。

受业孙静明按：民国二十八年秋，同事胡君连奎之二弟连元，年十七岁，患虚劳病发热甚剧，经中西医调治旬余无效。后邀余诊视，余遵寿师治虚劳病方，加茵陈二钱，一剂热减，二剂热退，由是益知茵陈除阴虚作热之特效也。

张锡纯内科证治精华

大 黄

　　大黄味苦，气香，性凉，能入血分，破一切瘀血。为其气香，故兼入气分，少用之亦能调气，治气郁作疼。其力沉而不浮，以攻决为用，下一切癥瘕积聚。能开心下热痰以愈疯狂，降肠胃热实以通燥结，其香窜透窍之力又兼利小便（大黄之色服后入小便，其利小便可知）。性虽趋下而又善清在上之热，故目疼齿疼，用之皆为要药。又善解疮疡热毒，以治疔毒尤为特效之药（疔毒甚剧，他药不效者，当重用大黄以通其大便自愈）。其性能降胃热，并能引胃气下行，故善止吐衄，仲景治吐血、衄血有泻心汤，大黄与黄连、黄芩并用。《本经》谓其能"推陈致新"，因有黄良之名。仲景治血痹虚劳，有大黄䗪虫丸，有百劳丸，方中皆用大黄，是真能深悟"推陈致新"之旨者也。

　　按：《金匮》泻心汤，诚为治吐血、衄血良方，惟脉象有实热者宜之。若脉象微似有热者，愚恒用大黄三钱，煎汤送服赤石脂细末四五钱。若脉象分毫无热，且心中不觉热者，愚恒用大黄细末、肉桂细末各六七分，用开水送服即愈。

　　凡气味俱厚之药，皆忌久煎，而大黄尤甚，且其质经水泡即软，煎一两沸药力皆出，与他药同煎宜后入，若单用之开水浸服即可，若轧作散服之，一钱之力可抵煎汤者四钱。大黄之力虽猛，然有病则病当之，恒有多用不妨者。是以治癫狂其脉实者，可用至二两；治疔毒之毒热甚盛者，亦可用至两许。盖用药以胜病为准，不如此则不能胜病，不得不放胆多用也。

　　【附案】

　　愚在籍时，曾至邻县海丰治病。其地有程子河为黄河入海故道，海中之船恒泊其处。其地有杨氏少妇，得奇疾，赤身卧帐中，其背肿热，若有一缕着身，即觉热不能忍，百药无效。后有乘船自南来赴北闱乡试者，精通医术，延为诊视。言系阳毒，俾用大黄十斤，煎汤十碗，放量饮之，数日饮尽，竟霍然痊愈。为其事至奇，故附记之。

受业高崇勋按：大黄为治疗毒特效药，见五期七卷论治疗宜重用大黄，其方业经同学遵用，取效颇捷。

朴硝、硝石

朴硝味咸，微苦，性寒，禀天地寒水之气以结晶。水能胜火，寒能胜热，为心火炽盛有实热者之要药。疗心热生痰，精神迷乱，五心潮热，烦躁不眠。且咸能软坚，其性又善消，故能通大便燥结，化一切瘀滞。咸入血分，故又善消瘀血，治妊妇胎殇未下。

外用化水点眼，或煎汤熏洗，能明目消翳，愈目疾红肿。

《本经》谓炼服可以养生，所谓炼者，如法制为玄明粉，则其性尤良也。然今时之玄明粉，鲜有如法炼制者，凡药房中所鬻之玄明粉，多系风化朴硝，其性与朴硝无异。

【附案】

一少年女子，得疯疾癫狂甚剧，屡次用药皆未能灌下。后为设方，单用朴硝当盐，加于菜蔬中服之，病人不知，月余痊愈，因将其方载于《医学衷中参西录》。

后法库门生万泽东治一少女疯狂，强灌以药，竟将药碗咬破，仍未灌下。泽东素阅《医学衷中参西录》，知此方，遂用朴硝和鲜莱菔作汤，令病人食之，数日痊愈。

奉天清丈局科员刘敷陈，年四十余，得结证，饮食行至下脘，复转而吐出，无论服何药亦如兹，且其处时时切疼，上下不通者已旬日矣。俾用朴硝六两，与鲜莱菔片同煮，至莱菔烂熟捞出，又添生片再煮，换至六七次，约用莱菔七八斤，将朴硝咸味借莱菔提之将尽，余浓汁四茶杯，每次温饮一杯，两点钟一次，饮至三次，其结已开，大便通下。其女公子时患痢疾，俾饮其余，痢疾亦愈。

奉天财政厅科长于允恭夫人，年近五旬，因心热生痰，痰火瘀滞，烦躁不眠，五心潮热，其脉象洪实。遂用朴硝和炒熟麦面炼蜜为丸，三钱重，每丸中约有朴硝一钱，早晚各服一丸，半月痊愈。

盖人多思虑则心热气结，其津液亦恒随气结于心下，经心火灼炼而为热痰。朴硝咸且寒，原为心经对宫之药，其咸也属水，力能胜火，而又寒能胜热，且其性善消，又能开结，故以治心热有痰者最宜。至于必同麦面为丸者，以麦为心谷，心脏有病以朴硝泻之，即以麦面补之，补破相济为用，则药性归于和平，而后可久服也。

硝石即焰硝，俗名火硝。味辛微咸，性与朴硝相近，其寒凉之力逊于朴硝，而消化之力胜于朴硝，若与皂矾同用，善治内伤黄疸，消胆中结石、膀胱中结石（即石淋）及钩虫病（钩虫及胆石病，皆能令人成黄疸）。处方编中有审定《金匮》硝石矾石散方，可参观。

栝 蒌

栝蒌味甘，性凉。能开胸间及胃口热痰，故仲景治结胸有小陷胸汤，栝蒌与连、夏并用；治胸痹有栝蒌薤白等方，栝蒌与薤、酒、桂、朴诸药并用。若与山甲同用，善治乳痈（栝蒌两个，山甲二钱煎服）。若与赭石同用，善止吐衄（栝蒌能降胃气、胃火故治吐衄）。若但用其皮，最能清肺、敛肺、宁嗽、定喘（须用新鲜者方效）。若但用其瓤（用温水将瓤泡开，拣出仁，余煎一沸，连渣服之）最善滋阴、润燥、滑痰、生津。若但用其仁（须用新炒熟者，捣碎煎服），其开胸降胃之力较大，且善通大便。

【附案】

邻村高鲁轩，邑之宿医也。甲午仲夏，忽来相访，言其第三子年十三岁，于数日之间，痰涎郁于胸中，烦闷异常，剧时气不上达，呼吸即停，目翻身挺，有危在顷刻之状。连次用药，分毫无效，敢乞往为诊视，施以良方。时愚有急务未办，欲迟数点钟再去，彼谓此病已至极点，若稍迟延，恐无及矣。于是遂与急往诊视，其脉关前浮滑，舌苔色白，肌肤有热。知其为温病结胸，其家自设有药房，俾用栝蒌仁四两，炒熟（新炒者其气香而能通）、捣碎，煎汤两茶盅，分两次温饮下，其病顿愈。隔数日，其邻高姓童子，是愚表侄，亦得斯证，俾用新炒蒌仁三两，苏子五钱，煎服，亦一剂而愈。

盖伤寒下早成结胸，温病未经下亦可成结胸，有谓栝蒌力弱，故小陷胸汤中必须伍以黄连、半夏始能建功者，不知栝蒌力虽稍弱，重用之则转弱为强，是以重用至四两，即能随手奏效，挽回人命于顷刻也。

竹　茹

竹茹味淡，性微凉，善开胃郁，降胃中上逆之气，使之下行（胃气息息下行为顺），故能治呕吐、止吐血、衄血（皆降胃之功）。《金匮》治妇人乳中虚，烦乱呕逆，有竹皮大丸，竹皮即竹茹也。

为其为竹之皮，且凉而能降，故又能清肺利痰，宣通三焦水道下通膀胱，为通利小便之要药，与叶同功而其力尤胜于叶。又善清肠中之热，除下痢后重腹疼。为其凉而宣通，损伤瘀血肿疼者，服之可消肿愈疼，融化瘀血，醋煮口嗽，可止齿龈出血。

须用嫩竹外边青皮，里层者力减。

【附案】

族家婶母，年四旬，足大指隐白穴处，忽然破裂出血，且色紫甚多，外科家以为疔毒，屡次服药不效。时愚甫习医，诊其脉洪滑有力，知系血热妄行，遂用生地黄两半，碎竹茹六钱，煎汤服之，一剂血止，又服数剂，脉亦平和。盖生地黄凉血之力，虽能止血，然恐止后血瘀经络致生他病，辅以竹茹宣通消瘀，且其性亦能凉血止血，是以有益而无弊也。

友人刘干臣之女，嫁与邻村，得温病，干臣邀愚往视。其证表里俱热，胃口满闷，时欲呕吐。舌苔白而微黄，脉象洪滑，重按未实。问其大便，昨行一次，微燥。一医者欲投以调胃承气汤，疏方尚未取药。愚曰：此证用承气汤尚早。遂另为疏方：用生石膏一两，碎竹茹六钱，青连翘四钱，煎汤服后，周身微汗，满闷立减，亦不复欲呕吐，从前小便短少，自此小便如常，其病顿愈。

柴　胡

柴胡味微苦，性平，禀少阳生发之气。其气于时为春，于五行为木，故柴胡为足少阳主药，而兼治足厥阴。肝气不舒畅者，此能舒之；胆火甚炽盛者，此能散之；至外感在少阳者，又能助其枢转以透膈升出之。故《本经》谓其主寒热，寒热者，少阳外感之邪也。又谓其主心腹肠胃中结气，饮食积聚。

诚以五行之理，木能疏土，为柴胡善达少阳之木气，则少阳之气自能疏通胃土之郁，而其结气、饮食积聚自消化也。

《本经》柴胡主寒热，山茱萸亦主寒热。柴胡所主之寒热，为少阳外感之邪，若伤寒、疟疾是也，故宜用柴胡和解之；山萸肉所主之寒热，为厥阴内伤之寒热，若肝脏虚极忽寒忽热，汗出欲脱是也，故宜用山萸肉补敛之。二证之寒热虽同，而其病因判若天渊，临证者当细审之，用药慎勿误投也。

忆甲戌年，有王凤卜者，德州人，作商津门，病寒热。医者不知其为肝虚之寒热也，以为少阳伤寒，以柴胡、枳实等药投之。服后约半小时，忽全身颤抖不止，怔忡烦乱。急延余治，余持其脉，则手振颤不能循按。问："何以遽尔致此？"曰："因服药使然。"索方视之，曰："此必其肝阴素虚者也，更用柴胡、枳实，劫肝散气，祸不旋踵矣。"因忆寿师之言，乃急取生杭萸肉一两，煎汤送服朱砂细末五分而安。用柴胡者，不可不注意也。

受业张方舆谨注

柴胡非发汗之药，而多用之亦能出汗。小柴胡汤多用之至八两，按今时分量计之，且三分之（古方一煎三服，故可三分），一剂可得八钱。小柴胡汤中如此多用柴胡者，欲藉柴胡之力升提少阳之邪，以透膈、上出也。然多用之又恐其旁行发汗，则上升之力不专，小柴胡汤之去渣重煎，所以减其发汗之力也。

或疑小柴胡汤既非发汗之药，何以《伤寒论》百四十九节服柴胡汤后有汗出而解之语？不知此节文义，原为误下之后服小柴胡汤者说法。夫小柴胡汤系和解之剂，原非发汗之剂，特以误下之后，胁下所聚外感之邪，兼散漫于手少阳三焦，因少阳为游部，手足少阳原相贯彻也。此时仍投以小柴胡和解之，则邪之散漫于三焦者，遂可由手少阳外达之经络，作汗而解。而其留于胁下者，亦与之同气相求，借径于手少阳而汗解，故于"发热汗出"上，特加一"却"字，言非发其汗而却由汗解也。然足少阳之由汗解原非正路，乃其服小柴胡汤后，胁下之邪欲上升透膈，因下后气虚不能助之透过，而其邪之散漫于手少阳者，且又以同类相招，遂于蓄极之时而开旁通之路，此际几有正气不能胜邪气之势。故必先蒸蒸而振，大有邪正相争之象，而后发热汗出而解，此即所谓战而后汗也。观下后服柴胡汤者，其出汗若是之难，则足少阳之病由汗解，原非路益可知也。是以愚生平临证，于壮实之人用小柴胡汤时，恒减去人参；而于经医误下之后者，若用小柴胡汤必用人参以助其战胜之力。

用柴胡以治少阳外感之邪，不必其寒热往来也。但知其人纯系外感，而有恶心欲吐之现象，是即病在少阳，欲藉少阳枢转之机透膈上达也。治以小柴胡可随手奏效，此病机欲上者因而越之也。又有其人不见寒热往来，亦并不喜呕，惟频频多吐黏涎，斯亦可断为少阳病，而与以小柴胡汤。盖少阳之去路为太阴湿土，因包脾之脂膜与板油相近，而板油亦脂膜，又有同类相招之义。此少阳欲传太阴，而太阴湿土之气经少阳之火铄炼，遂凝为黏涎频频吐出。投以小柴胡汤，可断其入太阴之路，俾由少阳而解矣。

又柴胡为疟疾之主药，而小心过甚者，谓其人若或阴虚燥热，可以青蒿代之。不知疟邪伏于胁下两板油中，乃足少阳经之大都会，柴胡能入其中，升提疟邪、透膈上出，而青蒿无斯力也。若遇阴虚者，或热入于血分者，不妨多用滋阴凉血之药佐之；若遇燥热者，或热盛于气分者，不妨多用润燥清火之药佐之。是以愚治疟疾有重用生地、熟地治愈者，有重用生石膏、知母治愈者。其气分虚者，有又重用参、芪治愈者，然方中无不用柴胡也。

【附案】

一人年过四旬，胁下掀疼，大便七八日未行。医者投以大承气汤，大便未通而胁下之疼转甚。其脉弦而有力，知系肝气胆火恣盛也，投以拙拟金铃泻肝汤（方载三期四卷系川楝子五钱，乳香、没药各四钱，三棱、莪术各三钱，甘草一钱）加柴胡、龙胆草各四钱，服后须臾大便通下，胁疼顿愈。

审是则《本经》谓"柴胡主肠胃中饮食积聚，推陈致新"者，诚非虚语也。且不但能通大便也，方书通小便亦多有用之者，愚试之亦颇效验。盖小便之下通，必由手少阳三焦，三焦之气化能升而后能降，柴胡不但升足少阳，实兼能升手少阳也。

连 翘

连翘味淡微苦，性凉，具升浮宣散之力，流通气血，治十二经血凝气聚，为疮家要药。能透表解肌，清热逐风，又为治风热要药。且性能托毒外出，又为发表疹瘾要药。为其性凉而升浮，故又善治头目之疾。凡头疼、目疼、齿疼、鼻渊，或流浊涕成脑漏证，皆能主之。为其味淡能利小便，故又善治淋证，溺管生炎。

仲景方中所用之连轺，乃连翘之根，即《本经》之连根也。其性与连翘相近，其发表之力不及连翘，而其利水之力则胜于连翘，故仲景麻黄连轺赤小豆汤用之，以治瘀热在里，身将发黄，取其能导引湿热下行也。

按：连翘诸家皆未言其发汗，而以治外感风热，用至一两必能出汗，且其发汗之力甚柔和，又甚绵长。

曾治一少年，风温初得。俾单用连翘一两煎汤服，彻底微汗，翌晨病若失。

连翘形圆而尖，其状似心，故善清心热。心与小肠相表里，又能清小肠热，通五淋而利小便。为其气薄体轻，具有透表作用；壳内有房，房中有粒状小心，捻碎嗅之辛香有油，是以藉此芳香之力可解郁热；因含油质，故发汗时较他药柔和而绵长也。

受业孙静明谨注

又连翘善理肝气，既能舒肝气之郁，又有平肝气之盛。

曾治一媪，年过七旬，其手连臂肿疼，数年不愈，其脉弦而有力，遂于清热消肿药中，每剂加连翘四钱，旬日肿消疼愈。其家人谓："媪从前最易愤怒，自服此药后不但病愈，而愤怒全无，何药若是之灵妙也？"

由是观之，连翘可为理肝气要药矣。

蝉 蜕

蝉蜕无气味，性微凉，能发汗，善解外感风热，为温病初得之要药。又善托疹瘾外出，有以皮达皮之力，故又为治疹瘾要药。

与蛇蜕并用，善治周身癫癣瘙痒。若为末单服，又善治疮中生蛆，连服数次，其蛆自化。为其不饮食而时有小便，故又善利小便；为其为蝉之蜕，故又能脱目翳也。

按：蝉蜕之能发汗者，非仅以其皮以达皮也，如谓以皮达皮即能发汗，何以蛇蜕不能发汗。盖此物体质轻而且松，其肉多风眼，中含氢气，与空气中氧气化合，自能生水（氢二氧一化合即成水），不待饮水而有小便，是以古人用蚱蝉（即蝉之身）亦能表发，以其所含之氢气多也。其蜕之发汗，亦以其有氢气耳。蝉于昼鸣夜静，故亦止小儿夜啼，蝉声清脆，又善医音哑。

忆民国二十五年秋，余友姚君鹤泉供职于天津邮政总局，素日公务忙碌，偶为外感所袭，音哑月余。余为拟方，用净蝉蜕（去足土）二钱，滑石一两，麦冬四钱，胖大海五个，桑叶、薄荷叶各二钱，嘱其用水壶泡之代茶饮，一日音响，二日音清，三日痊愈。以后又用此方治愈多人，屡试屡验。

受业孙静明谨识

附子、乌头、天雄

附子味辛，性大热，为补助元阳之主药。其力能升能降，能内达能外散，凡凝寒锢冷之结于脏腑、着于筋骨、痹于经络、血脉者，皆能开之通之。而温通之中，又大具收敛之力，故治汗多亡阳（汗多有亡阳、亡阴之殊，亡阳者身凉，亡阴者身热，临证时当审辨。凉亡阳者，宜附子与黄肉、人参并用；热亡阴者，宜生地与黄肉、人参并用），肠冷泄泻，下焦阳虚阴走，精寒自遗。论者谓善补命门相火，而服之能使心脉跳动加速，是于君、相二火皆能大有补益也。

种附子于地，其当年旁生者为附子，其原种之附子则成乌头矣。乌头之热力减于附子，而宣通之力较优，故《金匮》治历节风有乌头汤；治心痛彻背、背痛彻心有乌头赤石脂丸；

张锡纯内科证治精华

治寒疝有乌头煎、乌头桂枝汤等方。若种后不旁生附子，惟原种之本长大，若蒜之独头无瓣者，名谓天雄。为其力不旁溢，故其温补力更大而独能称雄也。今药房中所鬻之乌附子，其片大而且圆者即是天雄，而其黑色较寻常附子稍重，盖因其力大而色亦稍变也。

附子、乌头、天雄，皆反半夏。

陈修园曰："附子主寒湿，诸家俱能解到，而仲景用之，则化而不可知之谓神。且夫人之所以生者阳也，亡阳则死。亡字分二音，一无方切，音忘，逃也，即《春秋传》'出亡'之义；一微夫切，音无，无也。《论语》'亡而为有'；《孟子》'问有余，曰亡矣'之义也。误药大汗不止为亡阳，如唐之幸蜀。仲景用四逆汤、真武汤等法以迎之；吐利厥冷为亡阳，如周之守府，仲景用通脉四逆汤、姜附汤以救之。且太阳之标阳外呈而发热，附子能使之交于少阴而热已；少阴之神机病，附子能使自下而上而脉生，周身通达而厥愈。合苦甘之芍、草而补虚，合苦淡之苓、芍而温固，玄妙不能尽述。"

按：其立法与《本经》之说不同，岂仲景之创见欤？然《本经》谓气味辛温有大毒七字，仲景即于此悟出附子大功用。温得东方风木之气，而温之至则为热，《内经》所谓"少阴之上君火主之"是也。辛为西方燥金之味，而辛之至则反润，《内经》所谓"辛以润之"是也。凡物性之偏处则毒，偏而至于无可加处则大毒，因大毒二字，知附子之温为至极，辛为至极也。仲景用附子之温有二法：杂于苓、芍、甘草中，杂于地黄、泽泻中，如冬日可受补虚法也；佐以姜、桂之热，佐以麻、辛之雄，如夏日可畏，救阳法也。

用附子之辛又有三法：桂枝附子汤、桂枝附子去桂加白术汤、甘草附子汤，辛燥以祛除风湿也；附子汤、芍药甘草附子汤，辛润以温补水脏也；若白通汤、通脉四逆汤、加人尿猪胆汁汤，则取西方秋收之气，得复元阳而有大封、大固之妙矣。

邹润安曰："乌头老阴之生育已竟者也；天雄孤阳之不能生育者也；附子即乌头、天雄之种，含阴苞阳者也。老阴生育已竟者，其中空以气为用；孤阳不能生育者，其中实以精为用。气主发散，精主敛藏。发散者能外达腠理，故主中风恶风，洗洗出汗，咳逆上气；敛藏者能内入筋骨，故主历节疼痛，拘挛缓急，筋骨不强，身重不能行步。而味辛性锐，两物略同，故除风寒湿痹，破积聚邪气之功亦同。附子则兼备二气，内充实，外强健，且其物不假系属，以气相贯而生，故上则风寒、咳逆、上气，中则癥坚、积聚、血瘕，下则寒湿、痿躄、拘挛、膝痛不能行步，无一不可到，无一不能治。惟其中蓄二物之精，斯能兼擅二物之长，其用较二物为广矣。凡物之性阳者上浮，而附子独能使火就下者，其义何居？盖譬之爇烛两条，使上下参相直，先熄下烛之火，则必有浓烟一缕自烛心直冲，而比抵上烛，则上烛分火随烟倏下，下烛复烧。附子味辛烈而气雄健，又偏以气为用，确与火后浓烟略无殊异，能引火下归，固其宜矣。惟恐在下膏泽已竭，火无所钟，反能引在上之火升腾飞越耳。故夫膏饶则火聚，火聚则蒸腾变化，莫不由是而始矣。"

【附案】

一少妇上焦满闷烦躁，不能饮食，绕脐板硬，月信两月未见。其脉左右皆弦细。仲景谓双弦者寒，偏弦者饮。脉象如此，其为上有寒饮、下有寒积无疑。其烦躁者，腹中寒气充溢，迫其元阳浮越也。投以理饮汤（方载干姜解下），去桂枝加附子三钱，方中芍药改用五钱，一剂满闷烦躁皆见愈。又服一剂能进饮食，且觉腹中凉甚。遂去芍药，将附子改用五钱，后来又将干姜减半，附子加至八钱，服逾十剂，大便日行四五次，所下者多白色冷积。汤药仍日进一剂，如此五日，冷积泻尽，大便自止。再诊其脉，见有滑象，尺部较甚，疑其有妊，俾停药勿服，后至期果生子。

夫附子原有损胎之说，此证服附子如此之多，而胎固安然无恙，诚所谓"有故无殒，亦无殒也"。

干 姜

干姜味辛，性热，为补助上焦、中焦阳分之要药。为其味至辛，且具有宣通之力，与厚朴同用，治寒饮杜塞胃脘，饮食不化；与桂枝同用，治寒饮积于胸中，呼吸短气；与黄芪同用，治寒饮渍于肺中，肺痿咳嗽；与五味子同用，治感寒肺气不降，喘逆迫促；与赭石同用，治因寒胃气不降，吐血衄血；与白术同用，治脾寒不能统血，二便下血，或脾胃虚寒，常作泄泻；与甘草同用，能调其辛辣之味，使不刺激，而其温补之力转能悠长。

《本经》谓其逐风湿痹，指风湿痹之偏于寒者而言也，而《金匮》治热瘫痫，亦用干姜，风引汤中与石膏、寒水石并用者是也。此乃取其至辛之味，以开气血之凝滞也。有谓炮黑则性热，能助相火者，不知炮之则味苦，热力即减，且其气轻浮，转不能下达，观后所引陈氏释《本经》之文自明。

陈修园曰："干姜气温，禀厥阴风木之气，若温而不烈，则气归平和而属土矣。味辛得阳明燥金之味，若辛而不偏，则金能生水而转润矣，故干姜为脏寒之要药也。胸中者，肺之分也，肺寒则金失下降之性，气壅于胸中而满也；满则气上，所以咳逆上气之证生焉。其主之者，辛散温行也。中者，土也，土虚则寒，而此能温之。止血者（多指下血而言，若吐血衄血亦间有因寒者，必与赭石同用方妥），以阳虚阴必走，得暖则血自归经也；出汗者，辛温能发散也；逐风湿痹者，治寒邪之留于筋骨也；治肠澼下利者，除寒邪之陷于肠胃也。以上诸主治，皆取其雄烈之用，如孟子所谓刚大浩然之气，塞乎天地之间也。生则辛味浑全，故又申言之曰，生者尤良。即《金匮》治肺痿用甘草干姜汤，自注炮用，以肺虚不能骤受过辛之味，炮之使辛味稍减，亦一时之权宜，非若后世炮黑炮炭，全失姜之本性也。"

徐灵胎曰："凡味厚之药主守，气厚之药主散。干姜气味俱厚，故散而能守。夫散不全散，守不全守，则旋转于经络脏腑之间，驱寒除湿、和血通气所必然矣故性虽猛峻，不妨服食。"

【附案】

愚在沧州贾官屯张寿田家治病，见有制丸药器具，问用此何为？答谓："舍妹日服礞石滚痰丸，恐药铺治不如法，故自制耳。"愚曰："礞石滚痰丸，原非常服之药，何日日服之。"寿田谓："舍妹素多痰饮，杜塞胃脘作胀满，一日不服滚痰丸，即不欲进食。今已服月余，亦无他变，想此药与其气质相宜耳。"愚再三驳阻，彼终不以为然。后隔数月，迎愚往为诊治，言从前服滚痰丸饮食加多，继则饮食渐减，后则一日不服药即不能进食，今则服药亦不能进食，日仅一餐，惟服稀粥少许，且时觉热气上浮，耳鸣欲聋。脉象浮大，按之甚软，知其心肺阳虚，脾胃气弱，为服苦寒攻泻之药太过，故病证脉象如

张锡纯内科证治精华

斯也，拟治以理饮汤（方在三期三卷，系干姜五钱，于术四钱，桂枝尖、生杭芍、茯苓片、炙甘草各二钱，陈皮、厚朴各钱半）。寿田谓："从前医者用桂、附，即觉上焦烦躁不能容受。"愚曰："桂、附原非正治心肺脾胃之药，况又些些用之，病重药轻，宜其不受。若拙拟理饮汤，与此证针芥相投，服之必效，若畏其药不敢轻服，单用干姜五钱试服亦可。"于斯遂单将干姜五钱煎服，耳即不鸣，须臾觉胸次开通，可以进食。继投以理饮汤，服数剂后，心中转觉甚凉，遂将干姜改用一两，甘草、厚朴亦稍加多，连服二十余剂痊愈。

一妇人年四十许，上焦满闷烦躁，思食凉物，而偶食之则满闷益甚，且又黎明泄泻，日久不愈，心腹浸形膨胀，脉象弦细而迟。知系寒饮结胸，阻塞气化，欲投以理饮汤。病家闻而迟疑，亦俾先煎干姜数钱服之，胸中烦躁顿除。为其黎明泄泻，遂将理饮汤去厚朴、白芍，加生鸡内金钱半，补骨脂三钱，连服十剂，诸病皆愈。

一妇人年近五旬，常觉短气，饮食减少。屡延医服药，或投以宣通，或投以升散，或投以健补脾胃兼理气之品，皆分毫无效。浸至饮食日减，羸弱不起，奄奄一息，病家亦以为不治之证。后闻愚在邻村屡救危险之证，延为诊视。其脉弦细欲无，频吐稀涎，心中觉有物要杜塞，气不上达。知为寒饮凝结，投以理饮汤，方中干姜改用七钱，连服三剂，胃口开通，又觉呼吸无力，遂于方中加生黄芪三钱，连服十余剂痊愈。

一妇人年四十许，胸中常觉满闷发热，或旬日或浃辰之间必大喘一两日，医者用清火理气之药，初服稍效，久服病转增剧。其脉沉细，几不可见，病家问系何病因。愚曰："此乃心肺阳虚，不能宣通脾胃，以致多生痰饮也。人之脾胃属土，若地舆然，心肺居临其上，正当太阳部位（膈上属太阳经，观《伤寒论》太阳篇自知），其阳气宣通敷布，若日丽中天，暖光下照，而胃中所纳水谷，实藉其阳气宣通之力，以运化精微而生气血，传送渣滓，而为二便，清升浊降，痰饮何由而生？惟心肺阳虚，不能如离照当空，脾胃即不能藉其宣通之力以运化传送，于是饮食停滞胃口，若大雨之后，阴雾连旬，遍地污淖，不能干渗而痰饮生矣。痰饮既生，日积月累，郁满上焦则作闷，溃满肺窍则作喘，阻遏心肺，阳气不能四布则作热，或逼阳气外出则周身发热，迫阳气上浮则目眩耳聋。医者不知病源，犹用凉药清之，勿怪其久而增剧也。"病家甚韪愚言。遂为开理饮汤方，服一剂心中热去，数剂后转觉凉甚，遂去芍药，连服二十余剂，胸次豁然，喘不再发。

岁在壬寅，训蒙于邑北境刘仁村庄，愚之外祖家也。有学生刘玉良者，年十三岁，一日之间，衄血四次，诊其脉，甚和平，询其心中不觉凉热。为衄血之证，热者居多，且以童子少阳之体，时又当夏令，遂略用清凉止血之品，衄益甚，脉象亦现微弱。知其胃气因寒不降，转迫血上溢而为衄也（《内经》谓阳明厥逆，衄呕血），投以温降汤（方载三期二卷，系干姜、白术、清半夏各三钱，生怀山药六钱，生赭石细末四钱，生杭芍、生姜各二钱，厚朴钱半），一剂即愈。

又有他学校中学生，年十四岁，吐血数日不愈。其吐血之时，多由于咳嗽，诊其脉象迟濡，右关尤甚。疑其脾胃虚寒，不能运化饮食，询之果然。盖吐血之证，多由于胃气不降，饮食不能运化，胃气即不能下降。咳嗽之证，多由于痰饮入肺，饮食迟于运化，又必多生痰饮，因痰饮而生咳嗽，因咳嗽而气之不降者，更转而上逆，此吐血之所由来也。亦投以温降汤，

张锡纯内科证治精华

一剂血止，接服数剂，饮食运化，咳嗽亦愈。

近在沈阳医学研究社，与同人论吐血、衄血之证，间有因寒者，宜治以干姜。社友李子林谓从前小东关有老医徐敬亭者，曾用理中汤治愈历久不愈之吐血证，是吐血证诚有因胃寒者之明征也。然徐君但知用理中汤以暖胃补胃，而不知用赭石、半夏佐之，以降胃气，是处方犹未尽善也。特是药房制药多不如法，虽清半夏中亦有矾，以治血证吐证，必须将矾味用微温之水淘净，然淘时必于方中原定之方量，外加多数钱淘之，以补其淘去矾味所减之分量及所减之药力。

邻村高边务高某，年四十余，小便下血，久不愈。其脉微细而迟，身体虚弱恶寒，饮食减少，知其脾胃虚寒，中气下陷。黄坤载所谓血之亡于便溺者，太阴不升也。为疏方：干姜、于术各四钱，生山药、熟地各六钱，乌附子、炙甘草各三钱，煎服一剂血见少，连服十余剂痊愈。

肉　桂

肉桂味辛而甘，气香而窜，性大热纯阳。为其为树身近下之皮，故性能下达，暖丹田、壮元阳、补相火。其色紫赤，又善补助君火，温通血脉，治周身血脉因寒而痹，故治关节腰肢疼痛及疮家白疽。木得桂则枯，且又味辛属金，故善平肝木，治肝气横恣多怒。

若肝有热者，可以龙胆草、芍药诸药佐之。《本经》谓其为诸药之先聘通使，盖因其香窜之气内而脏腑、筋骨，外而经络、腠理，倏忽之间，莫不周遍。故诸药不能透达之处，有肉桂引之，则莫不透达也。

按：附子、肉桂，皆气味辛热，能补助元阳。然至元阳将绝，或浮越脱陷之时，则宜用附子而不宜用肉桂。诚以附子但味厚，肉桂则气味俱厚，补益之中实兼有走散之力，非救危扶颠之大药，观仲景《伤寒论》少阴诸方，用附子而不用肉桂可知也。

【附案】

奉天警务处长王连波夫人，年三十许，咳嗽痰中带血，剧时更大口吐血，常觉心中发热。其脉一分钟九十至，按之不实。投以滋阴宁嗽降火之药不效，因思此证若用药专止其嗽，嗽愈其吐血亦当愈。遂用川贝两许，煎取清汤四茶杯，调入生山药细末一两，煮作稀粥，俾于一日之间连进二剂，其嗽顿止，血遂不吐。数日后，证又反复，自言夜间睡时常作恼怒之梦，怒极或梦中哭泣，醒后必然吐血。据所云云，其肝气必然郁遏。遂改用舒肝泻肝之品，而以养肝镇肝之药辅之，数剂病稍轻减，而犹间作恼怒之梦，梦后仍复吐血。再四踌躇，恍悟平肝之药以肉桂为最要，因肝属木，木得桂则枯也，而单用之则失于热；降胃止血之药以大黄为最要，胃气不上逆，血即不逆行也，而单用之又失于寒。若二药并用，则寒热相济，性归和平，降胃平肝，兼顾无遗。况俗传原有用此二药为散治吐衄者，用于此证，当有捷效。若再以重坠之药辅之，则力专下行，其效当更捷也。遂用大黄、肉桂细末各一钱和匀，更用生赭石细末六钱，煎汤送下，吐血顿愈，恼怒之梦亦无矣。即此观之，肉桂真善于平肝哉。

济南金姓，寓奉天大西关月窗胡同，得吐血证甚剧，屡次服药无效。其人正当壮年，身体亦强壮，脉象有力。遂用大黄末二钱，肉桂末一钱，又将赭石细末六钱，和于大黄、肉桂末中，分三次用开水送服，病顿愈。

　　　　　　　　　张锡纯内科证治精华

后其方屡试皆效，遂将其方载于三期二卷，名秘红丹，并附有治验之案可参观。

半　夏

半夏味辛，性温，有毒。凡味辛之至者，皆禀秋金收降之性，故力能下达，为降胃安冲之主药。为其能降胃安冲，所以能止呕吐，能引肺中、胃中湿痰下行，纳气定喘。能治胃气厥逆，吐血、衄血（《内经》谓阳明厥逆衄呕血，阳明厥逆，即胃气厥逆也）。惟药房因其有毒，皆用白矾水煮之，相制太过，毫无辛味，转多矾味，令人呕吐，即药房所鬻之清半夏中亦有矾，以之利湿痰犹可，若以止呕吐及吐血、衄血，殊为非宜。愚治此等证，必用微温之水淘洗数次，然后用之。然屡次淘之则力减，故须将分量加重也。

愚因药房半夏制皆失宜，每于仲春、季秋之时，用生半夏数斤，浸以热汤，日换一次，至旬日，将半夏剖为两瓣，再入锅中，多添凉水煮一沸，速连汤取出，盛盆中，候水凉，净晒干备用。

【附案】

偶有邻村王姓童子，年十二三岁，忽晨起半身不能动转，其家贫无钱购药。赠以自制半夏，俾为末每服钱半，用生姜煎汤送下，日两次，约服二十余日，其病竟愈。

盖以自制半夏辛味犹存，不但能利痰，实有开风寒湿痹之力也。

东洋野津猛男曰：英国军医官阿来甫屡屡吐，绝食者久矣。其弟与美医宁马氏协力治疗之，呕吐卒不止，乞诊于余，当时已认患者为不起之人，但求余一决其死生而已。宁马氏等遂将患者之证状及治疗之经过，一一告余。余遂向两氏曰：余有一策，试姑行之。遂辞归，检查汉法医书，制小半夏加茯苓汤，贮瓶令其服用，一二服后奇效忽显，数日竟回复原有之康健。

至今半夏浸剂，遂为一种之镇呕剂，先行于医科大学，次及于各病院与医家。

按： 此证若用大半夏汤加赭石尤效，因吐久则伤津、伤气，方中人参能生津补气，加赭石以助之，力又专于下行也。若有热者，可再加天冬佐之。若无自制半夏，可用药房清半夏两许，淘净矾味入煎。

厚　朴

厚朴味苦辛，性温，治胃气上逆，恶心呕哕，胃气郁结胀满疼痛，为温中下气之要药。为其性温味又兼辛，其力不但下行，又能上升外达，故《本经》谓其主中风伤寒头疼。

《金匮》厚朴麻黄汤，用治咳而脉浮。与橘、夏并用，善除湿满。与姜、术并用，善开寒痰凝结。与硝、黄并用，善通大便燥结。与乌药并用，善治小便因寒白浊。味之辛者属金，又能入肺以治外感咳逆，且金能制木，又能人肝，平肝木之横恣以愈胁下掀疼。

其色紫而含有油质，故兼入血分。《甄权》谓其破宿血，古方治月闭亦有单用之者。诸家多谓其误服能脱元气，独叶香岩谓"多用则破气，少用则通阳"，诚为确当之论。

【附案】

一少妇因服寒凉开胃之药太过，致胃阳伤损，饮食不化，寒痰瘀于上焦，常常短气。治以苓桂术甘汤加干姜四钱、厚朴二钱，嘱其服后若不觉温暖，可徐徐将干姜加重。后数月见其家人，言干姜加至一两二钱，厚朴加至八钱，病始脱然。问何以并将厚朴加重，谓："初但将干姜加重则服之觉闷，后将厚朴渐加重至八钱，始服之不觉闷，而寒痰亦从此开豁矣。"

由是观之，元素谓，寒胀之病，于大热药中兼用厚朴，为"结者散之"之神药，诚不误也。

愚二十余岁时，于仲秋之月，每至申酉时腹中作胀。后于将作胀时，但嚼服厚朴六、七分许，如此两日，胀遂不作。盖以秋金收令太过，致腹中气化不舒，申酉又是金时，是以至其时作胀耳。服厚朴辛以散之，温以通之，且能升降其气化，是以愈耳。

愚治冲气上冲，并挟痰涎上逆之证，皆重用龙骨、牡蛎、半夏、赭石诸药以降之、镇之、敛之，而必少用厚朴以宣通之，则冲气、痰涎下降，而中气仍然升降自若无滞碍。

牛　膝

牛膝味甘微酸，性微温，原为补益之品，而善引气血下注，是以用药欲其下行者，恒以之为引经。故善治肾虚腰疼腿疼，或膝疼不能屈伸，或腿痿不能任地，兼治女子月闭血枯，催生下胎。又善治淋疼，通利小便，此皆其力善下行之效也。然《别录》又谓其除脑中痛，时珍又谓其治口疮、齿痛者何也？盖此等证，皆因其气血随火热上升所致，重用牛膝引其气血下行，并能引其浮越之火下行，是以能愈也。愚因悟得此理，用以治脑充血证，伍以赭石、龙骨、牡蛎诸重坠收敛之品，莫不随手奏效，治愈者不胜纪矣。

为其性专下注，凡下焦气化不固，一切滑脱诸证皆忌之。此药怀产者佳，川产者有紫白两种色，紫者佳。

在辽宁时，曾治一女子师范女教员，月信期年未见，方中重用牛膝一两。后复来诊，言服药三剂月信犹未见，然从前曾有脑中作疼病，今服此药脑中清爽异常，分毫不觉疼矣。愚闻此言，乃知其脑中所以作疼者，血之上升者多也。今因服药而不疼，想其血已随牛膝之引而下行。遂于方中加蟅虫五枚，连服数剂，月信果通。

友人袁霖普君，素知医，时当季春，牙疼久不愈，屡次服药无效。其脉两寸甚实，俾用怀牛膝、生赭石各一两，煎服后，疼愈强半。又为加生地黄一两，又服两剂，遂霍然痊愈。

莱菔子

莱菔子生用味微辛、性平，炒用气香性温。其力能升能降，生用则升多于降，炒用则降多于升，取其升气化痰宜用生者，取其降气消食宜用炒者。究之无论或生或炒，皆能顺气开郁，消胀除满。

此乃化气之品，非破气之品，而医者多谓其能破气，不宜多服、久服，殊非确当之论。盖凡理气之药，单服久服，未有不伤气者，而莱菔子炒熟为末，每饭后移时服钱许，藉以消食顺气，转不伤气，因其能多进饮食，气分自得其养也。

若用以除满开郁，而以参、芪、术诸药佐之，虽多服、久服，亦何至伤气分乎。

【附案】

一人年五旬，当极忿怒之余，腹中连胁下突然胀起，服诸理气、开气之药皆不效。俾用生莱菔子一两，柴胡、川芎、生麦芽各三钱，煎汤两盅，分三次温服下，尽剂而愈。

一人年二十五六，素多痰饮，受外感，三四日间觉痰涎凝结于上脘，阻隔饮食不能下行，须臾仍复吐出。俾用莱菔子一两，生熟各半，捣碎煮汤一大盅，送服生赭石细末三钱，迟点半钟，再将其渣重煎汤一大盅，仍送服生赭石细末三钱，其上脘顿觉开通，可进饮食。又为开辛凉清解之剂，连服两剂痊愈。

山　楂

山楂味至酸、微甘，性平，皮赤肉红黄，故善入血分为化瘀血之要药。能除痃癖癥瘕，女子月闭，产后瘀血作疼（俗名儿枕疼）。

为其味酸而微甘，能补助胃中酸汁，故能消化饮食积聚，以治肉积尤效。其化瘀之力，更能蠲除肠中瘀滞，下痢脓血，且兼入气分以开气瘀痰结，疗心腹疼痛。若以甘药佐之（甘草、蔗糖之类，酸甘相合，有甲己化土之义），化瘀血而不伤新血，开郁气而不伤正气，其性尤和平也。女子至期月信不来，用山楂两许煎汤，冲化红蔗糖七八钱服之即通，此方屡试屡效。若月信数月不通者，多服几次亦通下。痢疾初得者，用山楂一两，红白蔗糖各五钱，好毛尖茶叶钱半，将山楂煎汤，冲糖与茶叶在盖碗中，浸片时，饮之即愈。《本草纲目》"山楂"后载有两方：一方治肠风下血，若用凉药、热药、补脾药俱不效者，独用于山楂为末，艾叶煎汤调下，应手即愈；一方治痘疹干黑危困者，用山楂为末，紫草煎酒调服一钱。

按：此二方皆有效验，故附载之。

鸡内金

鸡内金，鸡之脾胃也，其中原含有稀盐酸，故其味酸而性微温，中有瓷、石、铜、铁皆能消化，其善化瘀积可知。

《内经》谓："诸湿肿满，皆属于脾。"盖脾中多回血管，原为通彻玲珑之体，是以居于中焦以升降气化。若有瘀积，气化不能升降，是以易致胀满。用鸡内金为脏器疗法，若再与白术等分并用，为消化瘀积之要药，更为健补脾胃之妙品，脾胃健壮，益能运化药力以消积也。且为鸡内金含有稀盐酸，不但能消脾胃之积，无论脏腑何处有积，鸡内金皆能消之，是以男子疝癖、女子癥瘕，久久服之皆能治愈。又凡虚劳之证，其经络多瘀滞，加鸡内金于滋补药中，以化其经络之瘀滞而病始可愈。至以治室女月信一次未见者，尤为要药。

盖以其能助归、芍以通经，又能助健补脾胃之药，多进饮食以生血也。

【附案】

沈阳城西龚庆龄，年三十岁，胃脘有硬物杜塞，已数年矣，饮食减少，不能下行，来院求为诊治，其脉象沉而微弦，右部尤甚。为疏方：用鸡内金一两，生酒曲五钱，服数剂硬物全消。

奉天大东关史仲埙，年近四旬，在黑龙江充警察署长。为腹有积聚，久治不愈，还奉求为诊治。其积在左胁下，大径三寸，按之甚硬，时或作疼，呃逆气短，饮食减少，脉象沉弦。此乃肝积、肥气之类。俾用生鸡内金三两，柴胡一两，共为末，每服一钱半，日服三次，旬余痊愈。

奉天海龙秦星垣，年三十余，胃中满闷，不能饮食，自觉贲门有物窒碍，屡经医治，分毫无效，脉象沉牢。为疏方：鸡内金六钱，白术、赭石各五钱，乳香、没药、丹参各四钱，生桃仁二钱，连服八剂痊愈。星垣喜为登报声明。

奉天大东关宋氏女，年十九岁，自十七岁时，胃有瘀滞作疼，调治无效，浸至不能饮食，脉象沉而无力，右部尤甚。为疏方：鸡内金一两，生酒曲、党参各五钱，三棱、莪术、知母各三钱，樗鸡（俗名红娘子）十五个，服至八剂，大小二便皆下血，胃中豁然，其疼遂愈。

盐山龙潭庄许李氏妇，年近三旬，胃脘旧有停积数年不愈，渐大如拳甚硬，不能饮食，左脉弦细，右脉沉濡。为疏方：鸡内金八钱，生箭芪六钱，三棱、莪术、乳香、没药各三钱，当归、知母各四钱，连服二十余剂，积全消。

友人毛仙阁治一孺子，自两三岁时腹即胀大，至五、六岁益加剧，面目黄瘦，饮食减少，俗所谓大肚痞也。仙阁见拙拟期颐饼方后载，若减去芡实，可治小儿疳积痞胀，大人癥瘕积聚。遂用其方（方系生鸡内金细末三钱，白面半斤，白砂糖不拘多少，和作极薄小饼，烙至焦熟，俾作点心服之），月余痊愈。

愚之来奉也，奉天税捐局长齐自芸先生为之介绍也。时先生年已七旬，而精神矍铄，公余喜观医书，手不释卷。岁在戊午，天地新学社友人，将《医学衷中参西录》初期稿印行于奉天，先生见书奇，赏之。适于局中书记之夫人患癥瘕证，数年不愈，浸至不能起床，向先生求方，先生简书中理冲汤方（方载三期八卷）与之。且按方后所注，若身体羸弱，脉象虚数者，去三棱、莪术，将方中鸡内金改用四钱，服至十余剂痊愈。先生遂购书若干遍送友人，因联合同志建立达医院延愚来奉矣。

受业高崇勋按： 五期二卷（论鸡内金为治好干血痨要药）论鸡内金善化瘀血，阐发益精，可参观。

川 芎

川芎味辛，微苦，微甘，气香窜，性温。温窜相并，其力上升、下降、外达、内透无所不至。故诸家本草，多谓其能走泄真气，然无论何药，皆有益有弊，亦视用之何如耳。其特长在能引人身清轻之气上至于脑，治脑为风袭头疼，脑为浮热上冲头疼，脑部充血头疼。其温窜之力，又能通活气血，治周身拘挛，女子月闭无子。虽系走窜之品，为其味微甘且含有津液，用之佐使得宜，亦能生血。

或问：川芎治脑为风袭头疼，以其有表散之力也，治浮热上冲头疼，因其能引凉药之力至脑以清热也，二证用川芎宜矣，至脑部充血头疼而治以川芎，不益引血上行乎？岂为其微苦而有降血下行之力乎？答曰：此理之精微可即化学明之，天地间诸气相并，惟氢气居最上一层，观氢气球在空气之中能自上升是也。人之脑中原多氢气，有时氢气缺乏，诸重浊之气即可乘脑部之空虚而上干，而上行养脑之血，或即因之而逾其常度，此脑充血之所由来也。川芎能引脏腑之氢气上达脑部，自能排挤重浊之气下降，而脑部之充血亦即可因之下降，犹无论何气，在氢气中自下沉也，此其所以治脑部充血头疼也。然愚治脑部充血头疼，另有妙方，不必重用川芎也。牛膝条下附载治愈之案，可参观。

四物汤中用川芎，所以行地黄之滞也，所以治清阳下陷时作寒热也。若其人阴虚火升，头上时汗出者，川芎即不宜用。

【附案】

友人郭省三夫人，产后头疼，或与一方当归、川芎各一两煎服即愈，此盖产后血虚兼受风也。

愚生平用川芎治头疼不过二三钱。

曾治一人年三十余，头疼数年，服药或愈，仍然反复。其脉弦而有力，左关尤甚，知其肝血亏损，肝火炽盛也。投以熟地、柏实各一两，生龙骨、生牡蛎、龙胆草、生杭芍、枸杞各四钱，甘草、川芎各二钱，一剂疼止，又服数剂永不反复。

又治一人，因脑为风袭头疼，用川芎、菊花各三钱，煎汤服之立愈。

三棱、莪术

三棱气味俱淡，微有辛意；莪术味微苦，气微香，亦微有辛意，性皆微温，为化瘀血之要药。以治男子疝癖，女子癥瘕，月闭不通，性非猛烈而建功甚速。其行气之力，又能治心腹疼痛，胁下胀疼，一切血凝气滞之证。

若与参、术、芪诸药并用，大能开胃进食，调血和血。若细核二药之区别，化血之力三棱优于莪术，理气之力莪术优于三棱。药物恒有独具良能，不能从气味中窥测者。如三棱、莪术性近和平，而以治女子瘀血，虽坚如铁石亦能徐徐消除，而猛烈开破之品转不能建此奇功，此三棱、莪术独具之良能也。而耳食者流，恒以其能消坚开瘀，转疑为猛烈之品而不敢轻用，几何不埋没良药哉？

三棱、莪术，若治陡然腹胁疼痛，由于气血凝滞者，可但用三棱、莪术，不必以补药佐之。若治瘀血积久过坚硬者，原非数剂所能愈，必以补药佐之，方能久服无弊。或用黄芪六钱，三棱、莪术各三钱，或减黄芪三钱，加野台参三钱。其补破之力皆可相敌，不但气血不受伤损，瘀血之化亦较速，盖人之气血壮旺，愈能驾驭药力以胜病也。

【附案】

邻村武生李卓亭夫人，年三十余，癥瘕起于少腹，渐长而上，其当年长者尚软，隔年即硬如石。七年之间，上至心口，旁塞两肋，饮食减少，时而昏睡，剧时昏睡一昼夜，不饮不食，屡次服药无效。后愚为诊视，脉虽虚弱，至数不数。许为治愈，授以拙拟理冲汤方（方载三期八卷中有三棱、莪术各三钱），病人自揣其病断无可治之理，竟置不服。次年病益进，昏睡四日不醒，愚用药救醒之，遂恳切告之曰："去岁若用愚方，病愈已久，何至危困若此，然此病尚可为，慎勿再迟延也。"仍为开前方。病人喜，信愚言，连服三十余剂，磊块皆消。惟最初所结之病根，大如核桃之巨者尚在。又加水蛭（不宜炙），服数剂痊愈。

乳香、没药

乳香气香窜，味淡，故善透窍以理气；没药气则淡薄，味则辛而微酸，故善化瘀以理血。

其性皆微温，二药并用为宣通脏腑、流通经络之要药。故凡心胃、胁腹、肢体、关节诸疼痛，皆能治之。又善治女子行经腹疼，产后瘀血作疼，月事不以时下。其通气活血之力，又善治风寒湿痹，周身麻木，四肢不遂及一切疮疡肿疼，或其疮硬不疼。外用为粉以敷疮疡，能解毒、消肿、生肌、止疼。虽为开通之品，不至耗伤气血，诚良药也。

按：乳香、没药，最宜生用，若炒用之则其流通之力顿减。至用于作丸散中者，生轧作粗渣入锅内，隔纸烘至半熔，候冷轧之即成细末，此乳香、没药去油之法。

【附案】

一人年三十许，当脐忽结癥瘕，自下渐长而上。初长时稍软，数日后即硬如石，旬日长至心口，向愚询方。自言凌晨冒寒，得于途间。愚再三思之，不得其证之主名，然即形迹论之，约不外气血凝滞。为疏方：用当归、丹参、乳香、没药各五钱，流通气血之中，大具融化气血之力，连服十剂痊愈。

以后用此方，治内外疮疡、心腹肢体疼痛。凡病之由于气血凝滞者，恒多奇效，因将其方登于三期四卷，名活络效灵丹。

一少妇左胁起一疮，其形长约五寸，上半在乳，下半在肋，皮色不变，按之甚硬而微热于他处。延医询方，调治两月不效，且渐大于从前。后愚诊视，阅其所服诸方，有遵林屋山人治白疽方治者，有按乳痈治者，愚晓病家曰："此证硬而色白者阴也，按之微热者阴中有阳也，统观所服诸方，有治纯阴纯阳之方，无治半阴半阳之方，勿怪其历试皆不效也。"亦俾用活络效灵丹作汤服之（此方原有作汤服、作散服两种服法，若作散服，每次四钱，温酒送下），数剂见消，服至三十剂，消无芥蒂。

一邻村妇人，心腹疼痛异常，延医服药无效，势近垂危。其家人夜走四五里叩门求方。适愚他出，长子荫潮为开活络效灵丹授之。煎服一剂即愈。

盖拟得此方以来，十余年间，治愈心腹疼痛者不胜纪矣。

穿山甲

穿山甲味淡，性平，气腥而窜。其走窜之性无微不至，故能宣通脏腑，贯彻经络，透达关窍，凡血凝、血聚为病，皆能开之。

以治疗痈，放胆用之，立见功效，并能治癥瘕积聚，周身麻痹，二便闭塞，心腹疼痛。若但知其长于治疮，而忘其他长，犹浅之乎视山甲也。疗痈初起未成脓者，愚恒用山甲、皂刺各四钱，花粉、知母各六钱，乳香、没药各三钱，全娱蚣三条，服之立消。以治横痃（鱼口便毒之类），亦极效验，其已有脓而红肿者，服之红肿即消，脓亦易出。至癥瘕积聚，疼痛麻痹，二便闭塞诸证，用药治不效者，皆可加山甲作向导。友人黄显楼谓，身上若有血箭证，或金伤出血不止者，敷以山甲末立止，屡次用之皆效。

蛤粉炒透用，惟以之熬膏药用生者。

石决明

石决明味微咸，性微凉，为凉肝、镇肝之要药。

肝开窍于目，是以其性善明目，研细水飞作敷药，能除目外障，作丸散内服，能消目内障（消内障丸散优于汤剂）。为其能凉肝，兼能镇肝，故善治脑中充血作疼、作眩晕，因此证多系肝气、肝火挟血上冲也。是以愚治脑充血证，恒重用之至两许。其性又善利小便、通五淋，盖肝主疏泄，为肾行气，用决明以凉之、镇之，俾肝气、肝火不妄动，自能下行；肾气不失疏泄之常，则小便之难者自利，五淋之涩者自通矣。

此物乃鳆甲也，状如蛤，单片附石而生，其边有孔如豌豆，七孔、九孔者佳，宜生研作粉用之，不宜煅用。

龙 骨

龙骨味淡，微辛，性平，质最黏涩，具有翕收之力（以舌舐之即吸舌不脱，有翕收之力可知），故能收敛元气、镇安精神、

张锡纯内科证治精华

固涩滑脱。凡心中怔忡，多汗淋漓，吐血、衄血，二便下血，遗精白浊，大便滑泻，小便不禁，女子崩带，皆能治之。其性又善利痰，治肺中痰饮咳嗽，咳逆上气；其味微辛，收敛之中仍有开通之力。故《本经》谓其主泻利脓血，女子漏下，而又主癥瘕坚结也。

龙齿与龙骨性相近，而又饶镇降之力，故《本经》谓主小儿、大人惊痫，癫疾狂走，心下结气，不能喘息也。

龙之为物，历载于上古、中古各书，原可确信其有也。而西人则谓天地间决无此物，所谓龙骨者，乃山矿中之石类。诚如西人之说，则药肆所鬻之龙骨，何以宛有骨节，且有齿与角乎？愚尝与内炼诸道友谈及，而道友之内炼功深者，则谓两眉之间恒自见有阳光外现作金色，仿佛若龙。愚乃恍然悟会，古人所谓尸居龙见者，即此谓也。并悟天地间之所谓龙，原系天地间元阳之气，禀有元阳之灵，即有时得诸目睹，无非元阳之光外现也。然其光有象无质（此《易》所谓，在天成象），故龙之飞腾变化，莫可端倪。此《易》之乾卦论纯阳之天德，而取象于龙，使龙实有体质，仍藐然一物耳，岂可以仿天德哉？然气化之妙用，恒阴阳互相应求，龙之飞也，太空之阴云应之，与之化合而成雨；龙之潜也，地下之阴气应之，与之化合而成形（此《易》所谓，在地成形），所成之形名为龙骨，实乃龙身之模范也。迨阳气萌动上升，龙之元阳乘时飞去，而其化合所成之形质仍留地中，于是取以入药，具有翕收之力。凡人身阴阳将离，气血滑脱，神魂浮越之证，皆能愈之。以其原为真阴真阳之气化合而成，所以能使人身之阴阳互根，气血相恋，神魂安泰而不飞越也。如谓系他物之骨，久埋地中，得山陇之气化而为石性，若石蟹、石燕者，然而天地间何物之骨，有若是之巨者哉？

徐灵胎曰：龙得天地元阳之气以生，藏时多，见时少，其性至动而能静，故其骨最黏涩，能收敛正气，凡心神耗散、肠胃滑脱之疾皆能已之。且敛正气而不敛邪气，所以仲景于伤寒之邪气未尽者亦用之。

上所录徐氏议论极精微，所谓敛正气而不敛邪气，外感未尽亦可用之者，若仲景之柴胡加龙骨牡蛎汤、桂枝甘草龙骨牡蛎汤诸方是也。愚于伤寒、温病，热实脉虚，心中怔忡，精神骚扰者，恒龙骨与萸肉、生石膏并用，即可随手奏效（有案载萸肉条下可参观）。至其谓龙为元阳之气所生，愚因之则别有会心，天地有元阳，人身亦有元阳，气海中之元气是也。此元气在太极为未判阴阳，包括为先天生生之气即无极也。由此阳气上升而生心，阳气下降而生肾，阴阳判而两仪立矣。心，阳也，而中藏血液；肾，阴也，而中藏相火。阴中有阳，阳中有阴，而四象成矣。龙为天地之元阳所生，是以元气将涣散者，重用龙骨即能敛住，此同气感应之妙用也。且元气之脱，多由肝经（肝系下与气海相连，故元气之上脱者必由肝经），因肝主疏泄也。夫肝之取象为青龙，亦与龙骨为同气，是以龙骨之性，既能入气海以固元气，更能入肝经以防其疏泄元气，此乃天生妙药，是以《本经》列之上品也。且为其能入肝，敛戢肝木，愚于忽然中风肢体不遂之证，其脉甚弦硬者，知系肝火肝风内动，恒用龙骨同牡蛎加于所服药中以敛戢之，至脉象柔和其病自愈。三期七卷有镇肝熄火汤，五期三卷有建瓴汤，皆重用龙骨，方后皆有验案可参观。

陈修园曰：痰，水也，随火而上升，龙属阳而潜于海，能引逆上之火、泛滥之水下归其宅，若与牡蛎同用，为治痰之神

张锡纯内科证治精华

品。今人止知其性涩以收脱，何其浅也！

王洪绪谓：龙骨宜悬于井中，经宿而后用之。观此，可知龙骨不宜煅用也。愚用龙骨约皆生用，惟治女子血崩，或将流产，至极危时恒用煅者，取其涩力稍胜，以收一时之功也。

牡　蛎

牡蛎味咸而涩，性微凉，能软坚化痰，善消瘰疬，止呃逆，固精，治女子崩带。

《本经》谓其主温疟者，因温疟但在足少阳，故不与太阳相并为寒，但与阳明相并为热（此理参观五期一卷少阳为游部论始明）。牡蛎之生，背西向东，为足少阳对宫之药，有自然感应之理，故能入其经而祛其外来之邪。主惊恚怒气者，因惊则由于胆，怒则由于肝，牡蛎咸寒属水，以水滋木，则肝胆自得其养。且其性善收敛有保合之力，则胆得其助而惊恐自除，其质类金石有镇安之力，则肝得其平而恚怒自息矣。至于筋，原属肝，肝不病而筋之或拘或缓者自愈，故《本经》又谓其除拘缓也。

牡蛎所消之瘰疬，即《本经》所谓鼠瘘。《本经》载之，尽人皆能知之，而其所以能消鼠瘘者，非因其咸能软坚也。盖牡蛎之原质，为碳酸钙化合而成，其中含有沃度（亦名海典），沃度者，善消瘤赘瘰疬之药也。《处方编》中"消瘰丸"下附有验案，可参观。

方书谓牡蛎左顾者佳，然左顾右顾辨之颇难，因此物乃海中水气结成，亿万相连，或覆或仰，积聚如山，古人谓之蚝山（蚝即牡蛎）。覆而生者，其背凸，仍覆置之，视其头向左回者为左顾，仰而生者其背凹，仍仰置之，其头亦向左回者为左顾，若不先辨其覆与仰，何以辨其左顾右顾乎？然以愚意测之，若瘰疬在左边者用左顾者佳，若瘰疬在右边者，左顾者亦未必胜于右顾者也。

牡蛎若作丸散，亦可煅用，因煅之则其质稍软，与脾胃相宜也。然宜存性，不可过煅，若入汤剂仍以不煅为佳。

【附案】

一少年，项侧起一瘰疬，大如茄，上连耳，下至缺盆，求医治疗，言服药百剂，亦不能保其必愈，而其人家贫佣工，为人耘田，不惟无钱买如许多药，即服之亦不暇。然其人甚强壮，饮食甚多，俾于每日三餐之时，先用饭汤送服煅牡蛎细末七八钱，一月之间消无芥蒂。

然此惟身体强壮且善饭者，可如此单服牡蛎，若脾胃稍弱者，即宜佐以健补脾胃之药，不然恐瘰疬未愈，而脾胃先伤，转致成他病也。

验方撷英

资生汤

治劳瘵羸弱已甚，饮食减少，喘促咳嗽，身热，脉虚数者。亦治女子血枯不月。

生山药—两　玄参五钱　于术三钱　生鸡内金捣碎，二钱　牛蒡子炒捣，三钱

热甚者，加生地黄五六钱。

《易》有之"至哉坤元，万物资生"，言土德能生万物也。人之脾胃属土，即一身之坤也，故亦能资生一身。脾胃健壮，多能消化饮食，则全身自然健壮。何曾见有多饮多食，而病劳瘵者哉?《内经·阴阳别论》曰："二阳之病发心脾，有不得隐曲，在女子为不月，其传为风消，其传为息贲者死，不治。"夫病至于风消、息贲，劳瘵之病成矣。而名为二阳之病者，以其先不过阳明胃腑不能多纳饮食也，而原其饮食减少之故。曰"发于心脾"，原其发于心脾之故。曰"有不得隐曲"者何居? 盖心为神明之府。有时心有隐曲，思想不得自遂，则心神拂郁，心血亦遂不能濡润脾土，以成过思伤脾之病。脾伤不能助胃消食，变化精液，以溉五脏。在男子已隐受其病，而尚无显征；在女子则显然有不月之病。此乃即女以征男也。至于传为风消，传为息贲，无论男女，病证至此，人人共见。劳

瘵已成，挽回实难，故曰不治。然医者以活人为心，病证之危险，虽至极点，犹当于无可挽回之中，尽心设法以挽回之。而其挽回之法，仍当遵"二阳之病发心脾"之旨。戒病者淡泊寡欲，以养其心；而复善于补助其脾胃，使饮食渐渐加多，其身体自渐渐复原。

如此汤用于术以健脾之阳，脾土健壮，自能助胃。山药以滋胃之阴，胃汁充足，自能纳食（胃化食赖有酸汁）。特是脾为统血之脏，《内经》谓"血生脾"，盖谓脾系血液结成，故中多函血。西人亦谓脾中多回血管（详第二卷补络补管汤下），为血汇萃之所。此证因心思拂郁，心血不能调畅，脾中血管遂多闭塞，或如烂炙，或成丝膜，此脾病之由。而脾与胃相助为理，一气贯通，脏病不能助腑，亦即胃不能纳食之由也。鸡内金为鸡之脾胃，中有瓷、石、铜、铁，皆能消化，其善化有形郁积可知。且其性甚和平，兼有以脾胃补脾胃之妙，故能助健补脾胃之药，特立奇功，迥非他药所能及也。方中以此三味为不可挪移之品。玄参《本经》谓其微寒，善治女子产乳余疾，且其味甘胜于苦，不至寒凉伤脾胃可知，故用之以去上焦之浮热，即以退周身之烧热。且其色黑多液，《本经》又谓能补肾气，故以治劳瘵之阴虚者尤宜也。牛蒡子体滑气香，能润肺又能利肺。与山药、玄参并用，大能止嗽定喘，以成安肺之功，故加之以为佐使也。地黄生用，其凉血退热之功，诚优于玄参。西人谓其中函铁质，人之血中，又实有铁锈。地黄之善退热者，不但以其能凉血滋阴，实有以铁补铁之妙，使血液充足，而蒸热自退也。又劳瘵之热，大抵因真阴亏损，相火不能潜藏。夫相火生于水脏之命门穴，为阴中之火，方书谓之龙雷之火，犹两间之电气也。电之性喜缘铁传递，为地黄函有铁

张锡纯内科证治精华

质，故又善引相火下行，安其故宅。《本经》列之上品，洵良药也。然必烧热过甚而始加之者，以此方原以健补脾胃为主。地黄虽系生用，经水火煎熬，其汁浆仍然黏泥，恐于脾胃有不宜也。至热甚者，其脾胃必不思饮食。用地黄退其热，则饮食可进，而转有辅助脾胃之效。生山药，即坊间所鬻之干山药，而未经火炒者也。然此药坊间必炒熟，然后鬻之，以俗习所尚使然也。而此方若用炒熟山药，则分毫无效（理详后一味薯蓣饮下）。于术色黄气香，乃浙江于潜所产之白术也。色黄则属土，气香则醒脾，其健补脾胃之功，迥异于寻常白术。今坊间鬻者，均名于术，而价值悬殊。其价之廉者，未必出于于潜。而但观其色黄气香，即其价值甚廉，用之亦有殊效。此以色味为重，不以地道为重也。且价廉则贫者可服，利济之功益普也。

西人谓胃之所以能化食者，全赖中有酸汁。腹饥思食时，酸汁自然从胃生出。若忧思过度，或恼怒过度，则酸汁之生必少，或分毫全无。胃中积食，即不能消化。此论与《内经》"二阳之病发心脾"，过思则伤脾之旨暗合。

或问曰：《内经》谓脾主思，西人又谓思想发于脑部，子则谓思发于心者何也？答曰：《内经》所谓脾主思者，非谓脾自能思也。盖脾属土，土主安静，人安静而后能深思，此《大学》所谓"安而后能虑"也。至西人谓思发于脑部，《内经》早寓其理。《脉要精微论》曰："头者精明之府。"夫头之中心点在脑，头为精明之府，即脑为精明之府矣。既曰精明，岂有不能思之理，然亦非脑之自能思也。试观古文，"思"字作"恖"。囟者脑也，心者心也。是知思也者，原心脑相辅而成，又须助以脾土镇静之力也。

或问曰：子解二阳之病发心脾一节，与王氏《内经》之注不同，岂王氏之注解谬欤？答曰：愚实不敢云然。然由拙解以绎经文，自觉经文别有意味，且有实用也。夫二阳之病发心脾，与下三阳为病发寒热，一阳发病少气、善咳、善泄，句法不同，即讲法可以变通。盖二阳之病发心脾，谓其病自心脾而来也。三阳为病发寒热，是形容三阳之病状也，故将之病"之"字易作"为"字。至一阳发病数句，其句法又与三阳为病句不同，而其理则同也。

或又问：三阳、一阳病，皆形容其发病之状，二阳病独推究其发病之原因者何居？答曰：三阳、一阳，若不先言其病发之状，人即不知何者为三阳、一阳病。至二阳胃腑，原主饮食，人人皆知。至胃腑有病，即不能饮食，此又人人皆知。然其所以不能饮食之故，人多不能知也。故发端不言其病状，而先发明其得病之由来也。

或又问：胃与大肠皆为二阳，经文既浑曰二阳，何以知其所指者专在于胃？答曰：胃为足阳明，大肠为手阳明，人之足经长、手经短，足经原可以统手经，论六经者原当以足经为主。故凡《内经》但曰某经，而不别其为手与足者，皆指足经而言，或言足经而手经亦统其中。若但言手经，则必别之曰手某经矣。经文俱在，可取而细阅也。

民国二年，客居大名。治一室女，劳瘵年余，月信不见，羸弱不起。询方于愚，为拟此汤，连服数剂，饮食增多。身犹发热，加生地黄五钱，五六剂后，热退，渐能起床，而腿疼不能行动。又加丹参、当归各三钱，服至十剂腿愈，月信亦见。又言有白带甚剧，向忘言及。遂去丹参，加生牡蛎六钱，又将于术加倍，连服十剂，带证亦愈。遂将此方邮寄家中。月余，门人高如璧来函云："邻村赵芝林病劳瘵，数年不愈。经医不知凡几，服药皆无效。今春骤然咳嗽，喘促异常，饮食减少，脉甚虚数，投以资生汤十剂痊愈。"审斯则知此方治劳瘵，无论男女，服之皆有捷效也。

女子月信，若日久不见，其血海必有坚结之血。治此等证者，但知用破血通血之药，往往病犹未去，而人已先受其伤。鸡内金性甚和平，而善消有形郁积，服之既久，瘀血之坚结者，自然融化。矧此方与健脾滋阴之药同用，新血活泼滋长，生新自能化瘀也。

十全育真汤

治虚劳，脉弦数细微，肌肤甲错，形体羸瘦，饮食不壮筋力；或自汗，或咳逆，或喘促，或寒热不时，或多梦纷纭，精气不固。

野台参四钱　生黄芪四钱　生山药四钱　知母四钱　玄参四钱　生龙骨捣细，四钱　生牡蛎捣细，四钱　丹参二钱　三棱钱半　莪术钱半

气分虚甚者，去三棱、莪术，加生鸡内金三钱；喘者倍山药，加牛蒡子三钱；汗多者以白术易黄芪，倍龙骨、牡蛎，加山萸肉（去净核）、生白芍各六钱。若其汗过多，服药仍不止者，可但用龙骨、牡蛎、萸肉各一两煎服，不过两剂其汗即止。汗止后再服原方。若先冷后热而汗出者，其脉或更兼微弱不起，多系胸中大气下陷，细阅拙拟升陷汤（在第四卷）后跋语，自知治法。

仲景治劳瘵，有大黄䗪虫丸，有百劳丸，皆多用破血之药。诚以人身经络，皆有血融贯其间，内通脏腑，外溉周身。血一停滞，气化即不能健运，劳瘵恒因之而成。是故劳瘵者肌

肤甲错，血不华色，即日食珍馐、服参苓，而分毫不能长肌肉、壮筋力。或转消瘦支离，日甚一日。诚以血瘀经络阻塞其气化也。玉田王清任著《医林改错》一书，立活血逐瘀诸汤，按上中下部位，分消瘀血，统治百病，谓瘀血去而诸病自愈。其立言不无偏处，然其大旨则确有主见，是以用其方者，亦多效验。今愚因治劳瘵，故拟十全育真汤，于补药剂中，加三棱、莪术以通活气血，窃师仲景之大黄䗪虫丸、百劳丸之意也。且仲景于《金匮》列虚劳一门，特以血痹虚劳四字标为提纲。益知虚劳者必血痹，而血痹之甚，又未有不虚劳者。并知治虚劳必先治血痹，治血痹亦即所以治虚劳也。

或问：治劳瘵兼用破血之药，诚为确当之论。但破血用三棱、莪术，将毋其力过猛乎？答曰：仲景之大黄䗪虫丸与百劳丸所用破血之药，若大黄、干漆、水蛭，皆猛于三棱、莪术。而方中不用三棱、莪术者，诚以三棱、莪术《本经》不载。至梁陶弘景著《名医别录》于《本经》外增药品三百六十五味，皆南北朝以前名医所用之药，亦未载三棱、莪术。是当仲景时犹无三棱、莪术，即有之，亦未经试验可知。而愚于破血药中，独喜用三棱、莪术者，诚以其既善破血，尤善调气（三棱、莪术详解在第八卷理冲汤下）。补药剂中以为佐使，将有瘀者瘀可徐消，即无瘀者亦可借其流通之力，以行补药之滞，而补药之力愈大也。况后天资生纳谷为宝，无论何病凡服药后饮食渐增者易治，饮食渐减者难治。三棱、莪术与参、术、诸药并用，大能开胃进食，又愚所屡试屡效者也。

或问：痨字从火，诚以劳瘵之证，阴虚发热者居其强半。故钱仲阳之减味地黄丸，张景岳之左归饮，皆为对证良方，以其皆以熟地黄为君，大能滋真阴退虚热也。子方中何以独不用

张锡纯内科证治精华

也？答曰：若论用熟地，我固过来人也。忆初读方书时，曾阅赵氏《医贯》、张氏《八阵》、冯氏《锦囊》诸书，遂确信其说。临证最喜用熟地，曾以八味地黄丸作汤，加苏子、白芍，治吸不归根之喘逆；加陈皮、白芍，治下虚上盛之痰涎；加苏子、厚朴，治肾不摄气，以致冲气上逆之胀满（时病人服之觉有推荡之力，后制参赭镇气汤治此证更效，方在第二卷）；又尝减茯苓、泽泻三分之二，治女子消渴、小便频数（《金匮》谓治男子消渴，以治女子亦效，案详第二卷玉液汤下）；又尝去附子，加知母、白芍，治阴虚不能化阳，致小便不利，积成水肿；又尝用六味地黄丸作汤，加川芎、知母，以治如破之头疼；加胆草、青黛，以治非常之眩晕；加五味、枸杞、柏子仁，以敛散大之瞳子，且信其煎汁数碗，浩荡饮之之说；用熟地四两、茯苓一两，以止下焦不固之滑泻；用熟地四两、白芍一两，以通阴虚不利之小便；又尝于一日之中用熟地斤许，治外感大病之后，忽然喘逆，脉散乱欲脱之险证（此证当用后来复汤，彼时其方未拟出，惟知用熟地亦幸成功，是知冯楚瞻谓熟地能大补肾中元气诚有所试也），且不独治内伤也；又尝用熟地、阿胶大滋真阴之类，治温病脉阳浮而阴不应，不能作汗，一日连服二剂，济阴以应其阳，使之自汗（详案在第五卷寒解汤下）；并一切伤寒外感，因下元虚惫而邪深陷者，莫不重用熟地，补其下元，即以托邪外出。惟用以治阴虚劳热之证，轻者可效，若脉数至七八至，鲜有效者。彼时犹不知改图，且以为地黄丸即《金匮》之肾气丸，自古推为良方。此而不效，则他方更无论矣。不知肾气丸原用干地黄，即药坊间之生地也。其桂用桂枝，即《神农本经》之牡桂也，与今之地黄丸迥不侔矣。其方《金匮》凡五见，一治"脚气，上入少腹，不仁"；一治"虚劳腰痛，少腹急拘，小便不利"；一治"短气有微饮，当从小便去之"；一治"男子消渴，小便反多，饮一斗，小便一斗"；一治"妇人转胞，胞系了戾，不得溺"。统观五条，原治少腹膀胱之疾居多，非正治劳瘵之药。况后世之修制，又失其本然乎！

后治一妇人，年近五旬，身热劳嗽，脉数几至八至。先用六味地黄丸加减作汤服不效，继用左归饮加减亦不效。愚忽有会悟，改用生黄芪六钱、知母八钱为方，数剂见轻。又加丹参、当归各三钱，连服十剂痊愈。以后凡遇阴虚有热之证，其稍有根柢可挽回者，于方中重用黄芪、知母，莫不随手奏效。

始知叔和脉法谓数至七八至为不治之脉者，非确论也。盖人禀天地之气以生，人身之气化即天地之气化。天地将雨之时，必阳气温暖上升，而后阴云会合，大雨随之。黄芪温升补气，乃将雨时上升之阳气也；知母寒润滋阴，乃将雨时四合之阴云也。二药并用，大具阳升阴应、云行雨施之妙。膏泽优渥烦热自退，此不治之治也（此理参观第二卷玉液汤后跋语益明）。况劳瘵者多损肾，黄芪能大补肺气，以益肾水之源，使气旺自能生水，而知母又大能滋肺中津液，俾阴阳不至偏胜，即肺脏调和，而生水之功益普也（黄芪、知母虽并用以退虚热，然遇阴虚热甚者，又必须加生地黄八钱或至一两，方能服之有效）。

或又问：肾气丸虽非专治虚劳之药，而《金匮》虚劳门，明载其治虚劳腰疼，似虚者皆可服之，子独谓无甚效验，岂古方不可遵欤？答曰：肾气丸若果按古方修制，地黄用干地黄，桂用桂枝，且止为丸剂，而不作汤剂，用之得当，诚有效验。盖生地能逐血痹（《神农本经》），而熟地无斯效也。桂枝能调营卫，而肉桂无斯效也。血痹逐则瘀血自消，营卫调则气血自理。至于山萸肉之酸温，亦能逐痹（《本经》山茱萸逐寒湿痹）。

张锡纯内科证治精华

牡丹皮之辛凉，亦能破血。附子之大辛大温，又能温通血脉，与地黄之寒凉相济，以共成逐血痹之功。是肾气丸为补肾之药，实兼为开瘀血之药，故列于《金匮》虚劳门，而为要方也。其止为丸剂，而不作汤剂者，诚以地黄经水火煎熬，则汁浆稠黏，性近熟地，其逐血痹之力必减，是以《神农本经》谓地黄"生者尤良"也。后贤徐灵胎曾治一人，上盛下虚，胸次痰火壅滞，喘不能卧。将人参切作小块，用清火理痰之药煎汤送服而愈。后其病复发，病家自用原方，并人参亦煎服，病益甚。灵胎仍教以依从前服法，其病仍愈。夫同一人参也，生切块送服则效，煎汤则不惟不效，转至增剧。触类引伸，可以悟古人制肾气丸之精义矣。

　　或又问：肾气丸既按古方修制可以有效，而《金匮》虚劳门，肾气丸与大黄䗪虫丸之外又有七方，皆可随证采择，则子之十全育真汤，似亦可以不拟软？答曰：《金匮》虚劳门诸方，虽皆有效，而一方专治虚劳门一证。若拙拟十全育真汤，实兼治虚劳门诸证。如方中用黄芪以补气，而即用人参以培元气之根本。用知母以滋阴，而即用山药、元参以壮真阴之渊源。用三棱、莪术以消瘀血，而即用丹参以化瘀血之渣滓。至龙骨、牡蛎，其取其收涩之性，能助黄芪以固元气；若取其凉润之性，能助知母以滋真阴；若取其开通之性（《本经》龙骨主癥瘕，后世本草亦谓牡蛎消血。），又能助三棱、莪术以消融瘀滞也。至于疗肺虚之咳逆、肾虚之喘促，山药最良。治多梦之纷纭，虚汗之淋漓，龙骨、牡蛎尤胜。此方中意也，以寻常药饵十味，汇集成方，而能补助人身之真阴阳、真气血、真精神，故曰十全育真也。

　　劳瘵者多兼瘀血，其证原有两种：有因劳瘵而瘀血者，其人或调养失宜，或纵欲过度，气血亏损，流通于周身者必然迟缓，血即因之而瘀，其瘀多在经络；有因瘀血而成劳瘵者，其人或有跌伤碰伤，或力小任重，或素有吐衄证，服药失宜，以致先有瘀血，日久浸成劳瘵，其瘀血多在脏腑。此二者服十全育真汤皆可愈。而瘀血在脏腑者，尤须多用破血之药。又瘀在经络者，亦可用前方资生汤加当归、丹参。瘀在脏腑之剧者，又宜用拙拟理冲汤，或理冲丸（方在第八卷）。此数方可参变汇通，随时制宜也。

世俗医者，遇脉数之证，大抵责之阴虚血涸。不知元气虚极莫支者，其脉可至极数。设有人或力作，或奔驰，至气力不能支持之时，其脉必数。乃以力倦之不能支持，以仿气虚之不能支持，其事不同而其理同也。愚临证细心体验：凡治虚劳之证，固不敢纯用补药。然理气药多于补气药，则脉即加数；补气药多于理气药，则脉即渐缓。是知脉之数与不数，固视乎血分之盈亏，实尤兼视乎气分之强弱。故此十全育真汤中，台参、黄芪各四钱，而三棱、莪术各钱半，补气之药原数倍于理气之药。若遇气分虚甚者，犹必以鸡内金易三棱、莪术也。

药性之补、破、寒、热，虽有一定，亦视乎服药者之资禀为转移。尝权衡黄芪之补力，与三棱、莪术之破力，等分用之原无轩轾。尝用三棱、莪术各三钱，治脏腑间一切癥瘕积聚，恐其伤气，而以黄芪六钱佐之，服至数十剂，病去而气分不伤，且有愈服而愈觉强壮者。若遇气分甚虚者，才服数剂，即觉气难支持，必须加黄芪，或减三棱、莪术，方可久服。盖虚极之人，补药难为功，而破药易见过也。若其人气壮而更兼郁者，又必须多用三棱、莪术，或少用黄芪，而后服之，不至满闷。又尝权衡黄芪之热力，与知母之寒力，亦无轩轾，等分用

张锡纯内科证治精华

之，可久服无寒热也（此论汤剂，作丸剂则知母寒力胜于黄芪热力）。而素畏热者，服之必至增热；素畏寒者，服之又转增寒。其寒热之力无定，亦犹补破之力无定也。故临证调方者，务须细心斟酌，随时体验，息息与病机相符，而后百用不至一失也。古人云："良工心苦，志在活人"者，尚无愧斯言也。

西法曰：小肠外皮光滑，内皮摺叠。其纹以显微镜窥之，纹上有尖甚密，即吸管之口端。吸管者，吸噏食物之精液管也，百派千支，散布肠后夹膜之间，与膜同色，细微难见。食后少顷，内有精液，始见如白丝然。夹膜有小核甚多，即吸管回旋叠积所成者。一切吸管附近脊处乃合为一，名曰精液总管。在腰骨第二节，附脊骨而上，至颈骨第七节，即屈转而下，左入颈下回血会管（会者两管相会合处），直达于心。食物由胃至小肠头，即与胆汁、甜肉汁会合，渐落渐榨，榨出精液，色白如乳，众管吸之，初甚稀淡，渐入渐浓，远至会管，即混为血。小肠细管病，液核凝大，其人多食犹瘠。

按：小肠吸管，实为血脉化生之门径，设有不通，人即病瘠。则治劳瘵者，宜兼用破血之药，以化其液核之凝大，更可知矣。

又按：胆汁、甜肉汁，与小肠会合之理，西法言之甚详。其说谓胆乃肝液之囊，存其汁以待用者也。胆汁色绿、味极苦，系连右肝内旁之下，其汁乃下部回血（回血说在第二卷补络补管汤下）至肝所化。其功用能助小肠以化胃中不化之物。盖胃中之液，能化蛋白质为滋养素，然不能化淀粉及脂肪。迨至传入小肠，小肠饱满，肠头上逼胆囊，使其汁渗入小肠，能助小肠榨化一切食物，为乳糜白汁，以资养血脉。若无胆汁，或汁不足用，则小肠之物，精粗不分，粪色白结而不黄矣。如胆汁过多，则呕吐苦涎，泄泻色青是也。胆管闭塞，胆汁渗入血分，即有疸病（俗名黄病），溺色黄赤。胆汁之用，实以得中为贵。

甜肉者即"甜肉经"，长约五寸，横贴幽门（胃之下口），形如犬舌，头大向右，尾尖向左，中有一汁液管，斜入小肠上口之旁，与胆管入小肠处同路。所生汁如口津水，能参赞胆汁，同助小肠以榨化食物。

按：西人所谓甜肉经，唐容川谓当系胰子。盖胰子善于涤油，即善消油，故能助小肠以化脂肪。至化淀粉，当全赖胆汁。盖淀粉属土，胆汁属木，木能疏土，物理之自然也。

参赭镇气汤

治阴阳两虚，喘逆迫促，有将脱之势。亦治肾虚不摄，冲气上干，致胃气不降作满闷。

野台参四钱　生赭石轧细，六钱　生芡实五钱　生山药五钱　萸肉去净核，六钱　生龙骨捣细，六钱　生牡蛎捣细，六钱　生杭芍四钱　苏子炒捣，二钱

一妇人，年三十余，劳心之后兼以伤心，忽喘逆大作，迫促异常。其翁知医，以补敛元气之药治之，觉胸中窒碍不能容受。更他医以为外感，投以小剂青龙汤，喘益甚。延愚诊视，其脉浮而微数，按之即无，知为阴阳两虚之证。盖阳虚则元气不能自摄，阴虚而肝肾又不能纳气，故作喘也。为制此汤，病人服药后，未及覆杯曰：吾有命矣。询之，曰：从前呼吸惟在喉间，几欲脱去，今则转落丹田矣。果一剂病愈强半，又服数剂痊愈。

按：生赭石压力最胜，能镇胃气、冲气上逆，开胸膈，坠

痰涎，止呕吐，通燥结。用之得当，诚有捷效。虚者可与人参同用。

一人，当上脘处发疮，大如核桃，破后调治三年不愈。疮口大如钱，觉自内溃烂循胁渐至背后。每日自背后以手排挤至疮口，流出脓水若干。求治于愚，自言自患此疮后，三年未尝安枕，强卧片时，即觉有气起自下焦上逆冲心。愚曰：此即汝疮之病根也。俾用生芡实一两，煮浓汁送服生赭石细末五钱，遂可安卧。又服数次，彻夜稳睡。盖气上逆者，乃冲气之上冲，用赭石以镇之，芡实以敛之，冲气自安其宅也。继用拙拟活络效灵丹（在第四卷），加生黄芪、生赭石各三钱煎服。日进一剂，半月痊愈。

一人，伤寒病瘥后，忽痰涎上涌，杜塞咽喉，几不能息。其父用手大指点其天突穴，息微通（点天突穴法详第三卷）。急迎愚调治。遂用香油二两熬热，调麝香一分灌之，旋灌旋即流出痰涎若干。继用生赭石一两、人参六钱、苏子四钱煎汤，徐徐饮下，痰涎顿开。

一妇人，年近五旬，得温病，七八日表里俱热，舌苔甚薄作黑色，状类舌斑。此乃外感兼内亏之证。医者用降药两次下之，遂发喘逆。令其子两手按其心口，即可不喘。须臾又喘，又令以手紧紧按住，喘又少停。诊其脉，尺部无根，寸部摇摇，此将脱之候也。时当仲夏，俾用生鸡子黄四枚，调新汲井泉水服之，喘稍定，可容取药。遂用赭石细末二钱同生鸡子黄二枚，温水调和服之，喘遂愈，脉亦安定。继服参赭镇气汤，以善其后。

一妇人，连连呕吐，五六日间勺水不存，大便亦不通行，自觉下脘之处疼而且结，凡药之有味者入口即吐，其无味者须臾亦复吐出。医者辞不治。后愚诊视，脉有滑象，上盛下虚，疑其有妊。询之，言月信不见者五十日矣。然结证不开，危在目前。《内经》谓："有故无殒亦无殒也。"遂单用赭石二两煎汤饮下，觉药力至结处不能下行，复返而吐出。继改用赭石四两，又重罗出细末两许，将余三两煎汤调细末服下。其结遂开，大便亦通，自此安然无恙，至期方产。

友人毛仙阁曾治一妇人，胸次郁结，饮食至胃不能下行，时作呕吐。仙阁用赭石细末六钱，浓煎人参汤送下。须臾，腹中如爆竹之声，胸次、胃中俱觉通豁，至此饮食如常。

友人高夷清曾治一人，上焦满闷，艰于饮食，胸中觉有物窒塞。医者用大黄、蒌实陷胸之品十余剂，转觉胸中积满，上至咽喉，饮水一口即溢出。夷清用赭石二两、人参六钱为方煎服，顿觉窒塞之物降至下焦。又加当归、肉苁蓉，再服一剂，降下瘀滞之物若干，病若失。

友人李景南曾治一人，寒痰壅滞胃中，呕吐不受饮食，大便旬日未行。用人参八钱、干姜六钱、赭石一两，一剂呕吐即止。又加当归五钱，大便得通而愈。

门人高如璧曾治一叟，年七十余，得呃逆证，兼小便不通，剧时觉杜塞咽喉，息不能通，两目上翻，身躯后挺，更医数人治不效。如璧诊其脉，浮而无力。遂用赭石、台参、生山药、生芡实、牛蒡子为方投之，呃逆顿愈。又加竹茹，服一剂，小便亦通利。

历观以上诸治验案，赭石诚为救颠扶危之大药也。乃如此良药，今人罕用，间有用者，不过二三钱，药不胜病，用与不用同也。且愚放胆用至数两者，非卤莽也，诚以临证既久，凡药之性情能力及宜轻宜重之际，研究数十年，心中皆有定见，

张锡纯内科证治精华

而后敢如此放胆，百用不至一失。且赭石所以能镇逆气，能下有形瘀滞者，以其饶有重坠之力，于气分实分毫无损。况气虚者又佐以人参，尤为万全之策也。其药虽系石质，实与他石质不同。即未经火煅，为末服之，亦与肠胃无伤。此从精心实验而知，故敢确凿言之。

或曰：赭石质甚重坠，故《别录》谓其坠胎，诸案中如此重用赭石，以治他证犹可，以治妊妇恶阻、肠胃坚结，纵能治愈，独不近于行险乎？此中理甚精奥，非细心研究不知也。赭石之原质，系铁七氧三化合而成，其质原与铁锈相似（铁与氧气化合则生锈）。铁锈善补血，赭石亦善补血。故《本经》谓其主赤沃漏下；《别录》谓其治带下、养血气；《日华》谓其治月经不止；《普济方》用治血崩。统视以上主治，则赭石善于理血养血可知。既能养血，其血足不自能荫胎乎？而《别录》谓其坠胎者，指五六月以后之胎而言也。盖五六月以后之胎，已成形体，赭石重坠有压力，故可迫之下坠。若恶阻时，胞室之血脉初次凝结，无所谓形体也，此时惟过用破血之药可以坠胎，岂善于养血之赭石，服之亦虑其坠胎乎？且恶阻至于肠胃紧结，百药不效，惟重用赭石，犹可救挽，纵有坠胎之弊，犹当权其事之轻重缓急，而放胆用之。此孙思邈所谓"心欲小而胆欲大"也。况用之又断不至坠胎乎！

按：赭石色赤，氧气与铁化合之色也。其原质类铁锈，故与铁锈同色。铁锈研末服之，不妨肠胃，故赭石生研服之，亦于肠胃无损也。铁锈之生，层层作薄片，而赭石亦必层层作薄片，且其每片之两面，一面点点作凸形，一面点点作凹形者，方为真赭石，故有钉头赭石及龙眼赭石之名。

仲景旋覆代赭石汤，赭石、人参并用，治"伤寒汗、吐、下解后，心下痞硬，噫气不除"。参赭镇气汤中人参借赭石下行之力，挽回将脱之元气，以镇安奠定之，亦旋覆代赭石汤之义也。

一妇人，年二十余，因与其夫反目，怒吞鸦片，已经救愈。忽发喘逆，迫促异常，须臾又呼吸顿停，气息全无，约十余呼吸之顷，手足乱动，似有蓄极之势，而喘复如故。若是循环不已，势近垂危。延医数人，皆不知为何病。后愚诊视其脉，左关弦硬，右寸无力。精思良久，恍然悟曰：此必怒激肝胆之火，上冲胃气。夫胃气本下行者也，因肝胆之火冲之，转而上逆，并迫肺气亦上逆，此喘逆迫促所由来也。逆气上干，填塞胸膈，排挤胸中大气，使之下陷。夫肺悬胸中，须臾无大气包举之，即须臾不能呼吸。此呼吸顿停所由来也（此理参观第四卷升陷汤后跋语方明）。迨大气蓄极而通，仍上达胸膈，鼓动肺脏，使得呼吸，逆气遂仍得施其击撞，此又病势之所以循环也。《神农本经》载：桂枝主上气咳逆、结气、喉痹、吐吸（吸不归根即吐出）。其能降逆气可知。其性温而条达，能降逆气，又能升大气可知。遂单用桂枝尖三钱，煎汤饮下。须臾，气息调和如常。夫以桂枝一物之微，而升陷降逆，两擅其功，以挽回人命于顷刻，诚天之生斯使独也。然非亲自经验者，又孰信其神妙如是哉！继用参赭镇气汤，去山药、苏子，加桂枝尖三钱、知母四钱，连服数剂，病不再发。此喘证之特异者，故附记于此。

喻嘉言《寓意草》中有重用赭石治险证之案数则，与上所载之案参观，其理益明。

　　　　　　　　　　　　张锡纯内科证治精华

定心汤

治心虚怔忡。

龙眼肉—两　酸枣仁炒捣，五钱　萸肉去净核，五钱　柏子仁炒捣，四钱　生龙骨捣细，四钱　生牡蛎捣细，四钱　生明乳香—钱　生明没药—钱

心因热怔忡者，酌加生地数钱。若脉沉迟无力者，其怔忡多因胸中大气下陷，详见拙拟升陷汤（在第四卷）后跋语及诸案，自明治法。

《内经》谓："心藏神。"神既以心为舍宇，即以心中之气血为保护。有时心中气血亏损，失其保护之职，心中神明遂觉不能自主，而怔忡之疾作焉。故方中用龙眼肉以补心血，枣仁、柏子仁以补心气，更用龙骨入肝以安魂，牡蛎入肺以定魄。魂魄者，心神之左辅右弼也。且二药与萸肉并用，大能收敛心气之耗散，并三焦之气化亦可因之团聚。特是心以行血为用，心体常有舒缩之力，心房常有启闭之机。若用药一于补敛，实恐于舒缩、启闭之运动有所妨碍。故又少加乳香、没药之流通气血者以调和之。其心中兼热用生地者，因生地既能生血以补虚，尤善凉血而清热，故又宜视热之轻重而斟酌加之也。

西人曰：人身心肺关系尤重，与脑相等。凡关系重者，造化主护持之尤谨。故脑则有头额等八骨以保护之，而心肺亦有胸胁诸骨以保护之。心肺体质相连，功用亦相倚赖。心之功用关系全体，心病则全体皆受害，心之重如此。然论其体质，不过赤肉所为，其能力专主舒缩，以行血脉。有左右上下四房，左上房主接肺经赤血；右上房主接周身回血；左下房主发赤

血，运行周身；右下房主接上房回血过肺，更换赤血而回左上房；左上房赤血，落左下房入总脉管，以养全体；右上房回血，落右下房上注于肺，以出碳气而接氧气（此理与后补络补管汤跋语参看方明）。故人一身之血，皆经过于心肺。心能运血周流一身，无一息之停。即时接入，即时发出，其跳跃即其逼发也。以时辰表验试，一瞥眴（即一分钟）跳七十五次，每半时跳四千五百次，一昼夜计跳十万八千次。然平人跳不自觉，若觉心跳即是心经改易常度。心房之内，左厚于右，左下房厚于右下房几一倍。盖左房主接发赤血，功用尤劳，故亦加厚也。心位在胸中，居左，当肋骨第四至第七节，尖当肋骨第五第六之间，下于乳头约一寸至半寸，横向胸骨，病则自觉周遭皆跳。凡心经本体之病，或因心房变薄变厚，或心房之门有病，或夹膜有病，或总管有病，亦如眼目之病，或在明角罩，或在瞳仁，或在睛珠，非必处处皆病也。大概心病左多于右，因左房功用尤劳故耳。心病约有数端：一者心体变大，有时略大，或大过一半。因心房之户有病拦阻，血出入不便，心舒缩之劳过常度。劳多则变大，亦与手足过劳则肿大之理相同。大甚则逼血舒缩之用因之不灵矣；一者心房门户变小，或变大，或变窄，或变阔，俱为非宜。盖心血自上房落下房之门，开张容纳血入后，门即翕闭，不令血得回旋上出；其自下房入总管处亦有门，血至则开张使之上出，血出后门即翕闭，不令血得下返。若此处太窄、太小，则血不易出。太大、太阔，则血逼发不尽，或已出复返，运行不如常度矣。再者心跳，凡无病之人心跳每不自觉，若因病而跳，时时自觉，抚之或觉动。然此证有真有假，真者心自病而跳也，或心未必有病，但因身虚而致心跳，亦以真论。若偶然心跳，其人惊惧，防有心病，其实心本无病，即心跳亦暂时之事，是为假心跳证，医者均须细辨。凡心匀跳无止息，侧身而卧，可左可右，呼吸如常，大概心自不病。所虑跳跃不定，或三四次一停，停后复跳，不能睡卧，左半身着床愈觉不安，当虑其门户有病，血不回运如常。有停滞妄流而为膨胀者，有累肺而咳嗽、难呼吸或喘者，有累脑而昏蒙头疼、中风慌怯者，有累肝而血聚积满溢者，有累胃不易消化、食后不安、心更跳者，皆心病之关系也。若心自不病，但因思虑过多，或读书太劳，或用力过度，或惊惧喜怒失度，或色欲醉饱无节，或泄泻失血，或多食泻药，或夜失睡，在妇女或因月事不调。凡遇此等心跳病，医者应审察致病之由。如因房劳者，令戒房事；因饮食者，戒口止酒。更服黄连水、樟脑酒以安心，服鸡那或铁酒以补虚弱，戒勤劳行动，常平卧以安身体，游玩散步以适情意，停止工作以养精神，此治心跳良法也。若胸肋骨之下有时动悸，人或疑为心跳。其实因胃不消化，内有风气，与心跳病无涉。虚弱人及妇女患者最多，略服补胃及微利药可也。若饮食太少，或更过于菲薄，亦可令心跳。宜服鸡那及铁酒，兼多食肉为宜。

　　按：西人论心跳证有真假。真者手扪之实觉其跳，假者手扪之不觉其跳。其真跳者又分两种：一为心体自病，若心房门户变大、小、窄、阔之类，可用定心汤，将方中乳香、没药皆改用三钱，更加当归、丹参各三钱；一为心自不病，因身弱而累心致跳，当用第一卷治劳瘵诸方治之。至假心跳即怔忡证也，其收发血脉之动力，非大于常率，故以手扪之不觉其跳。特因气血虚而神明亦虚，即心之寻常舒缩，徐徐跳动，神明当之，亦若有冲激之势，多生惊恐。此等证治以定心汤时，磨取铁锈水煎药更佳。至于用铁锈之说，不但如西人之说，取其能补血分，实藉其镇重之力以安心神也。第七卷载有一味铁养汤，细观方后治验诸案，自知铁锈之妙用。惟怔忡由于大气下陷者，断不宜用。

又按：西人谓人之知觉运动，皆脑气筋（东人名脑髓神经）主之。遂谓人神明皆在于脑而与心无涉，且设法能即物之脑而实验之。然西人凡事必实验而后信，若心之能知觉与否，固不能若脑之可实验也。《内经》谓"心者，君主之官，神明出焉"，又谓"神游上丹田，在泥丸宫下"。夫脑之中心点，即泥丸宫也。古文"思"字作"恖"，上从"囟"，即顶门骨。徐氏《说文》释此字谓"自囟至心如丝相贯不绝"，是知心与脑相辅而成思。而自脑至心，皆为神明之所贯彻普照也。此理也，即可以西人之说证之。西人谓脑之左右，各有血脉管两支分布：两支在前，两支在后。此管由心而出，运血养脑。以全体之血计之，脑得七分之一。由其所言形迹论之，心与脑显然相通。岂神明之于中者，犹有隔阂而不相通乎？又丁韪良者，西人之甚博雅者，曾为同文馆之总教习。然其人于中书亦甚有研究工夫，故所著《天道溯源》一书，凡论思想处，皆归于心，而不仍西人之旧说，此诚研究中书而有得者也。又明·金正希曰："人见一物，必留一影于脑中。"此言人脑中如摄影镜子一般。此理虽无处可实验，而实确有可信。愚于此语悟得：心与脑虽功用相辅助，有时亦有偏重于一部之时。如人追忆往事，恒作抬头想象之状。此凝神于脑，以印证旧留之影也。若研究新理，恒作低头默思之状。此凝神于心，无所依傍以期深造也。更以愚自体验者明之，愚素留心算学，而未谙西法，欲学之又无师承。岁在丁酉，遂自购代数、几何诸书，朝夕研究，渐能通晓。而每当食蒜之后研究算学，即觉心上若有蛛丝细网幂住，与算理即有膈膜，因此不敢食蒜。且人陡遇惊恐甚剧之事即心中怔忡，或至手扪之亦觉其跳动。若谓神不在心，何他处不跳动乎？若谓伤脑其人即无知觉，试问：果伤其心，其人亦复能知觉乎？

安魂汤

治心中气血虚损，兼心下停有痰饮，致惊悸不眠。

龙眼肉六钱　酸枣仁炒捣，四钱　生龙骨捣末，五钱　生牡蛎捣末，五钱　清半夏三钱　茯苓片三钱　生赭石轧细，四钱

若服一二剂后无效者，可于服汤药之外，临睡时用开水送服西药臭剥（性详第七卷加味磁朱丸下）一瓦。借其麻痹神经之力，以收一时之效，俾汤剂易于为力也。

方书谓痰饮停于心下，其人多惊悸不寐。盖心，火也；痰饮，水也。火畏水刑，故惊悸至于不寐也。然痰饮停滞于心下者，多由思虑过度，其人心脏气血恒因思虑而有所伤损。故方中用龙眼肉以补心血，酸枣仁以敛心气，龙骨、牡蛎以安魂魄，半夏、茯苓以清痰饮，赭石以导引心阳下潜，使之归藏于阴，以成瞑睡之功也。

一媪，年五十余，累月不能眠，屡次服药无效。诊其脉，有滑象，且其身形甚丰腴。知其心下停痰也，为制此汤，服两剂而愈。

一妇人，年三十许，一月之间未睡片时，自言倦极仿佛欲睡，即无端惊恐而醒。诊其脉，左右皆有滑象。遂用苦瓜蒂十枚，焙焦轧细，空心时开水送服，吐出胶痰数碗，觉心中异常舒畅。于临眠之先又送服熟枣仁细末二钱，其夜遂能安睡。后又调以利痰养心安神之药，连服十余剂，其证永不反复矣。

《内经·邪客篇》有治目不得瞑方：用流水千里以外者八升，扬之万遍，取其清五升煮之，炊以苇薪。水沸，置秫米一升，制半夏（制好之半夏）五合，徐炊令竭为一升半，去其渣，饮汁一小杯，日三，稍益，以知为度（知觉好也）。故其病新发者，覆杯则卧，汗出而已矣。久则三饮而已也。观此方之义，其用半夏，并非为其利痰，诚以半夏生当夏半，乃阴阳交换之时，实为由阳入阴之候，故能通阴阳和表里，使心中之阳渐渐潜藏于阴，而入睡乡也。秫米即芦稷之米（俗名高粱），取其汁浆稠润甘缓，以调和半夏之辛烈也。水用长流水，更扬之万遍，名曰"劳水"，取其甘缓能滋养也。薪用苇薪，取其能畅发肾气上升，以接引心气下降，而交其阴阳也。观古人每处一方，并其所用之薪与水及其煎法、服法，莫不详悉备载。何其用心之周至哉！

按：《内经》之方多奇验。半夏秫米汤，取半夏能通阴阳，秫米能和脾胃。阴阳通、脾胃和，其人即可安睡。故《内经》谓"饮药后，覆杯即瞑"，言其效之神速也。乃后世因其药简单平常，鲜有用者，则良方竟埋没矣。

门生高如璧治天津河北玄纬路刘姓，年四十二，四月未尝少睡，服药无效。问治法于愚，告以半夏秫米汤方。如璧因其心下发闷，遂变通经方：先用鲜莱菔四两切丝，煎汤两茶杯，再用其汤煎清半夏四钱服之。时当晚八点钟，其人当夜即能安睡。连服数剂，心下之满闷亦愈。

清金益气汤

治尪羸少气，劳热咳嗽，肺痿失音，频吐痰涎，一切肺金虚损之病。

张锡纯内科证治精华

生黄芪三钱　生地黄五钱　知母三钱　粉甘草三钱　玄参三钱
沙参三钱　川贝母去心，二钱　牛蒡子炒捣，三钱

一妇人，年四十，上焦发热，咳吐失音，所吐之痰自觉腥臭，渐渐羸瘦，其脉弦而有力。投以清火润肺之药，数剂不效。为制此汤，于大队清火润肺药中，加生黄芪一味以助元气。数剂见轻，十余剂后，病遂痊愈。

或问：脉既有力矣，何以复用补气之药？答曰：脉之有力，有真有假。凡脉之真有力者，当于敦厚和缓中见之。此脾胃之气壮旺，能包括诸脏也（脾胃属土，能包括金、木、水、火诸脏腑）。其余若脉象洪而有力，多系外感之实热；若滑而有力，多系中焦之热痰；若弦而有力，多系肝经之偏盛，尤为有病之脉，此证之脉是也。盖肺属金，肝属木，金病不能镇木，故脉现弦而有力之象。此肝木横恣，转欲侮金之象也。凡肺痿、肺痈之病，多有胁下疼者，亦系肝木偏胜所致。

一人，年三十余，肺中素郁痰火，又为外感拘束，频频咳嗽，吐痰腥臭，恐成肺痈，求为诊治。其脉浮而有力，关前兼滑。遂先用越婢汤，解其外感。咳嗽见轻，而吐痰腥臭如故。次用葶苈（生者三钱沙袋装之）大枣（七枚劈开）汤，泻其肺中壅滞之痰，间日一服。又用三七、川贝、粉甘草、金银花为散，鲜地骨皮煎汤，少少送服，日三次。即用葶苈大枣汤之日，亦服一次。如此调治数日，葶苈大枣汤用过三次，痰涎顿少，亦不腥臭。继用清金益气汤，贝母、牛蒡子各加一钱，连服十余剂，以善其后。

镇逆汤

治呕吐，因胃气上逆，胆火上冲者。

生赭石轧细，六两　青黛二钱　清半夏三钱　生杭芍四钱　龙

胆草三钱　　吴茱萸一钱　　生姜二钱　　野台参二钱

薯蓣半夏粥

治胃气上逆，冲气上冲，以致呕吐不止，闻药气则呕吐益甚，诸药皆不能下咽者。

生山药轧细，一两　　清半夏一两

上二味，先将半夏用微温之水淘洗数次，不使分毫有矾味。用做饭小锅（勿用药甑）煎取清汤约两杯半，去渣，调入山药细末，再煎两三沸，其粥即成，和白砂糖食之。若上焦有热者，以柿霜代砂糖。凉者用粥送服干姜细末半钱许。

按：吐后口舌干燥、思饮水者，热也；吐后口舌湿润、不思饮水者，凉也。若呕吐既久，伤其津液，虽有凉者亦可作渴，又当细审其脉：滑疾为热，弦迟为凉。滑而无力，为上盛下虚，上则热而下或凉。弦而有力，为冲胃气逆，脉似热却非真热。又当问其所饮食者消化与否，所呕吐者改味与否。细心询问体验，自能辨其凉热虚实不误也。

从来呕吐之证，多因胃气冲气并而上逆，半夏为降胃安冲之主药，故《金匮》治呕吐，有大、小半夏汤。特是呕者，最忌矾味。而今之坊间鬻者，虽清半夏亦有矾，故必将矾味洗净，而后以治呕吐，不至同于抱薪救火也。其多用至一两者，诚以半夏味本辛辣，因坊间治法太过，辣味全消，又经数次淘洗，其力愈减，必额外多用之，始能成降逆止呕之功也。而必与山药作粥者，凡呕吐之人，饮汤则易吐，食粥则借其稠黏留滞之力，可以略存胃腑，以待药力之施行。且山药在上大能补肺生津，则多用半夏不虑其燥；在下大能补肾敛冲，则冲气得养，自安其位。且与半夏皆无药味，故用于呕吐甚剧，不能服

　　　　🏵 张锡纯内科证治精华

药者尤宜也。

有因"胆倒"而呕吐不止者。《续名医类案》载：许宣治一儿，十岁，从戏台倒跌而下，呕吐苦水，绿如菜汁。许曰：此"胆倒"也，胆汁倾尽则死矣。方用温胆汤，加枣仁、代赭石，正其胆腑，可名正胆汤，一服吐止。

按： 此证甚奇异。附载于此，以备参考。

参赭培气汤

治膈食（第五期《衷中参西录》第三卷论胃病噎膈治法及胃治法宜参看）。

潞党参六钱　天门冬四钱　生赭石轧细，八钱　清半夏三钱　淡苁蓉四钱　知母五钱　当归身三钱　柿霜饼五钱，服药后含化徐徐咽之。

人之一身，自飞门以至魄门，一气主之，亦一气悬之。故人之中气充盛，则其贲门（胃之上口）宽展，自能容受水谷，下通幽门（胃之下口）以及小肠大肠，出为二便，病何由而作？若中气衰惫，不能撑悬于内，则贲门缩小，以及幽门、小肠、大肠皆为之紧缩，观膈证之病剧者，大便如羊矢。固因液短，实亦肠细也。况中气不旺，胃气不能息息下降。而冲气转因胃气不降，而乘虚上干，致痰涎亦随逆气上并，以壅塞贲门。夫此时贲门已缩如藕孔，又加逆气痰涎以壅塞其间，又焉能受饮食以下达乎？故治此证者，当以大补中气为主，方中之人参是也。以降逆安冲为佐，以清痰理气为使，方中之赭石、半夏、柿霜是也。又虑人参性热、半夏性燥，故又加知母、天冬、当归、柿霜以清热润燥、生津生血也。用苁蓉者，以其能补肾，即能敛冲。冲气不上冲，则胃气易于下降。且患此证者，多有便难之虞，苁蓉与当归、赭石并用，其润便通结之功，又其效也。若服数剂无大效，当系贲门有瘀血，宜加三棱、桃仁各二钱。

一叟，年六十余得膈证，向愚求方，自言犹能细嚼焦脆之物，用汤水徐徐送下，然一口咽之不顺，即呕吐不能再食，且呕吐之时，带出痰涎若干。诊其脉，关后微弱，关前又似滑实，知其上焦痰涎壅滞也。用此汤加邑武帝台所产旋覆花二钱，连服四剂而愈。

仲景《伤寒论》有旋覆代赭石汤，原治伤寒汗、吐、下解后，心下痞硬，噫气不除。周扬俊、喻嘉言皆谓治膈证甚效。拙拟此方，重用赭石，不用旋覆花者，因旋覆花《本经》原言味咸，今坊间所鬻旋覆花，苦而不咸，用之似无效验。惟邑武帝台为汉武帝筑台望海之处，地多咸卤，周围所产旋覆花，大于坊间鬻者几一倍，其味咸而兼辛，以治膈食甚效，诚无价之良药也。夫植物之中，含咸味者甚少，惟生于咸卤之地，故能饶有咸味，与他处产者迥异。为僻在海滨，无人采取购买。其处居民亦不识为药物（俗名六月兰），但取其作柴，惜哉！

或问：《本经》旋覆花，未言苦亦未言辛。药坊之苦者，既与《本经》之气味不合，岂武帝台之辛者，独与《本经》之气味合乎？答曰：古人立言尚简，多有互文以见义者。《本经》为有文字后第一书，其简之又简可知。故读《本经》之法，其主治未全者，当于气味中求之；其气味未全者，即可于主治中求之。旋覆花《本经》载其主结气，胁下满，惊悸，除水，去五脏间寒热，补中，下气。三复《本经》主治之文，则覆花当为平肝降气之要药，应藉金之辛味，以镇肝木，其味

114

宜咸而兼辛明矣。至于苦味，性多令人涌吐，是以旋覆花不宜兼此味也。且其花开于六月，而能预得七月庚金之气，故《尔雅》又名之曰"盗庚"。庚者金也，其味辛也。顾其名而思其义，则旋覆花宜咸而兼辛尤明矣。有用拙拟之方者，有可用之旋覆花，其味不至甚苦，亦可斟酌加入也。

一人，年四十六，素耽叶子戏，至废寝食，初觉有气上冲咽喉，浸至妨碍饮食，时或呕吐不能下行。其脉弦长而硬，左右皆然，知系冲气挟胃气上冲。治以此汤，加武帝台旋覆花二钱、生芡实四钱，降其冲逆之气而收敛之。连服十剂而愈。

族家姑，年五旬有六，初觉饮食有碍，后浸增重，惟进薄粥。其脉弦细无力。盖生平勤俭持家，自奉甚薄，劳心劳力又甚过。其脉之细也，因饮食菲薄而气血衰；其脉之弦也，因劳心过度而痰饮盛也。姑上有两姊，皆以此疾逝世。气同者其病亦同，惴惴自恐不愈。愚毅然以为可治。投以此汤，加白术二钱、龙眼肉三钱，连服十余剂痊愈。

堂侄女，年四十八岁，素羸弱多病。侄婿与两甥皆在外营业，因此自理家务，劳心过度，恒彻夜不寐，于癸卯夏日得膈证。时愚远出，遂延他医调治，屡次无效。及愚旋里，病势已剧，其脉略似滑实，重按无力。治以此汤，加龙眼肉五钱。两剂见轻，又服十余剂痊愈。

奉天北镇县萧叟，年六十七岁，友人韩玉书之戚也，得膈证，延医治不愈。迁延五六月，病浸加剧，饮水亦间有难下之时。因玉书介绍，来院求为诊治，其脉弦长有力，右部尤甚。知其冲气上冲过甚，迫其胃气不下降也。询其大便，干燥不易下，多日不行，又须以药通之。投以参赭培气汤，赭石改用一两。数剂后，饮食见顺，脉亦稍和，觉胃口仍有痰涎杜塞。为加清半夏三钱，连服十剂，饮食大顺，脉亦复常，大便亦较易。遂减赭石之半。又服数剂，大便一日两次。遂去赭石、柿霜饼、当归、知母，加于术三钱。数剂后自言，觉胃中消化力稍弱。此时痰涎已清，又觉胃口似有疙瘩，稍碍饮食之路。遂将于术改用六钱，又加生鸡内金（捣细）二钱，佐于术以健运脾胃，即藉以消胃口之障碍。连服十余剂，痊愈。

友人吴瑞五（奉天铁岭）治姜姓叟，年六十余，得膈食证，屡次延医调治，服药半载，病转增进。瑞五投以参赭培气汤。为其脉甚弦硬，知其冲气上冲，又兼血液枯少也，遂加生芡实以收敛冲气，龙眼肉以滋润血液。一剂能进饮食，又连服七八剂，饮食遂能如常。

寒降汤

治吐血、衄血，脉洪滑而长，或上入鱼际，此因热而胃气不降也，以寒凉重坠之药，降其胃气，则血止矣。

生赭石轧细，六钱　　清半夏三钱　　蒌仁炒捣，四钱　　生杭芍四钱
竹茹三钱　　牛蒡子炒捣，三钱　　粉甘草钱半

一童子，年十四，陡然吐血，一昼夜不止，势甚危急。其父通医学，自设有药房，亦束手无策。时愚应其邻家延请，甫至其村，急求为诊视。其脉洪长，右部尤重按有力。知其胃气因热不降，血随逆气上升也。为拟此汤，一剂而愈。又服一剂，脉亦和平。

一人，年十八，偶得吐血证，初不甚剧，因医者误治，遂大吐不止。诊其脉，如水上浮麻，莫辨至数。此虚弱之极候也，若不用药立止其血，危可翘足而待。遂投以此汤，去竹茹，加生山药一两，赭石改用八钱，一剂血止。再诊其脉，左

右皆无，重按亦不见，愚不禁骇然。询之心中亦颇安稳，惟觉酸懒无力。忽忆吕沧洲曾治一发斑证，亦六脉皆无。沧洲谓脉者血之波澜，今因发斑伤血，血伤不能复作波澜，是以不见，斑消则脉出矣。遂用白虎加人参汤化其斑毒，脉果出（详案在第七卷青盂汤下）。今此证大吐亡血，较之发斑伤血尤甚。脉之重按不见，或亦血分虚极，不能作波澜欤？其吐之时，脉如水上浮麻者，或因气逆火盛，强迫其脉外现欤？不然，闻其诊毕还里（相距十里），途中复连连呕吐，岂因路间失血过多欤？踌躇久之，乃放胆投以大剂六味地黄汤，减茯苓、泽泻三分之二，又加人参、赭石各数钱，一剂脉出。又服平补之药二十余剂，始复初。

《金匮》治心气不足吐衄，有泻心汤，大黄与黄连、黄芩并用。后世未窥仲景制方之意，恒多误解。不知所谓心气不足者，非不足也。若果不足，何又泻之？盖此证因阳明胃腑之热，上逆冲心，以致心中怔忡不安，若有不足之象。仲景从浅处立说，冀人易晓，遂以心气不足名之。故其立方，独本《内经》吐血、衄血，责重阳明不降之旨，用大黄直入阳明之府，以降其逆上之热；又用黄芩以清肺金之热，使其清肃之气下行，以助阳明之降力；黄连清心火之热，使其元阳潜伏，以保少阴之真液，是泻之实所以补之也。且黄连之性肥肠止泻，与大黄并用，又能逗留大黄之力，使之不至滑泻。故吐非因寒凉者，服之莫不立愈。且愈后而瘀血全消，更无他患，真良方也。即使心气果系不足，而吐衄不止，将有立危之势，先用泻心汤以止其吐衄，而后从容调补，徐复其正。所谓急则治标，亦医家之良图也。乃世人竟畏大黄力猛，不敢轻用，即或用之，病家亦多骇疑。是以愚不得已，拟此寒降汤，重用赭石，以代大黄降逆之力。屡次用之，亦可随手奏效也。

或问：后世本草谓血证忌用半夏，以其辛而燥也，子所拟寒降汤，治吐衄之因热者，何以方中仍用半夏，独不虑其辛燥伤血乎？答曰：血证须有甄别。若虚劳咳嗽，痰中带血，半夏诚为所忌。若大口吐血，或衄血不止，虽虚劳证，亦可暂用半夏以收一时之功，血止以后，再徐图他治。盖吐血之证，多由于胃气挟冲气上逆；衄血之证，多由于胃气、冲气上逆，并迫肺气亦上逆。《内经·厥论篇》曰："阳明厥逆，喘咳身热，善惊，衄、呕血。"煌煌圣言，万古不易。是治吐衄者，原当以降阳明之厥逆为主，而降阳明胃气之逆者，莫半夏若也。

斯更可以前哲之言征之。黄坤载曰："人之中气，左右回旋，脾主升清，胃主降浊。在下之气不可一刻而不升，在上之气不可一刻而不降。一刻不升则清气下陷，一刻不降则浊气上逆。浊气上逆，则呕哕痰饮皆作，一切惊悸、眩晕、吐衄、咳喘、心痞、胁胀、膈噎、反胃，种种诸病于是生焉。胆为少阳之府，属甲木而化相火。顺则下行，而温肾水，相火宁秘，故上清而下暖；逆则上行，出水府而升火位，故下寒而上热。然甲木所以息息归根温水脏者，缘于胃腑戊土之下降。戊土不降，甲木失根，神魂飘荡，此惊悸、眩晕所由来也；二火升炎，肺金被克，此燥渴、烦躁所由来也；胆胃上逆，木土壅迫，此痞闷、膈噎所由来也。凡此诸证，悉宜温中燥土之药，加半夏以降之。其火旺金热者，须用清敛金火之品。然肺为病标，胃为病本。胃气不降，金火无下行之路也。半夏辛燥开通，沉重下达，入胃腑而降逆气。胃土右转，浊痰扫荡，肺腑冲和，神气归根，绵绵不竭矣。血原于脏而统于经，升于肝而降于肺，肝脾不升，则血病下陷；肺胃不降，则血病上逆。缘

张锡纯内科证治精华

中脘湿寒，胃土上郁，浊气冲塞，肺气隔碍，收令不行，是以吐衄。此与虚劳惊悸，本属同原。未有虚劳之久不生惊悸，惊悸不止不至吐衄者。当温中燥土，暖水敛火，以治其本。而用半夏降摄胃气，以治其标。庸工以为阴虚火动，不宜半夏，率以清凉滋润之法，刊诸纸素，千载一辙，四海同风。《灵枢》半夏秫米之奥旨（治目不得瞑在《邪客》篇）鲜有解者，可胜叹哉！"

按：因寒因热，皆可使胃气不降。然因热胃气不降者，人犹多知之；因寒胃气不降者，则知者甚鲜。黄氏论胃气不降，专主因寒一面，盖有所感触而言也。

曾有一少妇，上焦烦热，不能饮食，频频咳吐，皆系稀涎，脉象弦细无力。知系脾胃湿寒，不能运化饮食下行，致成留饮为恙也。询其得病之初，言偶因咳嗽懒食，延本处名医投以瓜蒌、贝母、麦冬之类，旋愈旋即反复。服药月余，竟至如此。遂为开苓桂术甘汤，加干姜、半夏（细观第三卷理饮汤后跋语自知），且细为剖析用药之意。及愚旋里，其药竟不敢服，复请前医治之，月余而亡。

夫世之所谓名医者，其用药大抵如此。何不读黄氏之论，而反躬自省也哉！

门人高如璧实验一方。赭石、滑石等分研细，热时新汲井泉水送服，冷时开水送服一两或至二两，治吐衄之因热者甚效。

如璧又在保阳，治一吐血证甚剧者，诸药皆不效。诊其脉，浮而洪，至数微数，重按不实。初投以拙拟保元寒降汤（在前），稍见效，旋又反复。如璧遂放胆投以赭石二两、台参六钱、生杭芍一两，一剂而愈。

唐容川曰："平人之血畅行脉络，充达肌肤，是谓循经，谓循其经之常道也。一旦不循其常，溢出于肺胃之间，随气上逆，于是吐出。盖人身之气游于血中而出于血外，故上则出为呼吸，下则出为二便，外则出于皮毛而为汗。其气冲和，则气为血之帅，血随之而运行；血为气之守，气得之而静谧。气结则血凝，气虚则血脱，气迫则血走，气不止而血欲止不可得矣。方其未吐之先，血失其经常之道，或由背脊走入膈间，由膈溢入胃中。病重者其血之来辟辟弹指，漉漉有声，病之轻则无声响。故凡吐血，胸背必疼，是血由背脊而来。气迫之行，不得其和，故见背疼之证。又或由两胁下走油膜入小肠，重则潮鸣有声，逆入于胃以致吐出。故凡失血，复多腰胁疼痛之证。此二者来路不同，治法亦异。由背上来者，以治肺为主；由胁下来者，以治肝为主。盖肺为华盖，位在背与胸膈，血之来路，既由其界分溢而出，自当治肺为是；肝为统血之脏，位在胁下，血从其地而来，则又以治肝为是。然肝肺虽系血之来路，而其吐出，实则胃主之也。凡人吐痰吐食，皆胃之咎。血虽非胃所主，然同是吐证，安得不责之于胃？况血之归宿在于血海。冲为血海，其脉隶于阳明，未有冲气不逆上而血逆上者也。仲景治血以治冲为要，冲脉隶于阳明，治阳明即治冲也。阳明之气下行为顺，今乃逆吐，失其下行之令，急调其胃，使气顺吐止，则血不致奔脱矣。此时血之原委不暇究治，惟以止血为第一要法。血止之后，其离经而未吐出者，是为瘀血。既与好血不相合，反与好血不相能，或壅而成热，或变而成劳，或结瘕成刺疼，日久变证未可预料，必亟为消除以免后来诸患，故以消瘀为第二法。止吐消瘀之后，又恐血再潮动，则须用药安之，故以宁血为第三法。邪之所凑，其正必虚，去血既

张锡纯内科证治精华

多，阴无有不虚者。阴者阳之守，阴虚则阳无所附，久且阳随而亡，故又以补虚为收功之法。四者乃通治血证之大纲也。"

按：此论甚精当。愚向拟治吐衄诸方，犹未见唐氏书，今补录之以备参观。

温降汤

治吐衄，脉虚濡而迟，饮食停滞胃口不能消化，此因凉而胃气不降也。以温补开通之药，降其胃气，则血止矣。

白术三钱　清半夏三钱　生山药六钱　干姜三钱　生赭石轧细，六钱　生杭芍二钱　川厚朴钱半　生姜二钱

一童子，年十三四，吐血数日不愈，其吐之时，多由于咳嗽。诊其脉甚迟濡，右关尤甚，疑其脾胃虚寒，不能运化饮食，询之果然。盖吐血之证，多由于胃气不降，饮食不能运化，胃气即不能下降。咳嗽之证，多由于痰饮入肺。饮食迟于运化，又必多生痰饮。因痰饮而生咳嗽，因咳嗽而气之不降者，更转而上逆，此吐血之所由来也。为拟此汤，一剂血止，数剂咳嗽亦愈。

一童子，年十三，从愚读书，一日之间衄血四次。诊其脉，甚和平，询之亦不觉凉热。为此证热者居多，且以童子少阳之体，时又当夏令，遂略用清凉止血之品。衄益甚，脉象亦现微弱。遂改用此汤，一剂而愈。

或问：此汤以温降为名，用药宜热不宜凉矣。乃既用干姜之热，复用芍药之凉，且用干姜而更用生姜者何也？答曰：脾胃与肝胆，左右对待之脏腑也。肝胆属木，中藏相火，其性恒与热药不宜。用芍药者，所以防干姜之热力入肝也。且肝为藏血之脏，得芍药之凉润者以养之，则宁谧收敛，而血不妄行。

更与生姜同用，且能和营卫，调经络，引血循经。此所以用干姜又用生姜也。

补络补管汤

治咳血、吐血，久不愈者。

生龙骨捣细，一两　生牡蛎捣细，一两　萸肉去净核，一两　三七研细，二钱，药汁送服

服之血犹不止者，可加赭石细末五六钱。

一妇人，年三十许，咳血三年，百药不效，即有愈时，旋复如故。后愚诊视，其夜间多汗。先用龙骨、牡蛎、萸肉各一两煎服，以止其汗。一剂汗止。再服一剂，咳血之病亦愈，自此永不反复。

后又治一少年，或旬日，或浃辰之间，必吐血数口，浸至每日必吐，屡治无效。其脉近和平，微有芤象。亦治以龙骨、牡蛎、萸肉各一两，三剂而愈。

张景岳谓："咳嗽日久，肺中络破，其人必咳血。"西人谓胃中血管损伤破裂，其人必吐血。龙骨、牡蛎、萸肉，性皆收涩，又兼具开通之力（三药之性，详第一卷既济汤，来复汤与第四卷理郁升陷汤，第八卷清带汤下）。故能补肺络与胃中血管，以成止血之功，而又不至有遽止之患，致留瘀血为恙也。又佐以三七者，取其化腐生新，使损伤之处易愈，且其性善理血，原为治衄之妙品也。

咳血之原由于肺，吐血之原由于胃，人之所共知也。而西人于吐血，论之尤详。其说谓胃中多回血管，有时溃裂一二处而血出。其故或因胃本体自生炎证，烂坏血管，或因跌打外伤，胃中血管断裂，其血棕黑而臭秽，危险难治，但此类甚

　张锡纯内科证治精华

少。常见之证，大概血管不曾溃裂，其血亦可自管中溢出，其血多带黑色。因回血管之血色原紫黑，而溢出在胃，胃中酸汁又能令血色变黑也。若血溢自胃中血管，即时吐出，其色亦可鲜红。其病原或因胃致病，或因身虚弱、血质稀薄，皆能溢出。有胃自不病，或因别经传入于胃，如妇女倒经，是子宫之血传入于胃。又如肝脾胀大，血不易通行，回血管满溢，入胃则吐出，入大、小肠则便出。便与吐之路不同，其理一也。吐血紫黑者，方书多谓系瘀血。愚向疑其不然，又不能确指其果系何故。今观此论，心始昭然。

又论中所谓回血管，乃导回紫血入心之管也。管内有门，门无定处，其体比脉管稍薄，其径稍大，有血则圆，无血则扁。总管二支，由心右上房而出。一支向下，以接下身脏腑两足之回血；一支向上，以接头脑两手之回血。散布小支，一如脉管之状。但脉管深居肉内者多，而回血管深浅皆有，蓝色无脉者是也。另有一种，名曰微丝血管，目力不能见。以镜显之，见密结如网，骨肉内外遍体皆然。与血脉管、回血管两尾相通，故赤紫两血通行无碍。夫血以赤色为正，其有紫色者何也？凡血运行，由心左下房发源，直出血脉总管，流布周身，长骨肉，养身命。然渐行渐改其性，迨由微丝血管入回血管之中，其色遂变为紫矣。由是紫血由回血管行近至心，流归总血管，以达心右上房，转落右下房。右下房有大血管一支，长寸许，即分为二，以入肺左右叶，运行肺中，随呼气吐出碳气，复随吸气纳进氧气，其色复变为赤。即由肺血管（左右各二支）回心左上房，转落左下房，复出血脉总管，往来运行，如环无端。

按：化学家谓空气中所含之气，大要可分为二种：一为氧气，一为氮气。氮气居百分之七十九，氧气居百分之二十一。氧气者，养人之生气也。然氮气多而氧气少者，诚以氧气浓烈，必须以氮气淡之，而后得其和平。人之百体，日有消长，其合骨肉用者，固赖血以生之；不合骨肉用者，又须赖血以出之。何以血行渐改变为紫色？缘其中有碳气也。碳气者，乃身体中无用之物杂化为气，与氧气合即有毒，与炭气同类，故曰碳气。凡人一呼一吸，合为一息。呼者吐碳气也，吸者吸氧气也。氧气入血则赤，赤为正血；碳气入血则紫，紫为坏血。故紫血必须入肺，运至气胞之上，泄碳气于胞内，气管递而出之，是为一呼；碳气既出，复递生气以入，直抵胞内，血遂摄之，是为一吸。呼吸一停，转流改换，人始无病。

或问：西人回血管之说，甚微妙矣。然其说可确信乎？答曰：其说确有凭据。以其虽为行血之管，而按之无动脉也。心体常动，每呼吸之间，约动四次。每心一动，即激发新血注于脉管中，而周身之脉管，皆随之一动。特其管多深藏肉里，故人周身动脉处无多。至回血管，多浅在肉外，微透青色，世俗误呼为青筋者皆是，虽密络周身，而按之皆不动，与血脉管之行血，实有进退之分。血脉管鼓进新血，随心力运行，故按之常动；回血管收回陈血，不随心力运行，故按之不动。盖运久之血，中含碳气，渐变紫色，赖心部收回，注之于肺，呼出碳气，吸进氧气，仍变为赤，此造化之神妙也。若心于回血管，亦鼓之使动，则其气机外向，即不能收回陈血，是以不借心力鼓之，惟借血脉管之余力，透过微丝血管以运行之。如微弱之水，涓涓徐流，不起波澜，以转回于心部，故曰：因其按之无动脉，而可决为回血管也。向尝疑治瘀证者，刺血管放血，其血不发紫。若谓其证因热甚而血发紫，何以因寒之证其血亦紫？且周身之血既发紫，何以止刺其数处出血少许，病或即愈。今乃知其所刺者皆回血管，其出血无多而病可愈者，放出碳气之力也。

或又问：西人回血管之说既可信，则其膈肺呼出碳气，吸进氧气，血仍变赤，复归于心之说，亦必可信，何以古圣贤皆未言及？答曰：此理《内经》言之，扁鹊《难经》亦言之，而《难经》较详。其书第一节曰"十二经皆有动脉，独取寸口，以决五脏六腑，死生吉凶之法，何谓也？然（答词也）。寸口者，脉之大会，手太阴之动脉也。人一呼脉行三寸，一吸脉行三寸。呼吸定息，脉行六寸。人一昼夜凡一万三千五百息，脉行五十度（《内经》谓十六尺丈二尺为一度）周于身，漏水下百刻。荣卫行阳二十五度，行阴二十五度，为一周也，故五十度复会于手太阴。寸口者，五脏六腑之所终始，故取法于寸口也。"盖人之脏腑，皆有血脉管与回血管。其回血管之血，由心至肺将碳气呼出，是诸脏腑之回血管至此而终也。迨吸进氧气，其血仍赤，归于心而散于诸脏腑。是诸脏腑之血脉管自此而始也，故曰：五脏六腑之所终始也。为肺能终始诸脏腑，是以诸脏腑之病，可于肺之寸口动脉候之。而寸口之动脉，遂可分其部位而应诸脏腑矣。特古书语意浑含，有待于后世阐发耳。

或又问：回血管之说，证以秦越人《难经》益可确信。然据西人之说，谓吐紫黑成块者，亦系回血管之血。何以人之腑中或胁下，素有瘀积，偶有因吐紫黑成块之血而愈者？答曰：此等证，西人亦尝论及。谓有因肝脾瘀血及他处瘀血由胃而出，而胃自不病者，吐后即觉松适，所谓以病医病也。然他处瘀血，既假道于胃而出，虽云胃自不病，而胃中回血管必有溃裂之处，亦宜治以化瘀兼收涩之药。浓煎龙骨牡蛎汤，送下三七细末，可以顷刻奏效。若但认为瘀血，任其倾吐，未有不危殆者。此有关性命之证，医者切宜知之。

或又问：据西人之说，是他经之血，皆可以借径于胃而吐出。至咳血出于肺，而他处之血，亦或借径于肺而上行否？答曰：此问甚精微，然可实指而确论之也。吾友苏明阳先生，当世之哲学士也（著有《天地新学说》）。尝告愚曰：肺管下行连心、连肝及胆。其相连之处，心及肝胆，皆有门与之相通，再下行至脐下，连于气海。气海即《医林改错》谓其状若倒提鸡冠花者是也。然相连之处，仍有膜膈之在若通若不通之间。因气海之中，所存者元气，若与此管不通，则元气不能上达；若与此管过通，元气又不能存蓄也。气海之下，又有管与之相连，亦在若通若不通之间。其管由气海之下，转而上行，循脊梁上贯脑部，复转而下行。气海上之管，任脉也；下之管，督脉也。人当未生之时，息息得母之气化，以贯注于气海，迨其气化充满，即冲开督任二脉，以灌溉诸脏腑。此人之先天，督任所以常通也。既生之后，气海之来源既停，其中所存之元气，遂蕴蓄其中，以为百年寿命之根。而其所以培养诸脏腑者，端藉呼吸与饮食之力。此人之后天，督任所以不通也。

愚曾即其言验诸物类，剖解之时，其形迹亦分毫不谬。由是观之，是心肝之血皆可由喉出也。任脉在下焦，又与冲脉血海相通，斯下焦之血亦可由喉出也。夫喉为肺管，其正支入肺，其分支即为任脉之管。凡血自任脉上溢而出于喉者，虽非借径于肺，与借径于肺者无异也。再者，人之咳嗽不已则气必上升，而血即可随之上溢，其血因嗽可从肺管上溢。久之亦可因嗽自胃管上溢，故凡自上失血之证兼咳嗽者，无论咳血、吐

张锡纯内科证治精华

血、衄血，皆当急治愈其咳嗽，为要着也。

或问：《内经》谓阳明厥逆，则吐衄。西人谓胃中血管损伤破裂出血，则吐血。此二说亦相通乎？答曰：阳明厥逆，胃腑气血必有膨胀之弊，此血管之所以易破也。降其逆气，血管之破者自闭。设有不闭，则用龙骨、牡蛎诸收涩之药以补之，防其溃烂。佐以三七、乳香、没药诸生肌之品以养之。此拙拟补络补管汤所以效也。设使阳明未尝厥逆，胃中血管或因他故而破裂，则血在胃中，亦恒随饮食下行，自大便出，不必皆吐出也。

此方原无三七，有乳香、没药各钱半。偶与友人景山谈及，景山谓："余治吐血，亦用兄补络补管汤，以三七代乳香、没药，则其效更捷。"愚闻之遂欣然易之。景山又谓："龙骨、牡蛎能收敛上溢之热，使之下行，而上溢之血，亦随之下行归经。至萸肉为补肝之妙药，凡因伤肝而吐血者，萸肉又在所必需也。且龙骨、牡蛎之功用神妙无穷：即脉之虚弱已甚，日服补药毫无起象，或病虚极不受补者，投以大剂龙骨、牡蛎，莫不立见功效，余亦不知其何以能然也。"愚曰：人身阳之精为魂，阴之精为魄。龙为天地之元阳所生（理详第五卷从龙汤下），故能安魂；牡蛎为水之真阴结成（海气结为蚝山即牡蛎山），故能强魄。魂魄安强，精神自足，虚弱自愈也。是龙骨、牡蛎，固为补魂魄精神之妙药。

邑有吐血久不愈者。有老医于平津先生，重用赤石脂二两，与诸止血药治之，一剂而愈。后其哲嗣锦堂向愚述其事，因诘之曰："重用赤石脂之义何居？"锦堂曰："凡吐血多因虚火上升，然人心中之火，亦犹炉中之火，其下愈空虚，而火上升之力愈大。重用赤石脂，以填补下焦，虚火自不上升矣。"

愚曰："兄之论固佳，然犹有剩义：赤石脂重坠之力，近于赭石，故能降冲胃之逆，其黏涩之力，近于龙骨、牡蛎，故能补血管之破。兼此二义，重用石脂之奥妙，始能尽悉。是以愚遇由外伤内，若跌碰致吐血久不愈者，料其胃中血管必有伤损，恒将补络补管汤去萸肉，变汤剂为散剂，分数次服下，则龙骨、牡蛎不但有黏涩之力，且较煎汤服者，更有重坠之力，而吐血亦即速愈也。"锦堂闻之欣然曰："先严用此方时，我年尚幼，未知详问，今闻兄言觉我多矣。"

邑张某，家贫佣力，身挽辘车，运货远行，因枵腹努力太过，遂致大口吐血。卧病旅邸，恐即不起。意欲还里，又乏资斧，乃勉强徒步徐行，途中又是复连吐不止，目眩心慌，几难举步。腹中觉饥，怀有干饼，又难下咽。偶拾得山楂十数枚，遂和干饼食之，觉精神顿爽，其病竟愈。

盖酸者能敛，而山楂则酸敛之中，兼有化瘀之力，与拙拟补络补管汤之意相近，故获此意外之效也。

玉液汤

治消渴。消渴，即西医所谓糖尿病，忌食甜物。

生山药一两　生黄芪五钱　知母六钱　生鸡内金捣细，二钱　葛根钱半　五味子三钱　天花粉三钱

消渴之证多由于元气不升，此方乃升元气以止渴者也。方中以黄芪为主，得葛根能升元气。而又佐以山药、知母、花粉以大滋真阴，使之阳升而阴应，自有云行雨施之妙也。用鸡内金者，因此证尿中皆含有糖质，用之以助脾胃强健，化饮食中糖质为津液也。用五味者，取其酸收之性，大能封固肾关，不使水饮急于下趋也。

邑人某，年二十余，贸易津门，得消渴证。求津门医者，调治三阅月，更医十余人不效，归家就医于愚。诊其脉，甚微细。旋饮水旋即小便，须臾数次。投以此汤，加野台参四钱。数剂渴见止，而小便仍数，又加萸肉五钱，连服十剂而愈。

方书消证，分上消、中消、下消。谓上消口干舌燥，饮水不能解渴，系心移热于肺，或肺金本体自热，不能生水，当用人参白虎汤；中消多食犹饥，系脾胃蕴有实热，当用调胃承气汤下之；下消谓饮一斗溲亦一斗，系相火虚衰，肾关不固，宜用八味肾气丸。

按：白虎加人参汤，乃《伤寒论》治外感之热传入阳明胃腑，以致作渴之方。方书谓上消者宜用之，此借用也。愚曾试验多次，然必胃腑兼有实热者，用之方的。中消用调胃承气汤，此须细为斟酌，若其右部之脉滑而且实，用之犹可。若其人饮食甚勤，一时不食即心中怔忡，且脉象微弱者，系胸中大气下陷，中气亦随之下陷，宜用升补气分之药，而佐以收涩之品与健补脾胃之品，拙拟升陷汤（在第四卷）后有治验之案可参观。若误用承气下之，则危不旋踵。至下消用八味肾气丸，其方《金匮》治男子消渴，饮一斗溲亦一斗，而愚尝试验其方，不惟治男子甚效，即治女子亦甚效。

曾治一室女得此证，用八味丸变作汤剂，按后世法地黄用熟地，桂用肉桂，丸中用几两者改用几钱，惟茯苓、泽泻各用一钱，两剂而愈。

后又治一少妇得此证，投以原方不效。改遵古法，地黄用干地黄（即今生地），桂用桂枝，分量一如前方，四剂而愈。

此中有宜古宜今之不同者，因其证之凉热，与其资禀之虚实不同耳。

尝因化学悟出治消渴之理，今试以壶贮凉水置炉上，壶外即凝有水珠，恒至下滴，迨壶热则其水珠即无。盖炉心必有氢气上升，与空气中之氧气合，即能化水，着于凉水壶上，即可成珠下滴，迨壶热则所着之水，旋着旋即涸去，故又不见水。人腹中之气化壮旺，清阳之气息息上升，其中必挟有氢气上升，与自肺吸进之氧气相合，亦能化水，着于肺胞之上，而为津液。津液充足，自能不渴。若其肺体有热，有如炉上壶热，所着之水旋即涸去，此渴之所由来也，当治以清热润肺之品。若因心火热而铄肺者，更当用清心之药。若肺体非热，因腹中气化不升，氢气即不能上达于肺，与吸进之氧气相合而生水者，当用升补之药，补其气化，而导之上升，此拙拟玉液汤之义也。然氢气必随清阳上升，而清阳实生于人身之热力，犹炉心有火，而炉心始有氢气上升也。故消渴之证，恒有因脾胃湿寒、真火衰微者，此肾气丸所以用桂、附，而后世治消渴，亦有用干姜、白术者。

尝治一少年，咽喉常常发干，饮水连连不能解渴，诊其脉微弱迟濡。投以四君子汤，加干姜、桂枝尖，一剂而渴止矣。

又有湿热郁于中焦作渴者，苍柏二妙散、丹溪越鞠丸，皆可酌用。

济阴汤

治阴分虚损，血亏不能濡润，致小便不利。

怀熟地一两　生龟板捣碎，五钱　生杭芍五钱　地肤子一钱

阴分阳分俱虚者，二方并用，轮流换服，如下案所载服法，小便自利。

一媪，年六十余，得水肿证，延医治不效。时有专以治水

张锡纯内科证治精华

肿名者，其方秘而不传。服其药，自大便泻水数桶，一身肿尽消。言忌咸百日，可保永愈。数日又见肿，旋复如故。服其药三次皆然，而病人益衰惫矣。盖未服其药时，即艰于小便，既服药后，小便滴沥全无，所以旋消而旋肿也。再延他医，皆言服此药，愈后复发者，断乎不能调治。后愚诊视，其脉数而无力。愚曰：脉数者，阴分虚也；无力者，阳分虚也。膀胱之腑，有下口无上口，水饮必随气血流行，而后能达于膀胱，出为小便。《内经》所谓"州都之官，津液存焉，气化则能出"者是也。此脉阴阳俱虚，致气化伤损，不能运化水饮以达膀胱，此小便所以滴沥全无也。《易·系辞》曰："日往则月来，月往则日来，日月相推，而明生焉。寒往则暑来，暑往则寒来，寒暑相推，而岁成焉。往者屈也，来者信（伸音）也，屈信相感，而利生焉。"此天地之气化，即人身之气化也。爰立两方：一方以人参为君，辅以麦冬以济参之热，灵仙以行参之滞，少加地肤子为向导药，名之曰宣阳汤，以象日、象暑；一方以熟地为君，辅以龟板以助熟地之润，芍药以行熟地之滞（芍药善利小便故能行熟地之泥），亦少加地肤子为向导药，名之济阴汤，以象月、象寒。二方轮流服之，以象日月寒暑相推、往来，屈伸相感之义。俾先服济阴汤，取其贞下起元也。服至三剂小便稍利，再服宣阳汤，亦三剂小便大利。又再服济阴汤，小便直如泉涌，肿遂尽消。病家疑而问曰：前服济阴汤，小便微通，此时又服之，何其功效百倍于从前？答曰：善哉问也！前服济阴汤，似于冬令，培草木之根荄，以厚其生长之基也。于服宣阳汤数剂后，再服济阴汤，如纯阳月后，一阴二阴甫生，时当五六月大雨沛行，万卉之畅茂，有迥异寻常者矣。

或问：西人谓膀胱有进水之口，在出水之口下，其口斜透膀胱，且有油膜绕护，故不易辨认。西人实验最精，其说必不差谬。子论膀胱，何以仍遵古说？答曰：西人之说虽得之实验，然必以中法参之，始能尽脏腑之微奥。唐容川曰："三焦之根，出于肾系。两肾之间有油膜一条连于脊骨，自下而上，第七节命门穴处即肾系也。由肾系下生连网油膜（俗名网油，西人名连网），是为下焦；中生板油，是为中焦；上生膈膜，是为上焦。盖三焦即人身之油膜，上络心肺、中络脾胃、下络肠与肾，连膀胱。食入于胃，由肠而下。饮入于胃，则胃之四面皆有微丝血管将水吸出，散走油膜之上，即三焦也。水缘三焦下行，由肾漉过，以达膀胱。"今试取物胹验之，其出水口下，油膜绕护之处，即与三焦连网相连之处，初无外露之口。三焦气化流行，自能运转水饮，由连网而达于膀胱。《内经》所谓"三焦者，决渎之官，水道出焉"者是也。由斯观之，其进水之口，原在若有若无之间。谓之有可也，谓之无亦无不可也。彼西人驳三焦之说，而不知其所谓连网即三焦，且不知连网生于肾系，是实验虽精而犹未精也。

一妇人，年三十许，因阴虚小便不利，积成水肿甚剧，大便亦旬日不通。一老医投以八正散不效。友人高夷清为出方，用生白芍六两，煎汁两大碗。再用阿胶二两，熔化其中，俾病人尽量饮之。老医甚为骇疑，夷清力主服之。尽剂而二便皆通，肿亦顿消。后老医与愚觌面，为述其事，且问此等药何以能治此病。答曰：此必阴虚不能化阳，以致二便闭塞。白芍善利小便，阿胶能滑大便。二药并用，又大能滋补真阴，使阴分充足，以化其下焦偏胜之阳，则二便自能通利也。

长子荫潮治一水肿证。其人年六旬，二便皆不通利，心中满闷，时或烦躁。知其阴虚积有内热，又兼气分不舒也。投以

张锡纯内科证治精华

生白芍三两，橘红、柴胡各三钱，一剂二便皆通。继服滋阴理气，少加利小便之药而愈。

一妇人，年四十许，得水肿证，百药不效。偶食绿豆稀饭，觉腹中松畅，遂连服数次，小便大利而愈。有人向愚述其事，且问所以能愈之故。答曰：绿豆与赤小豆同类，故能行水，利小便。且其性又微凉，大能滋阴退热。凡阴虚有热，致小便不利者，服之皆有效也。

温通汤

治下焦受寒，小便不通。

椒目_{炒捣，八钱}　小茴香_{炒捣，二钱}　威灵仙_{三钱}

人之水饮，由三焦而达膀胱。三焦者，身内脂膜也。曾即物类验之，其脂膜上皆有微丝血管，状若红绒毛，即行水之处。此管热则膨胀，凉则凝滞，皆能闭塞水道。若便浊兼受凉者，更凝结稠黏，杜塞溺管，滴沥不通。故以椒目之滑而温、茴香之香而热者，散其凝寒，即以通其窍络。更佐以灵仙温窜之力，化三焦之凝滞，以达膀胱，即化膀胱之凝滞，以达溺管也。凉甚者，肉桂、附子、干姜皆可酌加。气分虚者，更宜加人参助气分，以行药力。

加味苓桂术甘汤

治水肿小便不利，其脉沉迟无力，自觉寒凉者。

于术_{三钱}　桂枝尖_{二钱}　茯苓片_{二钱}　甘草_{一钱}　干姜_{三钱}　人参_{三钱}　乌附子_{二钱}　威灵仙_{一钱五分}

肿满之证，忌用甘草，以其性近壅滞也，惟与茯苓同用，转能泻湿满，故方中未将甘草减去。若肿胀甚剧，恐其壅滞者，去之亦可。

服药数剂后，小便微利，其脉沉迟如故者，用此汤送服生硫黄末四五厘。若不觉温暖，体验渐渐加多，以服后移时觉微温为度。

人之水饮，非阳气不能宣通。上焦阳虚者，水饮停于膈上；中焦阳虚者，水饮停于脾胃；下焦阳虚者，水饮停于膀胱。水饮停蓄既久，遂渐渍于周身，而头面肢体皆肿，甚或腹如抱瓮，而膨胀成矣。此方用苓桂术甘汤，以助上焦之阳；即用甘草协同人参、干姜以助中焦之阳；又人参同附子名参附汤（能固下焦元阳将脱），协同桂枝更能助下焦之阳（桂枝上达胸膈，下通膀胱，故肾气丸用桂枝不用肉桂）。三焦阳气宣通，水饮亦随之宣通而不复停滞为患矣。至灵仙与人参并用，治气虚小便不利甚效（此由实验而知，故前所载宣阳汤并用之），而其通利之性，又能运化术、草之补力，俾胀满者服之，毫无滞碍，故加之以为佐使也。若药服数剂后，脉仍如故，病虽见愈，实无大效，此真火衰微太甚，恐非草木之品所能成功，故又用生硫黄少许，以补助相火。诸家本草，谓其能使大便润、小便长，补火之中大有行水之力，故用之，因凉成水肿者尤良也。第八卷载有服生硫黄法，其中有治水肿之验案宜参观。

脉沉水肿与脉浮水肿迥异。脉浮者，多系风水，腠理闭塞，小便不利。当以《金匮》越婢汤发之，通身得汗，小便自利。若浮而兼数者，当是阴虚火动，宜兼用凉润滋阴之药。脉沉水肿，亦未可遽以凉断。若沉而按之有力者，系下焦蕴热未化，仍当用凉润之药，滋阴以化其阳，小便自利。惟其脉沉而且迟，微弱欲无，询之更自觉寒凉者，方可放胆用此汤无碍。或但服生硫黄，试验渐渐加多，亦可奏效。特是肿之剧

张锡纯内科证治精华

者，脉之部位皆肿，似难辨其沉浮与有力无力。必重按移时，使按处成凹，始能细细辨认。

按： 苓桂术甘汤，为治上焦停饮之神方。《金匮》曰："短气有微饮，当从小便去之，苓桂术甘汤主之，肾气丸亦主之。"喻嘉言注云："呼气短，宜用苓桂术甘汤以化太阳（膈上）之气；吸气短，宜用肾气丸以纳少阴（肾经）之气。"推喻氏之意，以为呼气短则上焦阳虚，吸气短则下焦阴虚，故二方分途施治。然以之为学者说法，以自明其别有会心则可；以之释《金匮》，谓其文中之意本如是则不可。何者？仲景当日著书立言，原期后世易于率由。使二方果如此分用，仲景何竟统同言之，致令后世费如许推测？盖膈上与膀胱相隔虽远，实皆太阳寒水之所统贯。太阳者，天也，膈上也。寒水者，水也，肾之腑膀胱也。水气上升而为云，复得天气下降而为水。天水相连，升降一气。此太阳寒水所以相并而为一经也。愚临证体验多年，见有膈上气旺而膺胸开朗者，必能运化水饮下达膀胱，此用苓桂术甘汤治饮之理也；见有肾气旺而膀胱流通者，又必能吸引水饮下归膀胱，此用肾气丸治饮之理也。故仲景于上焦有微饮而短气者，并出两方，任人取用其一，皆能立建功效。况桂枝为宣通水饮之妙药，茯苓为淡渗水饮之要品，又为二方之所同乎？且《金匮》之所谓短气，乃呼气短，非吸气短也。何以言之？吸气短者，吸不归根即吐出。《神农本经》所谓吐吸，即喘之替言也。《金匮》之文，有单言喘者，又有短气与喘并举者。若谓短气有微饮句，当兼呼气短与吸气短而言，而喘与短气并举者，又当作何解耶（惟论溢饮变其文曰气短似言吸气短）？

用越婢汤治风水，愚曾经验，遇药病相投，功效甚捷。其方《金匮》以治"风水恶风，一身悉肿，脉浮不渴，续自汗出，无大热者"。而愚临证体验以来，即非续自汗出者，用之亦可。若一剂而汗不出者，可将石膏易作滑石（分量须加重）。

寒通汤

治下焦蕴蓄实热，膀胱肿胀，溺管闭塞，小便滴沥不通。

滑石一两　生杭芍一两　知母八钱　黄柏八钱

一人，年六十余，溺血数日，小便忽然不通，两日之间，滴沥全无。病人不能支持，自以手揉挤，流出血水少许，稍较轻松，揉挤数次，疼痛不堪揉挤。徬徨无措，求为诊治。其脉沉而有力。时当仲夏，身覆厚被，犹觉寒凉，知其实热郁于下焦，溺管因热而肿胀不通也。为拟此汤，一剂稍通。又加木通、海金沙各二钱，服两剂痊愈。

膏淋汤

治膏淋。

生山药一两　生芡实六钱　生龙骨捣细，六钱　生牡蛎捣细，六钱　大生地切片，六钱　潞党参三钱　生杭芍三钱

膏淋之证，小便溷浊，更兼稠黏，便时淋涩作疼。此证由肾脏亏损，暗生内热。肾脏亏损则蛰藏不固，精气易于滑脱；内热暗生，则膀胱熏蒸，小便改其澄清。久之，三焦之气化滞其升降之机，遂至便时牵引作疼，而混浊稠黏矣。故用山药、芡实以补其虚，而兼有收摄之功。龙骨、牡蛎以固其脱，而兼有化滞之用（理详第八卷清带汤下）。地黄、芍药以清热利便。潞参以总提其气化，而斡旋之也。若其证混浊而不稠黏者，是但出之溺道。用此方时，宜减龙骨、牡蛎之半。

劳淋汤

治劳淋。

生山药一两　生芡实三钱　知母三钱　真阿胶不用炒，三钱
生杭芍三钱

劳淋之证，因劳而成。其人或劳力过度，或劳心过度，或
房劳过度，皆能暗生内热，耗散真阴。阴亏热炽，熏蒸膀胱，
久而成淋，小便不能少忍，便后仍复欲便，常常作疼。故用滋
补真阴之药为主，而少以补气之药佐之，又少加利小便之药作
向导。然此证得之劳力者易治，得之劳心者难治，得之房劳者
尤难治。又有思欲无穷，相火暗动而无所泄，积久而成淋者，
宜以黄柏、知母以凉肾，泽泻、滑石以泻肾，其淋自愈。

或问：以上治淋四方中，三方以山药为君，将山药之性与
淋证最相宜乎？答曰：阴虚小便不利者，服山药可利小便。气
虚小便不摄者，服山药可摄小便。盖山药为滋阴之良药，又为
固肾之良药。以治淋证之淋涩频数，诚为有一无二之妙品。再
因证而加以他药辅佐之，所以投之辄效也。

砂淋丸

治砂淋，亦名石淋。

黄色生鸡内金鸡鸭皆有肫皮，而鸡者色黄宜去净砂石，一两　生黄
芪八钱　知母八钱　生杭芍六钱　硼砂六钱　朴硝五钱　硝石五钱

共轧细，炼蜜为丸，桐子大，食前开水送服三钱，日两
次。石淋之证，因三焦气化瘀滞，或又劳心、劳力过度，或房
劳过度，膀胱暗生内热。内热与瘀滞煎熬，久而结成砂石，杜
塞溺道，疼楚异常。其结之小者，可用药化之。若大如桃、杏

核以上者，不易化矣，须用西人剖取之法。此有关性命之证。剖取之法虽险，犹可于险中求稳也。

鸡内金为鸡之脾胃，原能消化砂石。硼砂可为金银铜焊药，其性原能柔五金、治骨鲠，故亦善消硬物。朴硝《本经》谓其能化七十二种石。硝石《本经》不载，而《别录》载之，亦谓其能化七十二种石。想此二物性味相近，古原不分，即包括于朴硝条中。至陶隐居始别之，而其化石之能则同也。然诸药皆消破之品，恐于元气有伤，故加黄芪以补助气分，气分壮旺，益能运化药力。犹恐黄芪性热，与淋证不宜，故又加知母、芍药以解热滋阴。而芍药之性，又善引诸药之力至膀胱也。

西人用硫黄九分，朴硝一分可制为黄强水。又用黄强水与朴硝等分，可制为硝强水。二水皆能化石质之物。由此理推之：若去方中黄芪，加生硫黄四钱，取其与朴硝化合，更加生石膏两半，以解硫黄之热，其有效当更捷。

醋之性善化硬物，如鸡、鸭蛋皮，醋浸久可至消化。若于食料中多调以醋，亦可为思患预防之法。或患此者，多食醋亦佳。按化学之理，钙一分、碳一分、氧三分，化合则为石，钙者，石灰也。水中皆有石灰原质，开水中之白屑是也。由此理推之：水至膀胱，与人身氧气、碳气浑合，而适符化合之数，即可结为石淋。人不能须臾离氧气，而碳气则可蠲除也。预防此证，当以蠲除碳气为第一要着。

按：氧碳二气浑合，其性必热。方书谓此证因膀胱蓄热，煎熬小便而成，洵不诬也。

又：此证有救急之法。当石杜塞不通时，则仰卧溺之可通。若仍不通，或侧卧、或立，而以手按地，俾石离其杜塞之处即可通。

《坚夷志》曰：唐与正能以意治病。吴巡检病不得溲，卧则微通，立则不能涓滴，遍用通药不效。唐询其平素自制黑锡丹常服。因悟曰：此必结砂时硫黄飞去，铅质不化，铅砂入膀胱，卧则偏重犹可溲，立则正塞水道故不通。取金液丹（硫黄所制）三百粒，分十次服，瞿麦汤送下。铅得硫则化，水道遂通。

按：此为罕见之证。其杜塞溺道与石淋相似。附记于此，以备参观。

清肾汤

治小便频数疼涩，遗精白浊，脉洪滑有力，确系实热者。

知母四钱　黄柏四钱　生龙骨捣细，四钱　生牡蛎捣细，三钱　海螵蛸捣细，三钱　茜草二钱　生杭芍四钱　生山药四钱　泽泻一钱半

或问：龙骨、牡蛎，收涩之品也。子治血淋，所拟理血汤中用之。前方治小便频数或兼淋涩用之，此方治小便频数疼涩亦用之，独不虑其收涩之性有碍于疼涩乎？答曰：龙骨、牡蛎敛正气而不敛邪气。凡心气耗散、肺气息贲、肝气浮越、肾气滑脱，用之皆有捷效。即证兼瘀、兼疼或兼外感，放胆用之，毫无妨碍。拙拟补络补管汤（在第二卷）、理郁升陷汤（在第四卷）、从龙汤（在第五卷）、清带汤（在第七卷），诸方中论之甚详，皆可参观。

一叟，年七十余，遗精白浊，小便频数，微觉疼涩。诊其六脉平和，两尺重按有力，知其年虽高，而肾经确有实热也。投以此汤，五剂痊愈。

一人，年三十许，遗精白浊，小便时疼如刀割，又甚涩数。诊其脉，滑而有力，知其系实热之证。为其年少，疑兼花柳毒淋，遂投以此汤，加没药（不去油）三钱、鸭蛋子（去皮）四十粒（药汁送服），数剂而愈。

燮理汤

治下痢服前药未痊愈者。若下痢已数日，亦可迳服此汤，又治噤口痢。

生山药八钱　金银花五钱　生杭芍六钱　牛蒡子炒捣，二钱　甘草二钱　黄连钱半　肉桂去粗皮，钱半，将药煎至数十沸再入

单赤痢加生地榆二钱，单白痢加生姜二钱，血痢加鸭蛋子二十粒（去皮），药汁送服。

痢证古称滞下，所谓滞下者，诚以寒火凝结下焦，瘀为脓血，留滞不下，而寒火交战之力又逼迫之，以使之下也。故方中黄连以治其火，肉桂以治其寒，二药等分并用，阴阳燮理于顷刻矣。用白芍者，《伤寒论》诸方腹疼必加芍药，协同甘草，亦燮理阴阳之妙品。且痢证之噤口不食者，必是胆火逆冲胃口；后重里急者，必是肝火下迫大肠。白芍能泻肝胆之火，故能治之。矧肝主藏血，肝胆火戢，则脓血自敛也。用山药者，滞下久则阴分必亏，山药之多液，可滋脏腑之真阴。且滞下久，则气化不固，山药之收涩，更能固下焦之气化也。又白芍善利小便，自小便以泻寒火之凝结；牛蒡能通大便，自大便以泻寒火之凝结。金银花与甘草同用，善解热毒，可预防肠中之溃烂。单白痢则病在气分，故加生姜以行气；单赤痢则病在血分，故加生地榆以凉血。至痢中多带鲜血，其血分为尤热矣，故加鸭蛋子，以大清血分之热。拙拟此方以来，岁遇患痢

者不知凡几。投以此汤，即至剧者，连服数剂亦必见效。

痢证多因先有积热，后又感凉而得。或饮食贪凉，或寝处贪凉，热为凉迫，热转不散，迨历日既多，又浸至有热无凉，犹伤于寒者之转病热也。所以此方虽黄连、肉桂等分并用，而肉桂之热，究不敌黄连之寒。况重用白芍，以为黄连之佐使，是此汤为燮理阴阳之剂，而实则清火之剂也。

或问：以此汤治痢，虽在数日之后，或服化滞汤之后。而此时痢邪犹盛，遽重用山药补之，独无留邪之患乎？答曰：山药虽饶有补力，而性略迟钝，与参、芪之迅速者不同。在此方中，虽与诸药同服，约必俟诸药之凉者、热者、通者、利者，将痢邪消融殆尽，而后大发其补性，以从容培养于诸药之后，俾邪去而正已复。此乃完全之策，又何至留邪乎？且山药与芍药并用，大能泻上焦之虚热，与痢之噤口者尤宜。是以愚用此汤，遇痢之挟虚与年迈者，山药恒用至一两，或至一两强也。

或问：地榆方书多炒炭用之，取其黑能胜红，以制血之妄行。此方治单赤痢加地榆，何以独生用乎？答曰：地榆之性，凉而且涩，能凉血，兼能止血，若炒之，则无斯效矣。此方治赤痢所以必加生地榆也。且赤痢之证，其剧者，或因肠中溃烂。林屋山人治汤火伤，皮肤溃烂，用生地榆末和香油敷之甚效。夫外敷能治皮肤因热溃烂，而内服亦当有此效可知也。鸭蛋子一名鸦胆子，苦参所结之子也，不但善治血痢，凡诸痢证皆可用之。即纯白之痢，用之亦有效验。而以治噤口痢、烟后痢尤多奇效，并治大小便因热下血。其方单用鸭蛋子（去皮），择成实者五六十粒，白砂糖化水送服，日两次，大有奇效。若下血因凉者，亦可与温补之药同用。其善清血热，而性非寒凉；善化瘀滞，而力非开破。有祛邪之能，兼有补正之功，诚良药也。坊间将鸭蛋子去皮，用益元散为衣，治二便下血如神。名曰菩提丹，赞有其神灵之功也。

一人，年五十余，素吸鸦片。当霍乱盛行之时，忽然心中觉疼，恶心呕吐，下痢脓血参半。病家惧甚，以为必是霍乱暴证。诊其脉，毫无闭塞之象，惟弦数无力，左关稍实。愚曰：此非霍乱，乃下焦寒火交战，故腹中作疼，下痢脓血；上焦虚热壅迫，故恶心呕吐，实系痢证之剧者。遂投以白芍六钱，竹茹、清半夏各三钱，甘草、生姜各二钱，一剂呕吐即愈，腹疼亦轻，而痢独不愈，不思饮食。俾单用鸭蛋子五十粒，一日连服两次，病若失。

审斯，鸭蛋子不但善理下焦，即上焦虚热，用之亦妙。此所以治噤口痢而有捷效也。

一人，年四十八，资禀素弱，亦吸鸦片。于季秋溏泻不止，一日夜八九次，且带红色，心中怔忡，不能饮食。日服温补之药，分毫无效。延愚诊治，其脉左右皆微弱，而尺脉尤甚，知系下焦虚寒。为其便带红色，且从前服温补之药无效，俾先服鸭蛋子四十粒，泻愈其半，红色亦略减，思饮食。继用温补下焦之药煎汤，送服鸭蛋子三十粒。后渐减至十粒，十剂痊愈。盖此证虽下焦虚寒，而便带红色，实兼有痢证也。故单服鸭蛋子，而溏泻已减半。

然亦足征鸭蛋子虽善清热化瘀，而实无寒凉开破之弊，洵良药也。

沧洲友人滕玉可，壬寅之岁，设教邻村，于中秋下赤痢，且多鲜血，医治两旬不愈。适愚他出新归，过访之，求为诊治。其脉象洪实，知其纯系热痢。遂谓之曰：此易治，买苦参子百余粒，去皮，分两次服下即愈矣。翌日，愚复他出，二十余日始归。又访之，言曾遍问近处药坊，皆无苦参子，后病益剧。遣人至敝州取来，如法服之，两次果愈。功效何其神哉！愚曰：前因粗心，言之未详。苦参子即鸭蛋子，各药坊皆有，特其见闻甚陋，不知系苦参所结之子耳。玉可因病愈喜甚，遂作诗以存纪念。其诗曰："一粒苦参一粒金，天生瑞草起疴沉。从今觅得活人药，九转神丹何用寻。"后玉可旋里，其族人有适自奉天病重归来者，大便下血年余，一身悉肿，百药不效。玉可授以此方，如法服之，三次痊愈。

按：鸭蛋子味甚苦，服时若嚼破，即不能下咽。若去皮时破者，亦不宜服，恐服后若下行不速，或作恶心呕吐，故方书用此药，恒以龙眼肉包之。一颗龙眼肉包七数，以七七之数为剂。以象大衍之用数（《易》系辞曰大衍之数，五十其用四十有九）。然病重身强者，犹可多服，常以八八之粒为剂，然亦不必甚拘。

又按：鸭蛋子连皮捣细，醋调，敷疔毒甚效，立能止疼。其仁捣如泥，可以点痣。拙拟毒淋汤（在前），又尝重用之，以治花柳毒淋。其化瘀解毒之力如此，治痢所以有奇效也。

通变白头翁汤

治热痢下重腹疼，及患痢之人，从前曾有鸦片之嗜好者。

生山药一两　白头翁四钱　秦皮三钱　生地榆三钱　生杭芍四钱　甘草二钱　旱三七轧细，三钱　鸭蛋子去皮拣成实者，六十粒

上药共八味，先将三七、鸭蛋子用白蔗糖水送服一半，再将余煎汤服。其相去之时间，宜至点半钟。所余一半，至煎汤药渣时，仍如此服法。

《伤寒论》治厥阴热痢下重者，有白头翁汤。其方以白头

翁为主，而以秦皮、黄连、黄柏佐之。陈古愚解曰：厥阴标阴病则为寒下，厥阴中见（中见少阳）病则为下利下重者，经所谓"暴注"是也。白头翁临风偏静，特立不挠，用以为君者，欲平走窍之火，必先定动摇之风也。秦皮浸水青蓝色，得厥阴风木之化，而性凉能泻肝家之热，故用以为臣。以黄连、黄柏为使者，其性寒能除热，其味苦又能坚肠也。总使风木遂其上行之性，则热痢下重自除。风火不相煽而燎原，则热渴饮水自止也。

唐容川解曰：白头翁一茎直上，四面细叶，茎高尺许，通体白芒，其叶上下亦皆白芒。花微香，味微苦，乃草中秉金性者。能无风动摇，以其得木气之和也；有风不动，以其秉金性之刚也，故用以平木熄风。又其一茎直上，故治下重，使风上达，而不迫注也。

愚用此方，而又为之通变者，因其方中尽却病之药，而无扶正之药，于证之兼虚者不宜。且连、柏并用，恐其苦寒之性妨碍脾胃、过侵下焦也。矧伤寒白头翁汤，原治时气中初得之痢。如此通变之，治痢久而肠中腐烂者，服之亦可旋愈也。

唐氏论白头翁详矣，而犹有剩义。拙拟理血汤（在第三卷）下，于白头翁另有发明，可与唐氏之论参观。再者白头翁入药，宜用其根，且宜用其全根。至根上端之白茸，则用不用皆可也。乃关外东三省药房中所鬻之白头翁，但根端白茸下带根之上端少许，亦有不带根者。问其根作何用，乃谓其根系漏芦，卖时作漏芦，不作白头翁也。愚闻之，不禁哑然失笑。夫漏芦与白头翁迥异，而竟以白头翁充之耶！于是在东三省诊病，欲用白头翁处方时，即开漏芦。然医药所关非轻，愚愿东三省之业医者咸知之。欲用白头翁时，勿为药房所误。

陆军团长王剑秋，奉天铁岭人，年四十许。己未孟秋，自郑州病归。先泻后痢，腹疼重坠，赤白稠黏，一日夜十余次。先入奉天东人所设医院中，东人甚畏此证，处以隔离所，医治旬日无效。遂出院归寓，求为诊治。其脉弦而有力，知其下久阴虚，肝胆又蕴有实热也。投以此汤，一剂痢愈。仍变为泻，日四五次，自言腹中凉甚。愚因其疾原先泻，此时痢愈又泻，且恒以温水袋自熨其腹，疑其下焦或有伏寒，遂少投以温补之药。才服一剂，又变为痢，下坠腹疼如故，惟次数少减，知其病原无寒，不受温补，仍改用通变白头翁汤。一剂痢又愈，一日犹泻数次。继用生山药一两，龙眼、莲子各六钱，生杭芍三钱，甘草、茯苓各二钱，又少加酒曲、麦芽、白蔻消食之品，调补旬日痊愈。

奉天省议长李亚侨，年近四旬，因有事，连夜废寝，陡然腹疼，继而泄泻，兼下痢。其痢赤多于白，上焦有热，不能饮食。其脉弦而浮，按之不实。先投以三宝粥方（在后），腹疼与泻痢皆见轻，仍不能饮食。继用通变白头翁汤方，连服两剂，痢愈。可进饮食，腹疼泄泻犹未痊愈。后仍用三宝粥方，去鸭蛋子，日服两次。数日，病痊愈。

通变白虎加人参汤

治下痢，或赤、或白、或赤白参半，下重腹疼，周身发热，服凉药而热不休，脉象确有实热者。

生石膏捣细，二两　生杭芍八钱　生山药六钱　人参五钱，用野党参按此分量，若辽东真野参宜减半，至高丽参则断不可用　甘草二钱

上五味，用水四盅，煎取清汤两盅，分二次温饮之。

此方即《伤寒论》白虎加人参汤，以芍药代知母、山药

代粳米也。痢疾身热不休，服清火药而热亦不休者，方书多诿为不治。夫治果对证，其热焉有不休之理？此乃因痢证夹杂外感。其外感之热邪，随痢深陷，永无出路，以致痢为热邪所助，日甚一日而永无愈期。惟治以此汤，以人参助石膏，能使深陷之邪，徐徐上升外散，消解无余。加以芍药、甘草以理下重腹疼，山药以滋阴固下。连服数剂，无不热退而痢愈者。

按： 外感之热已入阳明胃腑，当治以苦寒，若白虎汤、承气汤是也。若治以甘寒，其病亦可暂愈，而恒将余邪锢留胃中，变为骨蒸劳热，永久不愈（《世补斋医书》论之甚详）。石膏虽非苦寒，其性寒而能散（若煅用之则敛矣，故石膏不可煅用），且无汁浆，迥与甘寒黏泥者不同。而白虎汤中，又必佐以苦寒之知母。即此汤中，亦必佐以芍药，芍药亦味苦（《本经》）微寒之品，且能通利小便。故以佐石膏，可以消解阳明之热而无余也。

一叟，年六十七，于中秋得痢证，医治二十余日不效。后愚诊视，其痢赤白胶滞，下行时觉肠中热而且干，小便亦觉发热，腹痛下坠，并迫其脊骨尽处亦下坠作痛，且时作眩晕。其脉洪长有力，舌有白苔甚厚。愚曰：此外感之热挟痢毒之热下迫，故现种种病状，非治痢兼治外感不可。遂投以此汤两剂，诸病皆愈。其脉犹有余热，拟再用石膏清之。病家疑年高，石膏不可屡服，愚亦应聘他往。后二十余日，痢复作，延他医治疗。于治痢药中，杂以甘寒濡润之品，致外感之余热，永留肠胃不去，其痢虽愈，而屡次反复。延至明年仲夏，反复甚剧，复延愚诊治。其脉象、病证皆如此。因谓之曰：去岁若肯多服石膏数两，何至有以后屡次反复！今不可再留邪矣。仍投以此汤，连服三剂，病愈而脉亦安和。

　　　　　　　　　❀ 张锡纯内科证治精华

一人，年四十二，患白痢，常觉下坠，过午尤甚，心中发热，间作寒热。医者于治痢药中，重用黄连一两清之。热如故，而痢亦不愈，留连两月，浸至不起。诊其脉，洪长有力，亦投以此汤。为其间作寒热，加柴胡二钱。一剂热退痢止，犹间有寒热之时。再诊其脉，仍似有力，而无和缓之致，知其痢久，而津液有伤也。遂去白芍、柴胡，加玄参、知母各六钱，一剂寒热亦愈。

一媪，年六旬，素多疾病，于夏季晨起，偶下白痢，至暮十余次。秉烛后，忽然浑身大热，不省人事，循衣摸床，呼之不应。其脉洪而无力，肌肤之热烙指。知系气分热痢，又兼受暑，多病之身，不能支持，故精神昏愦如是也。急用生石膏三两、野台参四钱，煎汤一大碗，徐徐温饮下。至夜半尽剂而醒，痢亦遂愈。诘朝煎渣再服，其病脱然。

一人，年五十余，于暑日痢而且泻。其泻与痢俱带红色，下坠腹疼，噤口不食。医治两旬，病热浸增，精神昏愦，气息奄奄。诊其脉，细数无力，周身肌肤发热。询其心中亦觉热，舌有黄苔，知其证夹杂暑温。暑气温热，弥漫胃口，又兼痢而且泻，虚热上逆，是以不能食也。遂用生山药两半，滑石一两，生杭芍六钱，粉甘草三钱，一剂诸病皆见愈，可以进食。又服一剂痊愈。

此证用滑石不用石膏者，以其证兼泻也，为不用石膏，即不敢用人参，故倍用山药以增其补力。此就通变之方，而又为通变也。

痢证，又有肝胆肠胃先有郁热，又当暑月劳苦于烈日之中，陡然下痢，多带鲜血，脉象洪数。此纯是一团火气，宜急用大苦大寒之剂，若芩、连、知、柏、胆草、苦参之类，皆可选用，亦可治以白虎汤。方中生石膏必用至二两，再加生白芍一两。若脉大而虚者，宜再加人参三钱。若其脉洪大甚实者，可用大承气汤下之，而佐以白芍、知母。有痢久而清阳下陷者，其人或间作寒热，或觉胸中短气，当于治痢药中加生黄芪、柴胡以升清阳。脉虚甚者，亦可酌加人参，又当佐以生山药以固下焦，然用药不可失于热也。

有痢初得，兼受外感者，宜于治痢药中，兼用解表之品，其外邪不随痢内陷，而痢自易治。不然则成通变白虎加人参汤所主之证矣。

痢证初得虽可下之，然须确审其无外感表证，方可投以下药。其身体稍弱，又宜少用参、芪佐之。痢证忌用滞泥之品，然亦不可概论。

外祖母，年九旬，仲夏下痢赤白甚剧，脉象数而且弦。愚用大熟地、生杭芍各一两煎汤，服下即愈。又服一剂，脉亦和平。后寿至九十四岁。

痢证间有凉者，然不过百中之一耳，且又多系纯白之痢。又必脉象沉迟，且食凉物，坐凉处则觉剧者。治以干姜、白芍、小茴香各三钱，山楂四钱，生山药六钱，一两剂即愈。用白芍者，诚以痢证必兼下坠腹疼。即系凉痢，其凉在肠胃，而其肝胆间必有伏热，亦防其服热药而生热也。

凡病人酷嗜之物，不可力为禁止。尝见患痢者，有恣饮凉水而愈者，有饱食西瓜而愈者。总之，人之资禀不齐，病之变态多端，尤在临证时，精心与之消息耳。

曾治一少年，下痢，昼夜无数，里急后重。投以清火通利之药数剂，痢已减半而后重分毫不除。疑其肠中应有阻隔，投以大承气汤，下燥粪长数寸而愈。

设此证，若不疑其中有阻隔，则燥粪不除，病将何由愈乎？

有奇恒痢者，张隐庵谓其证三阳并至，三阴莫当，九窍皆塞，阳气旁溢，咽干，喉塞痛。并于阴则上下无常，薄为肠澼。其脉缓小迟涩。血温身热者死，热见七日者死。盖因阳气偏剧，阴气受伤，是以脉小沉涩。此证急宜用大承气汤，泻阳养阴，缓则不救。若不知奇恒之因，见脉气平缓而用平易之剂，必至误事。

陈修园曰："嘉庆戊午，夏泉郡王孝廉，患痢七日。忽于寅卯之交，声微哑，谵语。半刻即止，酉刻死。七月榕城叶广文观凤之弟，患同前证来延。言伊弟患此亦不重，饮食如常，唯早晨咽干微疼，如见鬼状，午刻即止。时届酉刻，余告以不必往诊，令其速回看视，果于酉戌之交死。此皆奇恒痢也，若投以大承气汤，犹可挽回。"

按：此证愚实未见。修园所遇二证，皆在戊午年。天干戊为火运，地支午又为少阴君火司天，火气太盛，故有此证。其危在七日者，火之成数也。由斯观之，《内经》岁运之说，原自可凭。唐容川曰："《内经》以痢属于肝热。故曰：诸呕吐酸，暴注下迫，皆属于热。下迫与吐酸同言，则知其属于肝热也。"仲景于下利后重，便脓血者，亦详于厥阴篇中，皆以痢属肝经也。盖痢多发于秋，乃肺金不清、肝木遏郁。肝主疏泄，其疏泄之力太过，则暴注里急，有不能待之势。然或大肠开通，则直泻下矣。乃大肠为肺金之腑，金性收涩，秋日当令，而不使泻出，则滞涩不得快利，遂为后重。治宜开利肺气，使金性不收，则大肠通快，而不后重矣，枳壳、桔梗、粉葛、枇杷叶，皆须为用。又宜清润肝血，使木火不郁，则肝木疏泄而不暴注矣，白芍、当归、生地、丹皮、地榆皆须为用。至于肠胃之热，皆从肝肺而生。西医名肠中发炎，言其色红肿也，故黄连、黄芩、胆草、黄柏能退肝火，石膏、知母、天冬、麦冬、花粉、连翘、银花、白菊能清肺火，皆可择用。此清肺气调肝血之法也。

至噤口痢，世多不知治法。惟仲景存胃津液足以救之，此即胃炎欲腐烂之候也。非大寒凉中加人参、花粉不能助救。故凡噤口痢，但得舌上津回，则能进食而生矣。至于大黄，惟满实者可暂用之。其余蕴酿之热，皆宜苦坚为法，不可用猛悍药也。仲景治痢，主白头翁汤。夫白头翁一茎直上，中空有瓢，能通达木气。而遍体有毛，无风动摇，有风不动，其色纯白（此形象与坊间鬻者不同），兼禀金气，总为金木交合之物。予从白头翁悟出清肝木达风气之法，又从下利肺痛（《金匮》之文）一"肺"字，悟出肝之对面即是肺金，清金以和大肠，又为屡效之法矣。

西人治痢，先用蓖麻子油或甘汞（既水银粉）降之。不愈者，继用杨曹、硝苍、单那而并、那布答林诸药，以清热解毒，防腐生肌，兼用血清灌肠诸方以佐之。

东人衍西人之法，谓赤痢初期，肠中毒热肿疼，决不可用收敛之剂。至第二期，肠中腐烂有若溃疡，可用硝苍鸦片之剂。盖在初期，当务去肠内之刺激，流通粪便，以防病势之上进，为赤痢疗治第一义。故病有上进之象，当相机而投以下剂，但下剂易增进患者之衰弱，不可不谨慎用之。至灌肠及注肠，不惟足以疏通肠内之停滞，且有缓解里急后重之效，是以用之最宜。但于炎证期，则当但行食盐水之灌肠，于溃疡期，则可用硝酸银、单宁酸等收敛，兼以消除毒菌。

张锡纯内科证治精华

按：东人之论如此，用以治痢者，有效有不效。大概体壮者可愈，体弱者仍然危险。至痢证之夹杂外感温病者，尤不能见效。东人志贺洁著有《赤痢新论》，载有未治愈之案两则：

一为宫野某女，五十六岁，下腹部及左腹部忽发疼痛，继乃发热头疼。翌日，腹疼下痢，一小时内约排三次之黏血便。诊之，则体格及营养皆佳良，体温三十七度八分，脉搏七十至，食思缺损，舌有苔，时呕吐头疼。为注射血清。翌日，舌苔干燥而龟裂，体温三十八度，脉搏七十二至，痢下二十次。又翌日，体温三十八度七分，诸症依然，便通二十五次。注射血清。又翌日，口渴及食思缺乏如故，心机亢进，体温三十八度七分，脉搏至百一十至，神识朦胧，言语不清，衰弱较前为甚。又翌日，时时呃逆呕吐，舌肿大干燥，舌苔剥离，下唇糜烂，心音微弱，脉搏极微若无。注射食盐水。又二日，衰弱益甚。午前二时，遂虚脱而死。

其一为田中某女，二十一岁，腹疼下痢，又发剧热，便性为黏液，便间混有血液。其肠之曲折处及盲肠管，觉有压疼。发病第五日之夜，发躁狂状之举动，精神发扬。第六日之夜亦然。嗣后即不复发，而时发谵妄，人事不省，为昏睡状。至第三星期后，精神证状痊愈，诸证轻快。乃未几，而体温再升，达于四十度二分，复发谵妄。经过二十八日，虚脱而死。

细观东人所载二案，皆痢而夹杂温病者也。东人对于前案，但知治痢不知治温，所以不愈。至后案，虽未明载治法，其治法大抵与前案等。至三星期而见愈者，因温病，即不治而常有自愈者。至其后体温再升，达于四十度二分，屡发谵妄。显系温病反复，热入阳明之府。东人不能治温，安能治温之重发！况此重发者，又为久痢体虚之人乎！然而，治此二案之证，固非难事，以前所载通变白虎加人参汤投之，一二剂皆可愈矣。次取通变白虎加人参汤下所治验之案，与此二案对勘自明也。

杨曹一名撒里矢尔酸那笃留谟，一名撒里矢尔酸曹达，一名水杨酸曹达，一名水杨酸那笃留谟；省文曰杨曹，亦曰撒曹。为白色、无臭、鳞屑状结晶，或为结晶质粉末，味甘咸而稍带辛辣，其原质出于杨柳皮及美洲所产植物中，化以安息香酸，为撒里矢尔酸（亦名撒鲁儿）。再用撒里矢尔酸精制为杨曹。大抵外用及涤肠剂，皆用撒里矢尔酸，内服则用杨曹。其性退热防腐，愈偏头疼，为治赤痢要药。

硝苍为次硝酸苍铅之省文，一名盐基性硝酸苍铅，一名硝强铋，一名铋氧氮氧五，为白色结晶性粉末。检视于显微镜下，现有光辉细小棱柱形结晶。为金属收敛药，含有多量苍铅、少量硝酸之制品也。其性能制异常发酵，保护肠胃不受异物之刺激，善治胃癌、胃溃疡、赤痢等证。一日服三四次，每次可服半瓦，多至一瓦。

重曹即重酸曹达之省文，又名重碳酸那笃留谟，为白色结晶性粉末，系用水浸出木炭之汁，炼为碳酸那笃留谟，再用碳酸那笃留谟精制为重曹，能治脏腑中慢性加答儿，胃中分泌过多，消化不良，肝脏硬化证之初起，腹部脏器静脉郁积所致之诸般障碍。止呕吐、退黄疸、利肺疾、解尿酸。于诸般之浮肿水肿，用为利便药，又为大便之缓下剂。每服半瓦，其极量可至二瓦。

单那儿并即单宁酸亚尔布明，乃蛋白化单宁酸（单宁酸之原质存于没石子中），为褐色、无味臭之粉末。其药服至胃中，不甚溶解，下至肠中，始分为蛋白及单宁酸，呈单宁酸之收敛

152

作用。故不害胃之消化机能，为大小肠之收敛药。专用于大小肠加答儿，兼治肠滤囊之溃疡机转、肺劳者之下利、慢性赤痢、夏期小儿下利（无味易服）等，代单宁酸为灌肠剂。用量每次可服半瓦，多至一瓦，日服数次，可少少增加。

那布答林为无色、有光泽之版状结晶，有特异窜透臭气与烧味。乃生化于有机物（石灰）干馏之际，在最高热馏出之碳水素之一也。其性最能消除各种毒菌，饶防腐之力，内疡溃烂，能催肉芽速长，治膀胱加答儿、小儿蛔虫。外用和脂油，能除疥癣。于创伤溃疡，为干燥绷带药，能除恶臭，促肉芽之发生。用于室中，可以逐秽祛邪。置于书箧、衣筒，可以避蠹驱虫。每服三分之一瓦，或半瓦，其极量不过一瓦。

在所录东西人治痢之药，其解毒清血之力，远不如鸭蛋子；其防腐生肌之力，远不如三七。且于挟虚之痢，而不知辅以山药、人参；于挟热之痢，而不知重用石膏。宜其视赤痢为至险之证，而治之恒不愈也。

东人志贺洁谓：热带之地有阿米巴赤痢，其证间或传于温带地方。阿米巴者，为虫类生殖之毒菌，传染于人则为阿米巴赤痢。阿米巴之现状为球形或椭圆形之结核，与寻常赤痢菌之为杆状者不同。外有包为玻璃透明形，其内结之核为球，间有脓球。取新便下之混血黏液一滴，置玻璃片上，加生理的食盐水，更以小玻璃片轻覆其上，以显微镜视之，若有假足之伸缩，助其活动，即为阿米巴赤痢之毒菌。其剧者，痢中混有坏疽溃疡片，而带腐肉样之臭气，或为污泥色。至其证状之经过，与慢性赤痢大略相似。其身体大率无过热之温度。故迟之累月累年不愈，而犹有可支持者。此证治法宜日服甘汞十分瓦之一至十分瓦之三，当连服七八日。但须注意于中毒状，若稍发现中毒形状，宜速停止。又可服硫黄半瓦，一日三次。又宜用鸡纳霜为注肠剂，惟不可自始即用浓厚之液。最初当用五千倍之溶液，继乃可用千倍水者，数日后则可用五百倍水者。

愚未至热带，东人所论阿米巴赤痢未经治过。然彼又云间有传至温带者，至所载其证之剧者一段云云，愚上所治痢证案中，似有具此状况者，而未用其治法，亦皆应手奏效。至其谓内服可用硫黄，上所治痢证案中，已载两则，其为阿米巴痢与否，尚不敢断定。而当其时临证疏方，固未闻有阿米巴痢也，惟度其证宜投以硫黄，且再四踌躇。若不用硫黄，它药恐难于建功，故遂放胆用之耳（治痢之方，再参看第五期《衷中参西录》第六卷，论痢证治法方备）。

硝菔通结汤

治大便燥结久不通，身体兼羸弱者。

净朴硝四两　鲜莱菔五斤

将莱菔切片，同朴硝和水煮之。初次煮，用莱菔片一斤，水五斤，煮至莱菔烂熟捞出，就其余汤，再入莱菔一斤。如此煮五次，约得浓汁一大碗，顿服之。若不能顿服者，先饮一半，停一点钟，再温饮一半，大便即通。若脉虚甚，不任通下者，加人参数钱，另炖同服。

软坚通结，朴硝之所长也。然其味咸、性寒，若遇燥结甚实者，少用之则无效，多用之则咸寒太过，损肺伤肾。其人或素有劳疾，或下元虚寒者，尤非所宜也。惟与莱菔同煎数次，则朴硝之咸味尽被莱菔提出，莱菔之汁浆尽与朴硝融化。夫莱菔味甘，性微温，煨熟食之，善治劳嗽短气（方附在第一卷水晶桃下），其性能补益可知。取其汁与朴硝同用，其甘温也，可化朴硝之咸寒；其补益也，可缓朴硝之攻破。若或脉虚不任通下，又藉人参之大力者，以为之扶持保护。然后师有节制，虽猛悍亦可用也。

一媪，年近七旬，伤寒初得，无汗，原是麻黄汤证。因误服桂枝汤，遂成白虎汤证。上焦烦热太甚，闻药气即呕吐，但饮所煎石膏清水亦吐。俾用鲜梨片蘸生石膏细末嚼咽之。药用石膏两半，阳明之大热遂消，而大便旬日未通，其下焦余热仍无出路。欲用硝、黄降之，闻药气仍然呕吐，且其人素患劳嗽，身体羸弱，过用咸寒，尤其所忌。为制此方，煎汁一大碗，仍然有朴硝余味，复用莱菔一个，切成细丝，同葱添油醋，和药汁调作羹。病人食之香美，并不知是药，大便得通而愈。

一媪，年七旬，劳嗽甚剧，饮食化痰涎，不化津液，致大便燥结，十余日不行，饮食渐不能进。亦拟投以此汤，为羸弱已甚，用人参三钱另炖汁，和药服之。一剂便通，能进饮食。复俾煎生山药稠汁，调柿霜饼服之，劳嗽亦见愈。

按：用朴硝炼玄明粉法，原用莱菔，然此法今人不讲久矣。至药坊所鬻者，乃风化硝，非玄明粉也。今并载其法，以备参观。实心救人者，亦可照法炼之，以备施用。其法于冬至后，用洁净朴硝十斤，白莱菔五斤切片，同入锅中，用水一斗五升，煮至莱菔烂熟，将莱菔捞出。用竹筛一个，铺绵纸二层，架托于新缸之上，将硝水滤过。在庭露三日，其硝凝于缸边。将余水倾出，晒干。将硝取出，用砂锅熬于炉上。融化后，搅以铜铲，熬至将凝，用铲铲出，再装于瓷罐，未满者寸许，盖以瓦片。用钉三个，钉地作鼎足形，钉头高二寸，罐置其上。用砖在罐周遭砌作炉形，多留风眼，炉砖离罐三寸。将木炭火置于炉中，罐四围上下都被炭火壅培，以煅至硝红为度。次日取出，再用绵纸铺于静室地上，将硝碾细，用绢罗筛于纸上厚一分。将户牖皆遮蔽勿透风，三日后取出。其硝洁白如粉，轻虚成片。其性最能降火化痰，清利脏腑，怪证服之可瘳，狂躁用之即愈。搜除百病，安敛心神，大人服二三钱，小儿服五分至一钱，用白汤或葱汤融化，空心服之。服药之日，不宜食他物，惟饮稀粥。服二三次后，自然精神爽健，脏腑调和，津液顿生，百病如失矣。惟久病泄泻者，服之不宜。

理饮汤

治因心肺阳虚，致脾湿不升，胃郁不降，饮食不能运化精微，亦为饮邪。停于胃口为满闷，溢于膈上为短气，渍满肺窍为喘促，滞腻咽喉为咳吐黏涎。甚或阴霾布满上焦，心肺之阳不能畅舒，转郁而作热。或阴气逼阳外出为身热，迫阳气上浮为耳聋。然必诊其脉，确乎弦迟细弱者，方能投以此汤。

于术四钱　干姜五钱　桂枝尖二钱　炙甘草二钱　茯苓片二钱
生杭芍二钱　橘红钱半　川厚朴钱半

服数剂后，饮虽开通，而气分若不足者，酌加生黄芪数钱。

一妇人，年四十许，胸中常觉满闷发热，或旬日，或浃辰之间，必大喘一二日。医者用清火理气之药，初服稍效，久服转增剧。后愚诊视，脉沉细几不可见。病家问系何病因？愚曰：此乃心肺阳虚，不能宣通脾胃，以致多生痰饮也。人之脾胃属土，若地舆然，心肺居临其上，正当太阳部位（膈上属太阳，观《伤寒论》太阳篇自知）。其阳气宣通，若日丽中天，暖光下照。而胃中所纳水谷，实借其阳气宣通之力，以运化精微而

张锡纯内科证治精华

生气血，传送渣滓而为二便。清升浊降，痰饮何由而生？惟心肺阳虚，不能如离照当空，脾胃即不能借其宣通之力，以运化传送，于是饮食停滞胃口。若大雨之后，阴雾连旬，遍地污淖，不能干渗，则痰饮生矣。痰饮既生，日积月累，郁满上焦则作闷，渍满肺窍则作喘，阻遏心肺阳气，不能四布则作热。医者不识病源，犹用凉药清之，勿怪其久而增剧也。遂为制此汤，方中用桂枝、干姜以助心肺之阳而宣通之，白术、茯苓、甘草以理脾胃之湿而淡渗之（茯苓、甘草同用最泻湿满）。用厚朴者，叶天士谓"厚朴多用则破气，少用则通阳"，欲借温通之性，使胃中阳通气降，运水谷速于下行也。用橘红者，助白术、茯苓、甘草以利痰饮也。至白芍，若取其苦平之性，可防热药之上僭（平者主降）；若取其酸敛之性，可制虚火之浮游（《本经》谓芍药苦平，后世谓芍药酸敛，其味实苦而微酸）。且药之热者，宜于脾胃，恐不宜于肝胆。又取其凉润之性，善滋肝胆之阴，即预防肝胆之热也。况其善利小便，小便利而痰饮自减乎！服之一剂，心中热去。数剂后，转觉凉甚。遂去白芍。连服二十余剂，胸次豁然，喘不再发。

一妇人，年三十许，身形素丰，胸中痰涎郁结，若碍饮食，上焦时觉烦热。偶服礞石滚痰丸有效，遂日日服之。初则饮食加多，继则饮食渐减，后则一日不服，即不能进饮食。又久服之，竟分毫无效。日仅一餐，进食少许，犹不能消化，且时觉热气上腾，耳鸣欲聋，始疑药不对证，求愚诊治。其脉象浮大，按之甚软。

愚曰："此证心肺阳虚，脾胃气弱。为服苦寒攻泻之药太过，故病证脉象如斯也。"拟治以理饮汤。病家谓：从前医者，少用桂、附即不能容受，恐难再用热药。愚曰："桂、附原非正治心肺脾胃之药，况又些些用之，病重药轻，宜其不受。若拙拟理饮汤，与此证针芥相投，服之必无他变。若畏此药，不敢轻服，单用干姜五钱试服亦可。"病家依愚言。煎服干姜后，耳鸣即止。须臾，觉胸次开通。继投以理饮汤，服数剂，心中亦觉凉甚。将干姜改用一两，又服二十余剂，病遂除根。

一妇人，年四十许，上焦满闷烦躁，思食凉物，而偶食之，则满闷益甚。且又黎明泄泻，日久不愈，满闷益甚，将成臌胀。屡次延医服药，多投以半补半破之剂。或佐以清凉，或佐以收涩，皆分毫无效。后愚诊视，脉象弦细而迟，知系寒饮结胸，阻塞气化，欲投以理饮汤。病家闻而迟疑，似不敢服。亦俾先煎干姜数钱服之，胸中烦躁顿除。为其黎明泄泻，遂将理饮汤去厚朴、白芍，加生鸡内金钱半，补骨脂三钱，连服十余剂，诸病皆愈。

一妇人，年近五旬，常觉短气，饮食减少。屡次延医服药，或投以宣通，或投以升散，或投以健补脾胃，兼理气之品，皆分毫无效。浸至饮食日减，羸弱不起，奄奄一息，病家亦以为不治之证矣。后闻愚在其邻村，屡救危险之证，复延愚诊视。其脉弦细欲无，频吐稀涎。询其心中，言觉有物杜塞胃口，气不上达，知其为寒饮凝结也。遂投以理饮汤。方中干姜改用七钱，连服三剂，胃口开通。又觉呼吸无力，遂于方中加生黄芪三钱，连服十余剂，病痊愈。

方书谓，饮为水之所结，痰为火之所凝，是谓饮凉而痰热也。究之饮证亦自分凉热，其热者，多由于忧思过度，甚则或至癫狂，虽有饮而恒不外吐。其凉者，则由于心肺阳虚，如方名下所言种种诸情状。且其证时吐稀涎，常觉短气，饮食廉少，是其明征也（后世谓痰之稀者为饮、稠者为痰，与《金匮》所载四饮名义不同）。

邑韩蕙圃，医学传家，年四十有四，偶得奇疾，卧则常常发搐，旋发旋止，如发寒战之状，一呼吸之间即愈。即不发搐时，人偶以手抚之，又辄应手而发。自治不效，广求他医治疗皆不效。留连半载，病势浸增。后愚诊视，脉甚弦细，询其饮食甚少，知系心肺脾胃阳分虚惫，不能运化精微，以生气血，血虚不能荣筋，气虚不能充体，故发搐也。必发于卧时者，卧则气不顺也。人抚之而辄发者，气虚则畏人按也。授以理饮汤方，数剂，饮食加多，搐亦见愈。二十剂后，病不再发。

理痰汤

治痰涎郁塞胸膈，满闷短气。或渍于肺中为喘促咳逆；停于心下为惊悸不寐；滞于胃口为胀满哕呃；溢于经络为肢体麻木或偏枯；留于关节、着于筋骨为俯仰不利、牵引作疼；随逆气肝火上升为眩晕、不能坐立。

生芡实一两　清半夏四钱　黑芝麻炒捣，三钱　柏子仁炒捣，二钱　生杭芍二钱　陈皮二钱　茯苓片二钱

世医治痰，习用宋《局方》二陈汤，谓为治痰之总剂。不知二陈汤能治痰之标，不能治痰之本。何者？痰之标在胃，痰之本原在于肾。肾主闭藏，以膀胱为腑者也。其闭藏之力，有时不固，必注其气于膀胱，膀胱膨胀，不能空虚若谷，即不能吸引胃中水饮，速于下行而为小便，此痰之所由来也。又肾之上为血海，奇经之冲脉也，其脉上隶阳明，下连少阴。为其下连少阴也，故肾中气化不摄，则冲气易于上干。为其上隶阳明也，冲气上干，胃气亦多上逆，不能息息下行以运化水饮，

此又痰之所由来也。此方以半夏为君，以降冲胃之逆。即重用
芡实，以收敛冲气，更以收敛肾气，而厚其闭藏之力。肾之气
化治，膀胱与冲之气化自无不治，痰之本原清矣。用芝麻、柏
实者，润半夏之燥，兼能助芡实补肾也。用芍药、茯苓者，一
滋阴以利小便；一淡渗以利小便也。用陈皮者，非藉其化痰之
力，实藉其行气之力，佐半夏以降逆气，并以行芡实、芝麻、
柏实之滞腻也。

初制此方时，愚年未及壮，医术无所知名。有李龙章先
生，邑之宿医也，见之大加赏异，谓异日必成名医。后果用此
方屡次能建奇效。即痰证垂危，服之亦可挽救。

友人毛仙阁，曾治一妇人，年四十余，上盛下虚，痰涎壅
滞，饮食减少，动则作喘。他医用二陈汤加减治之。三年，病
转增剧，后延仙阁诊视。投以此汤，数剂，病愈强半。又将芡
实减去四钱，加生山药五钱。连服二十余剂，痰尽消，诸病皆
愈。至今数年，未尝反复。

仙阁又尝治一少妇，患痫风，初两三月一发，浸至两三日
一发，脉滑体丰，知系痰涎为恙。亦治以此汤，加赭石三钱。
数剂，竟能袚除病根。后与愚觌面述之。愚喜曰："向拟此汤
时，原不知能治痫风，经兄加赭石一味，即建此奇功，大为此
方生色矣。"

按：此方若治痫风，或加朱砂，或加生铁落，或用磨刀水
煎药，皆可。

升陷汤

治胸中大气下陷，气短不足以息；或努力呼吸，有似乎
喘；或气息将停，危在顷刻。其兼证，或寒热往来，或咽干作

渴，或满闷怔忡，或神昏健忘，种种病状诚难悉数。其脉象沉迟微弱，关前尤甚。其剧者，或六脉不全，或三五不调。

生箭芪六钱　知母三钱　柴胡一钱五分　桔梗一钱五分　升麻一钱

气分虚极下陷者，酌加人参数钱，或再加山萸肉（去净核）数钱，以收敛气分之耗散，使升者不至复陷更佳。若大气下陷过甚，至少腹下坠，或更作疼者，宜将升麻改用钱半，或倍作二钱。

大气者，充满胸中，以司肺呼吸之气也。人之一身，自飞门以至魄门，一气主之。然此气有发生之处，有培养之处，有积贮之处。天一生水，肾脏先成，而肾系命门之中（包肾之膜油，连于脊椎自下上数七节处），有气息息萌动，此乃乾元资始之气，《内经》所谓"少火生气"也；此气既由少火发生，以徐徐上达，培养于后天水谷之气，而磅礴之势成；绩贮于膺胸空旷之府，而盘据之根固。是大气者，原以元气为根本，以水谷之气为养料，以胸中之地为宅窟者也。夫均是气也，至胸中之气，独名为大气者，诚以其能撑持全身，为诸气之纲领，包举肺外，司呼吸之枢机，故郑而重之曰大气。夫大气者，内气也。呼吸之气，外气也。人觉有呼吸之外气与内气不相接续者，即大气虚而欲陷，不能紧紧包举肺外也。医者不知病因，犹误认为气郁不舒，而开通之。其剧者，呼吸将停，努力始能呼吸，犹误认为气逆作喘，而降下之，则陷者益陷，凶危立见矣。其时作寒热者，盖胸中大气，即上焦阳气，其下陷之时非尽下陷也，亦非一陷而不升也。当其初陷之时，阳气郁而不畅则作寒；既陷之后，阳气蓄而欲宣则作热；迨阳气蓄极而通，仍复些些上达，则又微汗而热解。其咽干者，津液不能随气上潮也；其满闷者，因呼吸不利而自觉满闷也；其怔忡者，因心在膈上，原悬于大气之中，大气既陷，而心无所附丽也；其神昏健忘者，大气因下陷，不能上达于脑，而脑髓神经无所凭借也。其证多得之力小任重，或枵腹力作，或病后气力未复勤于动作，或因泄泻日久，或服破气药太过，或气分虚极自下陷，种种病因不同。而其脉象之微细迟弱，与胸中之短气，实与寒饮结胸相似。然诊其脉似寒凉，而询之果畏寒凉，且觉短气者，寒饮结胸也；诊其脉似寒凉，而询之不畏寒凉，惟觉短气者，大气下陷也。且即以短气论，而大气下陷之短气，与寒饮结胸之短气，亦自有辨：寒饮结胸短气，似觉有物压之；大气下陷短气，常觉上气与下气不相接续。临证者当细审之（寒饮结胸详第三卷理饮汤下）。

升陷汤以黄芪为主者，因黄芪既善补气，又善升气。且其质轻松，中含氧气，与胸中大气有同气相求之妙用。惟其性稍热，故以知母之凉润者济之。柴胡为少阳之药，能引大气之陷者自左上升；升麻为阳明之药，能引大气之陷者自右上升。桔梗为药中之舟楫，能载诸药之力上达胸中，故用之为向导也。至其气分虚极者，酌加人参，所以培气之本也。或更加萸肉，所以防气之涣也。至若少腹下坠或更作疼，其人之大气直陷至九渊，必需升麻之大力者以升提之，故又加升麻五分或倍作二钱也。方中之用意如此，至随时活泼加减，尤在临证者之善变通耳。

肺司呼吸，人之所共知也。而谓肺之所以能呼吸者，实赖胸中大气，不惟不业医者不知，即医家知者亦鲜，并方书亦罕言及。所以愚初习医时，亦未知有此气，迨临证细心体验，始确知于肺气呼吸之外，别有气贮于胸中，以司肺脏之呼吸。而

张锡纯内科证治精华

此气且能撑持全身，振作精神，以及心思脑力、官骸动作，莫不赖乎此气。此气一虚，呼吸即觉不利，而且肢体酸懒，精神昏愦，脑力、心思为之顿减。若其气虚而且陷，或下陷过甚者，其人即呼吸顿停，昏然罔觉。

愚既实验得胸中有此积气与全身有至切之关系，而尚不知此气当名为何气。涉猎方书，亦无从考证，惟《金匮》水气门，桂枝加黄芪汤下，有"大气一转，其气乃散"之语。后又见喻嘉言《医门法律》谓"五脏六腑，大经小络，昼夜循环不息，必赖胸中大气，斡旋其间"，始知胸中所积之气，当名为大气。因忆向读《内经·热论篇》有"大气皆去，病日已矣"之语，王氏注大气，为大邪之气也。若胸中之气，亦名为大气，仲景与喻氏果何所本，且二书中亦未尝言及下陷。于是复取《内经》挨行逐句细细研究，乃知《内经》所谓大气，有指外感之气言者，有指胸中之气言者。且知《内经》之所谓宗气，亦即胸中之大气。并其下陷之说，《内经》亦尝言之。煌煌圣言，昭如日星，何数千年著述诸家，不为之大发明耶？

今试取《内经》之文释之。《灵枢·五味篇》曰："谷始入于胃，其精微者，先出于胃之两焦，以溉五脏，别出两行荣卫之道。其大气之抟而不行者，积于胸中，命曰气海。出于肺，循喉咽，故呼则出，吸则入。天地之精气，其大数常出三入一。故谷不入半日则气衰，一日则气少矣。"愚思肺悬胸中，下无透窍。胸中大气，包举肺外，上原不通于喉，亦并不通于咽，而曰："出于肺，循喉咽，呼则出，吸则入"者，盖谓大气能鼓动肺脏使之呼吸，而肺中之气，遂因之出入也。所谓天地之精气常出三入一者，盖谓吸入之气，虽与胸中不相通，实能隔肺膜透过四分之一以养胸中大气，其余三分吐出，即换出脏腑中浑浊之气，此气化之妙用也。然此篇专为五味养人而发，故第言饮食能养胸中大气，而实未发明大气之本源。愚尝思之，人未生时，皆由脐呼吸，其胸中原无大气，亦无需乎大气，迨胎气日盛，脐下元气渐充，遂息息上达胸中而为大气。大气渐满，能鼓动肺膜使之呼吸，即脱离母腹，由肺呼吸而通天地之气矣（西人谓肺之呼吸延髓主之，胸中大气实又为延髓之原动力）。

至大气即宗气者，亦尝深考《内经》而得之。《素问·平人气象论》曰："胃之大络，名曰虚里，出于左乳下，其动应衣，脉宗气也。"按虚里之络，即胃输水谷之气于胸中，以养大气之道路。而其贯膈络肺之余，又出于左乳下为动脉。是此动脉，当为大气之余波。而曰宗气者，是宗气即大气，为其为生命之宗主，故又尊之曰宗气。其络所以名虚里者，因其贯膈络肺游行于胸中空虚之处也。

又《灵枢·邪客篇》曰："五谷入于胃，其糟粕、津液、宗气，分为三隧。故宗气积于胸中，出于喉咙，以贯心脉，而行呼吸焉。"观此书经文，则宗气即为大气，不待诠解。且与五味篇同为伯高之言，非言出两人，而或有异同。且细审"以贯心脉，而行呼吸"之语，是大气不但为诸气之纲领，并可为周身血脉之纲领矣。至大气下陷之说，《内经》虽无明文，而其理实亦寓于《内经》中。《灵枢·五色》篇雷公问曰："人无病卒死，何以知之？"黄帝曰："大气入于脏腑者，不病而卒死。"夫人之膈上，心肺皆脏，无所谓腑也。经既统言脏腑，指膈下脏腑可知。以膈上之大气，入于膈下之脏腑，非下陷乎？大气既陷，无气包举肺外以鼓动其阖辟之机，则呼吸顿停，所以不病而猝死也。观乎此，则大气之关于人身者，何其重哉！

试再以愚所经验者明之。友人赵厚庵丁外艰时，哀毁过甚，忽觉呼吸之气，自胸中近喉之处如绳中断。其断之上半，觉出自口鼻，仍悬囟门之上；其下半，则觉渐缩而下，缩至心口，胸中转觉廓然，过心以下，即昏然罔觉矣。时已仆于地，气息全无。旁人代为扶持，俾盘膝坐。片时，觉缩至下焦之气，又徐徐上升，升至心口，恍然觉悟，再升至胸，觉囟门所悬之气，仍由口鼻入喉，与上升之气相续。其断与续，皆自觉有声，仿佛小爆竹，自此遂呼吸复常。后向愚述其事，且问其故。遂历举《内经》所论"大气"数则告之。厚庵恍然悟曰："十年疑团，经兄道破矣。予向者诚大气下陷也。"特是其大气既陷而复能升者，因其下元充实，平时不失保养，且正在壮年，生机甚旺也。此事与《内经》参观，胸中大气之功用，不昭然共见哉？今并将愚生平治验大气下陷之案，择其紧要者，列十余则于下，以备参观。

有兄弟二人，其兄年近六旬，弟五十余，冬日畏寒，共处一小室中，炽其煤火，复严其户牖。至春初，二人皆觉胸中满闷，呼吸短气。盖因户牖不通外气，屋中氧气全被煤火着尽，胸中大气既乏氧气之助，又兼受碳气之伤，日久必然虚陷，所以呼吸短气也。因自觉满闷，医者不知病因，竟投以开破之药。迨开破益觉满闷，转以为药力未到，而益开破之。数剂之后，其兄因误治，竟至不起。其弟服药亦增剧，而犹可支持，遂延愚诊视。其脉微弱而迟，右部尤甚，自言心中发凉，小腹下坠作疼，呼吸甚觉努力。知其胸中大气下陷已剧，遂投以升陷汤，升麻改用二钱，去知母，加干姜三钱。两剂，少腹即不下坠，呼吸亦顺。将方中升麻、柴胡、桔梗，皆改用一钱，连服数剂而愈。

其处塾中教员黄鑫生，沧州博雅士也，闻愚论大气下陷之理，以为闻所未闻。遂将所用之方，录十余纸，详加诠解，遍寄其处之业医者。

或曰：室中有炉火，亦冬日卫生之道，据此案观之，炉火不可令旺乎？答曰：非也。按化学之理，炉火旺，则所出之气为氧二分碳一分，于人无损。若不旺，则所出之气为碳氧参半，转有损于人。是屋中炉火之热，固不可过度，然不可不旺也。特是火非氧气不着，人之呼吸，亦须臾不能离氧气。惟户牖能通外气，俾屋中之氧气，足供炉火与人呼吸之用而有余，人处其间，始能无病。不但此也，西人讲卫生者，恒移置病人于空气最佳之处。且细审其地点之空气，俾与所受之病，各有所宜，则病人居之，自易调治。吾中华卫生之道不讲，一有疾病，恐体弱不能禁风，必先致慎户牖，稍冷更炽其炉火，厚其帷幕。遇有急证险证，眷属戚友，更多卫侍看护，致令一室之中，皆碳气熏蒸，无病者且将有病，有病者何以能愈？

是以愚生平临证，见病人之室安置失宜，必恳切告之。至无论有病无病，睡时喜以被蒙头，尤非所宜。试观中碳气者，其人恒昏不知人，气息欲无，急移置当风之处，得呼吸新鲜之空气，即渐苏醒，不可悟卫生之理乎？

一人，年二十余，因力田劳苦过度，致胸中大气下陷，四肢懒动，饮食减少，自言胸中满闷。其实非满闷，乃短气也。粗人不善述病情，往往如此。医者不能自审病因，投以开胸理气之剂，服后增重。又改用半补半破之剂，两剂后，病又见重。又延他医，投以桔梗、当归、木香各数钱，病大见愈，盖

张锡纯内科证治精华

全赖桔梗升提气分之力也。医者不知病愈之由，再服时，竟将桔梗易为苏梗，升降异性，病骤反复。自此不敢服药，迟延二十余日，病势垂危，喘不能卧，昼夜倚壁而坐，假寐片时，气息即停，心下突然胀起，急呼醒之，连连喘息数口，始觉气息稍续，倦极偶卧片时，觉腹中重千斤，不能转侧，且不敢仰卧。延愚诊视，其脉乍有乍无，寸关尺三部，或一部独见，或两部同见，又皆一再动而止，此病之危，已至极点。因确知其为大气下陷，遂放胆投以生箭芪一两，柴胡、升麻、萸肉（去净核）各二钱。

煎服片时，腹中大响一阵，有似昏愦苏息，须臾恍然醒悟，自此呼吸复常，可以安卧，转侧轻松。其六脉皆见，仍有雀啄之象。自言百病皆除，惟觉胸中烦热。遂将方中升麻、柴胡，皆改用钱半，又加知母、玄参各六钱，服后脉遂复常。惟左关三五不调。知其气分之根柢犹未实也。遂改用野台参一两，玄参、天冬、麦冬（带心）各三钱，两剂痊愈。

或问：喘者皆系气上逆，而不能下达。此证系胸中大气下陷，何以亦作喘乎？答曰：人之胸中大气，实司肺脏之呼吸。此证因大气下陷过甚，呼吸之机关将停，遂勉强鼓舞肺脏，努力呼吸以自救，其迫促之形有似乎喘，而实与气逆之喘有天渊之分。观此证，假寐之时，肺脏不能努力呼吸，气息即无，其病情可想也。设以治气逆作喘者治此证，以治此证之喘者治气逆作喘，皆凶危立见。临证者当细审之。

按：大气下陷之甚者，其努力呼吸，迫促异常之状，与喘之剧者，几无以辨。然喘证无论内伤外感，其剧者必然肩息（《内经》谓喘而肩动者为肩息）；大气下陷者，虽至呼吸有声，必不肩息。盖肩息者，因喘者之吸气难；不肩息者，因大气下陷者之呼气难也。欲辨此证，可作呼气难与吸气难之状，以默自体验，临证自无差谬。又喘者之脉多数，或有浮滑之象，或尺弱寸强；大气下陷之脉，皆与此成反比例，尤其明征也。

一人，年四十八，素有喘病，薄受外感即发，每岁反复二三次。医者投以小青龙加石膏汤辄效。一日反复甚剧，大喘昼夜不止。医者投以从前方两剂，分毫无效。延愚诊视，其脉数至六至，兼有沉濡之象。疑其阴虚不能纳气，故气上逆而作喘也。因其脉兼沉濡，不敢用降气之品，遂用熟地黄、生山药、枸杞、玄参大滋真阴之品，大剂煎汤，送服人参小块（人参用块之理详第一卷十全育真汤下）二钱。连服三剂，喘虽见轻，仍不能止。复诊视时，见令人为其捶背。言背常发紧，捶之则稍轻，呼吸亦稍舒畅。此时，其脉已不数，仍然沉濡。因细询此次反复之由，言曾努力搬运重物，当时即觉气分不舒，迟二三日遂发喘。乃恍悟，此证因阴虚不能纳气，故难于吸。因用力太过，大气下陷，故难于呼。其呼吸皆须努力，故呼吸倍形迫促。但用纳气法治之，止治其病因之半，是以其喘亦止愈其半也。遂改用升陷汤，方中升麻、柴胡、桔梗，皆不敢用，以桂枝尖三钱代之。又将知母加倍，再加玄参四钱，连服数剂痊愈。

按：此证虽大气下陷，而初则实兼不纳气也。升麻、柴胡、桔梗虽能升气，实与不纳气之证有碍，用之恐其证仍反复。惟桂枝性本条达，能引脏腑之真气上行，而又善降逆气。仲景苓桂术甘汤，用之以治短气，取其能升真气也。桂枝加桂汤，用之以治奔豚，取其能降逆气也。且治咳逆上气吐吸（喘也），《本经》原有明文。既善升陷，又善降逆，用于此证之中，固有一无二之良药也。

张锡纯内科证治精华

或问：桂枝一物耳，何以既能升陷又能降逆？答曰：其能升陷者，以其为树之枝，原在上，桂之枝又直上而不下垂，且色赤属火，而性又温也；其能降逆者，以其味辛，且华于秋，得金气而善平肝木，凡逆气之缘肝而上者（逆气上升者多由于肝），桂枝皆能镇之。大抵最良之药，其妙用恒令人不测。拙拟参赭镇气汤（在第二卷）后，有单用桂枝治一奇病之案。且详论药性之妙用，可以参观。

一人，年二十余，动则作喘，时或咳嗽。医治数年，病转增剧，皆以为劳疾不可治。其脉非微细，而指下若不觉其动。知其大气下陷，不能鼓脉外出，以成起伏之势也，投以升陷汤，加人参、天冬各三钱，连服数剂而愈。其父喜曰："族人向有患此证者，四年而亡。今此子病已三年，得遇先生而愈，是果何处得此神方，而能挽回人命也？"因其病久，俾于原方中减去升麻，为末炼蜜作丸药，徐服月余，以善其后。

一人，年二十四，胸中满闷，昼夜咳嗽。其咳嗽时，胁下疼甚。诊其脉象和平，重按微弦无力。因其胁疼，又兼胸满，疑其气分不舒，少投以理气之药；为其脉稍弱，又以黄芪佐之，而咳嗽与满闷益甚，又兼言语声颤动。乃细问病因，知其素勤稼穑，因感冒懒食，犹枵腹力作，以致如此。据此病因，且又服理气之药不受，其为大气下陷无疑。遂投以升陷汤四剂，其病脱然。

按：此证之形状似甚难辨，因初次未细诘问，致用药少有差错，犹幸迷途未远，即能醒悟，而病亦旋愈。由斯观之，临证者甚勿自矜明察，而不屑琐琐细问也。

一人，年四十许，失音半载，渐觉咽喉发紧，且常溃烂。畏风恶寒，冬日所着衣服，至孟夏犹未换，饮食减少，浸成虚劳，多方治疗，病转增剧。诊其脉，两寸微弱，毫无轩起之象，知其胸中大气下陷也。投以升陷汤，加玄参四钱，两剂咽喉即不发紧。遂减去升麻，又连服十余剂，诸病皆愈。

一人，年四十许，每岁吐血二三次，如此四年，似有一年甚于一年之势。其平素常常咳嗽，痰涎壅滞，动则作喘，且觉短气。其脉沉迟微弱，右部尤甚。知其病源系大气下陷，投以升陷汤，加龙骨、牡蛎（皆不用煅），生地黄各六钱，又将方中知母改用五钱，连服三剂，诸病皆愈。遂减去升麻，又服数剂以善其后。

或问：吐血之证，多由于逆气上干而血随气升。此证既大气下陷，当有便血、溺血之证，何以竟吐血乎？答曰：此证因大气陷后，肺失其养，劳嗽不已，以致血因嗽甚而吐出也。究之胸中大气，与上逆之气原迥异。夫大气为诸气之纲领，大气陷后，诸气无所统摄，或更易于上干。且更有逆气上干过甚，排挤胸中大气下陷者（案详第二卷赭石镇气汤下）。至便血、溺血之证，由于大气下陷者诚有之，在妇女更有因之血崩者（案详第八卷固冲汤下）。又转有因大气下陷，而经血倒行，吐血、衄血者（案详第八卷加味麦门冬汤下）。是知大气既陷，诸经之气无所统摄，而或上或下，错乱妄行，有不能一律论者。

或问：龙骨、牡蛎为收涩之品，大气陷者宜升提，不宜收涩。今方中重用二药皆至六钱，独不虑其收涩之性，有碍大气之升乎？答曰：龙骨、牡蛎最能摄血之本源。此证若但知升其大气，恐血随升气之药复妄动，于升陷汤中加此二药，所以兼顾其血也。且大气下陷后，虑其耗散，有龙骨、牡蛎以收敛之，转能辅升陷汤之所不逮。况龙骨善化瘀血（《本经》主癥瘕），牡蛎善消坚结（观其治瘰疬可知）。二药并用，能使血之未

张锡纯内科证治精华

离经者永安其宅，血之已离经者尽化其滞。加于升陷汤中，以治气陷兼吐血之证，非至稳善之妙药乎！

按：吐血证最忌升麻。此证兼吐血，服升陷汤时，未将升麻减去者，因所加之龙骨、牡蛎原可监制之，而服药之时，吐血之证犹未反复也。若恐升麻有碍血证时，亦可减去之，多加柴胡一钱。

一人，年四十余，小便不利，周身漫肿，自腰以下，其肿尤甚，上焦痰涎杜塞，剧时几不能息，咳嗽痰中带血，小便亦有血色。迁延半载，屡次延医服药，病转增剧。其脉滑而有力，疑是湿热壅滞。询之果心中发热，遂重用滑石、白芍以渗湿清热，佐以柴胡、乳香、没药以宣通气化。为其病久，不任疏通，每剂药加生山药两许，以固气滋阴。又用药汁送服三七末二钱，以清其血分。数剂热退血减，痰涎亦少，而小便仍不利。偶于诊脉时，见其由卧起坐，因稍费力，连连喘息十余口，呼吸始顺。且其脉从前虽然滑实，究在沉分，此时因火退，滑实既减，且有濡象。恍悟此证确系大气下陷，遂投以升陷汤，知母改用六钱，又加玄参五钱，木通二钱。一剂小便即利。又服数剂，诸病痊愈。

一人，年四十七，咳嗽短气，大汗如洗，昼夜不止，心中怔忡，病势危急，遣人询方。俾先用山萸肉（去净核）二两煎服，以止其汗。翌日迎愚诊视，其脉微弱欲无，呼吸略似迫促。自言大汗虽止，而仍有出汗之时，怔忡见轻，仍觉短气。知其确系大气下陷，遂投以升陷汤。为其有汗，加龙骨、牡蛎（皆不用煅）各五钱，三剂而愈。

一人，年二十，卧病两月不愈，精神昏愦，肢体酸懒，亦不觉有所苦。屡次延医诊视，莫审病情，用药亦无效。一日忽然不能喘息，张口呼气外出，而气不上达。其气蓄极之时，肛门突出，约二十呼吸之顷，气息方通，一昼夜之间，如此者八九次。诊其脉，关前微弱不起，知其大气下陷，不能司肺脏呼吸之枢机也。

遂投以人参一两，柴胡三钱，知母二钱，一剂而呼吸顺。又将柴胡改用二钱，知母改用四钱，再服数剂，宿病亦愈。

按：此证卧病数月，气分亏损太甚，故以人参代黄芪。且此时系初次治大气下陷证，升陷汤方犹未拟出也。

又按：此证初得时，当系大气下陷，特其下陷未剧，故呼吸之间不觉耳。人参、黄芪皆补气兼能升气者也，然人参补气之力胜于黄芪；黄芪升气之力胜于人参。故大气陷而气分之根柢犹未伤者，当用黄芪；大气陷而气分之根柢兼伤损者，当用人参。是以气分虚极下陷者，升陷汤方后，曾注明酌加人参数钱也。

一妇人，年二十余，动则自汗，胸胁满闷，心中怔忡。其脉沉迟微弱，右部尤甚。为其脉迟，疑是心肺阳虚。而询之不觉寒凉，知其为大气下陷也。其家适有预购黄芪一包，且证兼自汗，升、柴亦不宜用。遂单用生黄芪一两煎汤，服后诸病皆愈。有习医者董生捷亭在座，疑而问曰："《本经》黄芪原主大风，有透表之力，生用则透表之力益大，与自汗证不宜。其性升而能补，有膨胀之力，与满闷证不宜。今单用生黄芪两许，而两证皆愈，并怔忡亦愈，其义何居？"答曰："黄芪诚有透表之力，故气虚不能逐邪外出者，用于发表药中即能得汗。若其阳强阴虚者，误用之则大汗如雨，不可遏抑。惟胸中大气下陷，致外卫之气无所统摄而自汗者，投以黄芪则其效如神。至于证兼满闷而亦用之者，确知其为大气下陷，呼吸不利

172

而作闷，非气郁而作闷也。至于心与肺同悬胸中，皆大气之所包举，大气升则心有所依，故怔忡自止也。"董生闻之，欣喜异常曰："先生真我师也。"继加桔梗二钱，知母三钱，又服两剂，以善其后。

一妇人，因临盆努力过甚，产后数日，胁下作疼，又十余日，更发寒热。其翁知医，投以生化汤两剂，病大见愈。迟数日，寒热又作，遂延他医调治，以为产后瘀血为恙，又兼受寒，于活血化瘀药中，重加干姜。数剂后，寒热益甚，连连饮水，不能解渴。时当仲夏，身热如炙，又复严裹厚被，略以展动即觉冷气侵肤。后愚诊视，左脉沉细欲无，右脉沉紧，皆有数象，知其大气下陷，又为热药所伤也。其从前服生化汤觉轻者，全得川芎升提之力也。治以升陷汤，将方中知母改用八钱，又加玄参六钱，一剂而寒热已，亦不作渴。从前两日不食，至此遂能饮食。惟胁下微疼，继服拙拟理郁升陷汤（在后），二剂痊愈。

按：产后虽有实热，若非寒温外感之热，忌用知母而不忌用玄参，以玄参原为治产乳之药，《本经》有明文也。此证虽得之产后，时已逾月，故敢放胆重用知母。

或问：紧为受寒之脉，故《伤寒》麻黄汤证其脉必紧。此证既为热药所伤，何以其右脉沉紧？答曰：脉沉紧者，其脉沉而有力也。夫有力当作洪象，此证因大气下陷，虽内有实热，不能鼓脉作起伏之势，故不为洪而为紧，且为沉紧也。其独见于右部者，以所服干姜之热胃先受之也。

按：脉无起伏为弦。弦而有力，即紧脉也。若但弦，则为寒矣。仲景《平脉》篇谓"双弦者寒，偏弦者饮"。究之，饮为稀涎，亦多系因寒而成也。

一妇人，年三十余得下痿证，两腿痿废，不能屈伸，上半身常常自汗，胸中短气，少腹下坠，小便不利，寝不能寐。延医治疗数月，病热转增。诊其脉，细如丝，右手尤甚，知其系胸中大气下陷，欲为疏方。病家疑而问曰："大气下陷之说，从前医者皆未言及。然病之本源既为大气下陷，何以有种种诸证乎？"答曰：人之大气虽在胸中，实能统摄全身。今因大气下陷，全身无所统摄，肢体遂有废而不举之处，此两腿之所以痿废也。其自汗者，大气既陷，外卫之气亦虚也；其不寐者，大气既陷，神魂无所依附也；小便不利者，三焦之气化不升则不降，上焦不能如雾，下焦即不能如渎也。至于胸中短气，少腹下坠，又为大气下陷之明征也。遂治以升陷汤。因其自汗，加龙骨、牡蛎（皆不用煅）各五钱。两剂汗止，腿稍能屈伸，诸病亦见愈。继服拙拟理郁升陷汤数剂，两腿渐能着力。然痿废既久，病在筋脉，非旦夕所能脱然。俾用舒筋通脉之品，制作丸药，久久服之，庶能痊愈。

　　一妇人，产后四五日，大汗淋漓，数日不止，形势危急，气息奄奄，其脉微弱欲无。问其短气乎？心中怔忡且发热乎？病人不能言而颔之。知其大气下陷，不能吸摄卫气，而产后阴分暴虚，又不能维系阳分，故其汗若斯之脱出也。遂用生黄芪六钱，玄参一两，山萸肉（去净核）、生杭芍各五钱，桔梗二钱，一剂汗减，又服两剂，诸病皆愈。从前六七日未大便，至此大便亦通。

　　一妇人，年三十许，胸中满闷，不能饮食。医者纯用开破之药数剂，忽发寒热，脉变为迟。医者见脉迟，又兼寒热，方中加黄芪、桂枝、干姜各数钱，而仍多用破气之药。购药未服，愚应其邻家延请，适至其村，病家求为诊视，其脉迟而且弱。问其呼吸觉短气乎？答曰：今于服药数剂后，新添此证。知其胸中大气因服破气之药下陷。时医者在座，不便另为疏方。遂谓医曰：子方中所加之药，极为对证。然此对其胸中大气下陷，破气药分毫不可再用。遂单将所加之黄芪、桂枝、干姜煎服。寒热顿已，呼吸亦觉畅舒。后医者即方略为加减，又服数剂痊愈。

一妇人，年二十余，资禀素羸弱。因院中失火，惊恐过甚，遂觉呼吸短气，心中怔忡。食后更觉气不上达，常作太息。其脉近和平，而右部较沉。知其胸中大气因惊恐下陷，《内经》所谓恐则气陷也。遂投以升陷汤，为心中怔忡，加龙眼肉五钱，连服四剂而愈。

一妇人，年二十余，因境多拂郁，常作恼怒，遂觉呼吸短气，咽干作渴，剧时觉气息将停，努力始能呼吸。其脉左部如常，右部来缓去急，分毫不能鼓指。《内经》谓宗气贯心脉，宗气即大气也。此证盖因常常恼怒，致大气下陷，故不能鼓脉外出，以成波澜也。遂投以升陷汤，为其作渴，将方中知母改用六钱，连服三剂，病愈强半，右脉亦较前有力。遂去升麻，又服数剂痊愈。

或问：《内经》谓恐则气陷，前案中已发明之。然《内经》又谓怒则气逆也，何以与此案中之理相矛盾乎？答曰：《内经》所谓怒则气逆者，指肝胆之气而言，非谓胸中大气也。然肝胆之气上逆有冲大气亦上逆者，故人当怒急之时，恒有头目眩晕，其气呼出不能吸入，移时始能呼吸，此因大气上逆也。有肝胆之气上逆，排挤大气转下陷者，拙拟参赭镇气汤（在第二卷）下，有治验之案可考也。况大气原赖谷气养之。其人既常恼怒，纳谷必少，大气即暗受其伤而易下陷乎！

门人高如璧曾治一人，年三十余，因枵腹劳力过度，致大气下陷，寒热往来，常常短气，大汗淋漓，头疼咽干，畏凉嗜睡，迁延日久，不能起床。医者误认为肝气郁结，投以鳖甲、枳实、麦芽诸药，病益剧。诊其脉，左寸关尺皆不见，右部脉虽见，而微弱欲无。知其为大气下陷，投以升陷汤，加人参三钱，一剂左脉即见。又将知母改用五钱，连服数剂痊愈。

如璧又治一妇人，年三十许，胸中短气，常常出汗，剧时觉气不上达，即昏不知人，移时始苏，睡时恒自惊寤。诊其脉，微弱异常。知其胸中大气下陷甚剧，遂投以升陷汤，知母改用五钱，又加人参、萸肉（去净核）各三钱，连服数剂痊愈。

大气下陷之证，不必皆内伤也，外感证亦有之。

一人年四十许，于季春得温证，延医调治不愈，留连两旬，病益沉重。后愚诊视，其两目清白无火，竟昏愦不省人事，舌干如磋，却无舌苔。问之亦不能言语，周身皆凉。其五六呼吸之顷，必长出气一口。其脉左右皆微弱，至数稍迟。此亦胸中大气下陷也。盖大气不达于脑中则神昏，大气不潮于舌本则舌干。神昏舌干，故问之不能言也。其周身皆凉者，大气陷后，不能宣布于营卫也。其五六呼吸之顷，必长出气者，大气陷后，胸中必觉短气，故太息以舒其气也。遂用野台参一两、柴胡二钱，煎汤灌之。一剂见轻，两剂痊愈。

按：此证从前原有大热，屡经医者调治，大热已退，精神愈惫。医者诿为不治，病家亦以为气息奄奄待时而已。乃迟十余日，而病状如故，始转念或可挽回，而迎愚诊视。幸投药不差，随手奏效，是知药果对证，诚有活人之功也。

又按：此证若不知为大气下陷，见其舌干如斯，但知用熟地、阿胶、枸杞之类滋其津液，其滞泥之性填塞膺胸，既陷之大气将何由上达乎？愚愿业医者，凡遇气分不舒之证，宜先存一大气下陷理想，以细心体察，倘遇此等证，庶可挽回人命于顷刻也。

一人，年三十余，于初夏得温病。医者用凉药清解之，兼用枳实、青皮破气诸品，连服七八剂，谵语不省人事，循衣摸床，周身颤动。再延他医，以为内风已动，辞不治。后愚诊视，其脉五至，浮分微弱，而重按似有力，舌苔微黄，周身肌肤不热，知其温热之邪，随破气之药下陷已深，不能外出也。遂用生石膏二两，知母、野台参各一两，煎汤两茶杯，分二次温服。自午至暮连进二剂，共服药四次，翌日精神清爽，能进饮食，半日进食五次，犹饥而索食。看护者不敢复与，则周身颤动，复发谵语，疑其病又反复，求再诊视。其脉象大致和平，而浮分仍然微弱。恍悟其胸中大气因服破气之药下陷，虽用参数次，至此犹未尽复，故哑哑求助于水谷之气，且胃中之气，因大气下陷无所统摄，或至速于下行，而饮食亦因之速下也。遂用野台参两许，佐以麦门冬（带心）三钱、柴胡二钱，煎汤饮下，自此遂愈。

或问：子所治大气下陷证，有两日不食者，有饮食减少者，此证亦大气下陷，何以转能多食？答曰：事有常变，病亦有常变。王清任《医林改错》载有所治胸中瘀血二案：一则胸不能着物；一则非以物重压其胸不安，皆治以血府逐瘀汤而愈。夫同一胸中瘀血，其病状竟若斯悬殊。故同一大气之下陷也，其脾胃若因大气下陷，而运化之力减者，必然少食；若大气下陷，脾胃之气亦欲陷者，或转至多食。

曾治一少妇，忽然饮食甚多，一时觉饥不食，即心中怔忡。医者以为中消证，屡治不效，向愚询方。疑其胸中大气下陷，为开升陷汤方，加龙骨、牡蛎（皆不用煅）各五钱，数剂而愈。

盖病因虽同，而病之情状，恒因人之资禀不同而有变易。斯在临证者细心体察耳。

按：此证与前证，虽皆大气下陷，而实在寒温之余，故方中不用黄芪而用人参。因寒温之热，最能铄耗津液。人参能补气，兼能生津液，是以《伤寒论》方中，凡气虚者皆用人参，而不用黄芪也。

上所列者，皆大气下陷治验之案也。然此证为医者误治及失于不治者甚多，略登数则于下，以为炯戒。

庚戌秋，在沧州治病，有开药坊者赵姓，忽过访，言有疑事欲质诸先生。问：何疑？曰：予妹半月前来归宁，数日间，无病而亡，未知何故？愚曰：此必有病，子盖未知耳。渠曰：其前一日，觉咽喉发闷，诊其脉沉细，疑其胸有郁气，俾用开气之药一剂。翌日不觉轻重，惟自言不再服药，斯夕即安坐床上而逝。其咽喉中发闷，并不甚剧，故曰无病也。愚曰：此胸中大气下陷耳。时行箧中有治大气下陷诸案，因出示之，且为剖析其理。渠泫然流涕曰：斯诚为药误矣。

一人，年三十余，呼吸短气，胸中满闷。医者投以理气之品，似觉稍轻。医者以为药病相投，第二剂，遂放胆开破其气分。晚间服药，至夜如厕，便后遂不能起。看护者，扶持至床上，昏昏似睡，呼之不应，须臾张口呼气外出，若呵欠之状，如斯者日余而亡。后其兄向愚述之，且问此果何病？因历举大气下陷之理告之。其兄连连太息，既自悔择医不慎，又痛恨医者误人，以后不敢轻于延医服药。

一农家媪，年五十余，因麦秋农家忙甚，井臼之事皆自任

178

之，渐觉呼吸不利，气息迫促。医者误认为气逆作喘，屡投以纳气降气之药，气息遂大形迫促。其努力呼吸之声，直闻户外。延愚诊视。及至，诊其脉左右皆无，勉为疏方，取药未至而亡。此亦大气下陷也。其气息之迫促，乃肺之呼吸将停，努力呼吸以自救也。医者又复用药，降下其气，斯何异韩昌黎所谓"人落陷阱，不一引手救，反挤之"者乎！愚触目伤心，不觉言之过激。然志在活人者，自当深思愚言也。

一诸生，年五十六，为学校教员，每讲说后，即觉短气，向愚询方。愚曰，此胸中大气，虚而欲陷，为至紧要之证，当多服升补气分之药。彼欲用烧酒炖药，谓朝夕服之甚便。愚曰，如此亦可，然必须将药炖浓，多饮且常饮耳。遂为疏方，用生黄芪四两，野台参二两，柴胡、桔梗各八钱。先用黄酒斤许，煎药十余沸，再用烧酒二斤，同贮瓶中，置甑中炖开，每饭前饮之，旬日而愈。后因病愈，置不复饮。隔年，一日步行二里许，自校至家，似有气息迫促之状，不能言语，倏忽而亡。

盖其身体素胖，艰于行步，胸中大气，素有欲陷之机，因行动劳苦，而遂下陷。此诚《内经》所谓"大气入于脏腑，不病而猝死"者也。方书有气厥、中气诸名目，大抵皆大气下陷之证，特未窥《内经》之旨，而妄为议论耳。

按：《内经》原有气厥二字，乃谓气厥逆上行，非后世所谓气厥也。

或问：案中所载大气下陷证，病因及其病状，皆了如指掌矣。然其脉之现象，或见于左部，或见于右部，或左右两部皆有现象可征。且其脉多迟，而又间有数者，同一大气之下陷也，何以其脉若是不同乎？答曰：胸中大气包举肺外，原与肺有密切之关系，肺之脉诊在右部，故大气下陷，右部之脉多微弱者，其常也。然人之元气自肾达肝，自肝达于胸中，为大气之根本。其人或肝肾素虚，或服破肝气之药太过，其左脉或即更形微弱，若案中左部寸关尺皆不见，左脉沉细欲无，左关三五不调者是也。至其脉多迟，而又间有数者，或因阴分虚损、或兼外感之热、或为热药所伤，乃兼证之现脉，非大气下陷之本脉也。

或问：人之胸中，上不通咽喉，下有膈膜承之，与膈下脏腑亦不相通。此中所积之大气，何以能主持人之全身？答曰：此理易解。如浮针于缸中，隔缸执磁石引之，针即随磁石而动。无他，其气化透达也。胸中大气，虽不与全身相通，实息息与全身相通。其气化之透达，亦犹隔缸之磁石与针也。况人身之经络，原无处不相贯彻乎？且其所以能主持全身者，正赖其与他所不相通耳。设有显然隧道通于他处，其气即不能抟结胸中，又何以主持全身乎！

或问：大气下陷者，常觉胸中发闷。子谓非真发闷，实呼吸不利，而有似发闷耳。然吾见患此证者，其胸中恒满闷异常，不识果何理由？答曰：大气之在胸中，犹空气之在瓶中。若用机械将瓶中空气提尽，其瓶之薄脆者，必被外气排挤而破，因内无空气相抵故也。至胸中大气下陷，其胸中空虚，外气必来排挤，不胜其排挤之力，即觉胸中逼窄而满闷。由是观之，仍非真满闷也。若真满闷，则胸多郁气，而可受开破药矣。何以误服破药，即凶危立见乎？况呼吸不利，原自易觉发闷耳。

或问：人之胸中，原多积血。故王清任《医林改错》谓胸中为血府，因制血府逐瘀汤，以治上焦瘀血诸证。今子于胸

张锡纯内科证治精华

中，专推重大气，岂胸中之血于身无关紧要乎？答曰：膻中为气海，《内经》原有明文，膻中即胸中也（膻即膈也，《内经》言膻中有指胸中言者，有指心包言者，以其皆在膈上也）。此诚万古不易之圣训也。王氏《医林改错》一书，皆从目力视验而得，但见胸中有形之积血，不见胸中无形之积气，遂敢轻易《内经》气海之名为血府。夫血为气之配，胸中无血，大气将无所留恋，血之所关非不重，究不如大气之斡旋全身，关于人者尤重也。因王氏不知大气，故其书中未尝言及，此诚王氏之遗漏也。愚著斯篇，原以发前人所未发，期吾中华医学渐有进步，恒于前人遗漏之处，喜为补缀之，故于胸中大气，三致意焉。不复论及胸中之血者，诚以王氏之书，遍行天下，业医者大抵皆熟悉其说，无庸再为之赘语也。

或问：李东垣补中益气汤所治之证，若身热恶寒，心烦懒言，或喘，或渴，或阳虚自汗，子所治大气下陷案中，类皆有之。至其内伤外感之辨，谓内伤则短气不足以息，尤为大气下陷之明征。至其方中所用之药，又与子之升陷汤相似。何以其方名为补中益气，但治中气之虚陷，而不言升补大气乎？答曰：大气之名，虽见于《内经》，然《素问》中所言之大气，乃指外感之邪气而言，非胸中之大气也。至《灵枢》所言，虽系胸中大气，而从来读《内经》者，恒目《灵枢》为针经而不甚注意。即王氏注《内经》，亦但注《素问》而不注《灵枢》。后人为其不易索解，则更废而不读。至仲景《伤寒》、《金匮》两书，惟《金匮》水气门有"大气一转，其气乃散"之语。他如《难经》《千金》《外台》诸书，并未言及大气，是以东垣于大气下陷证，亦多误认为中气下陷。故方中用白术以健补脾胃，而后来之调补脾胃者，皆以东垣为法。夫中气诚有下陷之时，然不若大气下陷之尤属危险也。间有因中气下陷，泄泻日久，或转致大气下陷者，可仿补中益气汤之意，于拙拟升陷汤中，去知母加白术数钱。若但大气下陷，而中气不下陷者，白术亦可不用。恐其气分或有郁结，而芪术并用，易生胀满也。

按：补中益气汤所治之喘证，即大气下陷者之努力呼吸也。若果系真喘，桔梗尚不宜用，况升麻乎？愚少时观东垣书，至此心尝疑之，后明大气下陷之理，始觉豁然，而究嫌其立言欠妥。设医者真以为补中益气汤果能治喘，而于气机上逆之真喘亦用之，岂不足偾事乎！此有关性命之处，临证者尚审辨之。

或问：大气与元气孰重？答曰：元气者，禀受先天，为胚胎之根基，故道书尊之曰"祖气"。大气肇始于先天，而培养于后天，为身体之桢干，故《内经》尊之曰"宗气"。有如树上之果，元气乃其树之根也，大气乃其树之身也。根之关于果者至重，身之关于果者亦非轻也。

或问：观子所治大气下陷诸验案，人之大气有伤损者，不难为之补助矣。若其元气有所伤损，不知亦有补法否耶？答曰：大气伤损可补助者，以其为后天气也，药物饮食及呼吸之空气，皆其补助培养之料也。至元气，乃空中真气之所凝结（友人苏明阳曰，道家言真空，余则曰空真，因空中有真也，此见道之言，可为人身元气之真诠），纯属先天，为太极之朕兆，非后天一切有形迹之物（空气亦是有行迹者）所能补助也。惟深于内典者，常存此无念之正觉（觉不在心，若在心，见则有念矣），若天道之光明下济（《易》曰天道下济而光明），勿忘勿助，久之能于空中得真，是为补助元气之正法。愚不敢自命为道中人，何敢

张锡纯内科证治精华

妄言哉！

回阳升陷汤

治心肺阳虚，大气又下陷者。其人心冷，背紧恶寒，常觉
短气。

生黄芪八钱　干姜六钱　当归身四钱　桂枝尖三钱　甘草一钱

周身之热力，借心肺之阳，为之宣通。心肺之阳，尤赖胸
中大气为之保护。大气一陷，则心肺阳分素虚者，至此而益
虚。欲助心肺之阳，不知升下陷之大气，虽日服热药无功也。

一童子，年十三四，心身俱觉寒凉，饮食不化，常常短
气，无论服何热药，皆分毫不觉热。其脉微弱而迟，右部兼
沉。知其心肺阳分虚损，大气又下陷也。为制此汤，服五剂，
短气已愈，身心亦不若从前之寒凉。遂减桂枝之半，又服数剂
痊愈。俾停药，日服生硫黄分许，以善其后（服生硫黄法在第八
卷）。

一人，年五十余，大怒之后，下痢月余始愈，自此胸中常
觉满闷，饮食不能消化。数次延医服药，不外通利气分之品，
即间有温补脾胃者，亦必杂以破气之药，愈服病愈增重。后愚
诊视，其脉沉细微弱，至数甚迟。询其心中，常有觉凉之时，
知其胸中大气下陷，兼上焦阳分虚损也。遂投以此汤，十剂痊
愈。后因怒，病又反复，医者即愚方加厚朴二钱，服后少腹下
坠作疼，彻夜不能寐，复求为诊治，仍投以原方而愈。

一妇人，年四十余，忽然昏倒不语，呼吸之气，大有滞
碍，几不能息，其脉微弱而迟。询其生平，身体羸弱，甚畏寒
凉，知其心肺阳虚，寒痰结胸，而大气又下陷也。然此时形势
将成痰厥，取药无及，遂急用胡椒二钱捣碎，煎二三沸，澄取

清汤灌下，须臾胸中作响，呼吸顿形顺利。又用干姜八钱，煎汤一盅，此时已自能饮下，须臾气息益顺，精神亦略清爽，而仍不能言，且时作呵欠。十余呼吸之顷，必发太息。知其痰饮虽开，大气之陷者犹未复也。遂投以回阳升陷汤数剂，呵欠与太息皆愈，渐能言语。

或问：心脏属火，西人亦谓周身热力皆发于心，其能宣通周身之热宜矣。今论周身热力不足，何以谓心肺之阳皆虚？答曰：肺与心同居膈上，左心房之血脉管，右心房之回血管，皆与肺循环相通，二脏之宣通热力，原有相助为理之妙。然必有大气以斡旋之，其功用始彰耳。

按： 喻嘉言《医门法律》最推重心肺之阳，谓心肺阳旺，则阴分之火自然潜伏。至陈修园推广其说，谓心肺之阳下济，大能温暖脾胃，消化痰饮，皆确论也。

理郁升陷汤

治胸中大气下陷，又兼气分郁结，经络湮淤者。

生黄芪六钱　知母三钱　当归身三钱　桂枝尖钱半　柴胡钱半　乳香不去油，三钱　没药不去油，三钱

胁下撑胀，或兼疼者，加龙骨、牡蛎（皆不用煅）各五钱；少腹下坠者，加升麻一钱。

一妇人，年三十许，胸中满闷，时或作疼，鼻息发热，常常作渴，自言得之产后数日，劳力过度。其脉迟而无力。筹思再三，莫得病之端绪。姑以生山药一两，滋其津液，鸡内金二钱，陈皮一钱，理其疼闷，服后忽发寒热。再诊其脉，无力更甚。知其气分郁结，又下陷也。遂为制此汤，一剂诸病皆觉轻，又服四剂痊愈。

张锡纯内科证治精华

一少女，年十五，脐下左边起一癥瘕，沉沉下坠作疼，上连腰际，亦下坠作疼楚，时发呻吟。剧进，常觉小便不通，而非不通也。诊其脉，细小而沉。询其得病之由，言因小便不利，便时努力过甚，其初腰际坠疼，后遂结此癥瘕。其方结时，揉之犹软，今已五阅月，其患处愈坚结。每日晚四点钟，疼即增重。至早四点钟，又渐觉轻。愚闻此病因，再以脉象参之，知其小便时努力过甚，上焦之气陷至下焦而郁结也。遂治以理郁升陷汤。方中乳香、没药皆改用四钱，又加丹参三钱、升麻钱半，二剂而坠与疼皆愈。遂去升麻，用药汁送服朱血竭末钱许，连服数剂，癥瘕亦消。

或问：龙骨、牡蛎为收涩之品，兼胁下胀疼者，何以加此二药？答曰：胁为肝之部位，胁下胀疼者，肝气之横恣也，原当用泻肝之药，又恐与大气下陷者不宜。用龙骨、牡蛎，以敛戢肝火，肝气自不至横恣，此敛之即以泻之，古人治肝之妙术也。且黄芪有膨胀之力，胀疼者原不宜用，有龙骨、牡蛎之收敛，以缩其膨胀之力，可放胆用之无碍，此又从体验而知者也。

尝治一少妇，经水两月不见，寒热往来，胁下作疼，脉甚微弱而数至六至。询之，常常短气。投以理郁升陷汤，加龙骨、牡蛎各五钱。为脉数，又加玄参、生地、白芍各数钱，连服四剂。觉胁下开通，瘀血下行，色紫黑，自此经水调顺，诸病皆愈。

盖龙骨、牡蛎性虽收涩，而实有开通之力，《本经》谓龙骨消癥瘕，而又有牡蛎之咸能软坚者以辅之，所以有此捷效也。

醒脾升陷汤

治脾气虚极下陷，小便不禁。

生箭芪四钱　白术四钱　桑寄生三钱　川续断三钱　萸肉去净核，四钱　龙骨煅捣，四钱　牡蛎煅捣，四钱　川草薢二钱　甘草蜜炙，二钱

《内经》曰："饮入于胃，游溢精气，上输入脾，脾气散精，上归于肺，通调水道，下输膀胱。"是脾也者，原位居中焦，为水饮上达下输之枢机。枢机不旺，则不待上达而即下输，此小便之所以不禁也。然水饮降下之路不一。《内经》又谓"肝热病者，小便先黄"；又谓"肝壅两胠（胁也）满，卧则惊悸，不得小便"。且芍药为理肝之主药，而善利小便。由斯观之，是水饮又由胃入肝，而下达膀胱也。至胃中所余水饮，传至小肠渗出，此又人所共知。故方中用黄芪、白术、甘草以升补脾气，即用黄芪同寄生、续断以升补肝气，更用龙骨、牡蛎、萸肉、薢以固涩小肠也。又人之胸中大气旺，自能吸摄全身气化，不使下陷。黄芪与寄生并用，又为填补大气之要药也。

或问：西人谓水入于胃，被胃中微细血管吸去，引入回血管，过肝入心，以布于周身，自肺达出为气，自肤渗出为汗，余入膀胱为溺。何以西人之论小便，与子所论者皆不同？答曰：水饮下行之道路原多端。愚所论者，其大概也。然西人谓，水饮由胃中微丝血管以达回血管，即随回血管以过肝入心。夫既随回血管入心，必随回血管入肺，其气化之余，必由肺降下，与自脾达肺而降下者，同循三焦脂膜下行可知。且西人又谓，内肾之中有回血管，其管尾与溺管相接，为回血管之

张锡纯内科证治精华

水饮，透肾以达膀胱之路。夫回血管中水饮，若皆随回血管过肝入心，而回血管之循行未有自心下达肾者，其中水饮何以复由回血管入肾？是知水饮由回血管入肾者，必其过肝之时未尽随回血管入心，而即随肝经下行之回血管达肾可知。由是观之，愚与西人所论者，何尝不同归一致耶？

或问：西人谓小肠内皮，有无数吸管，能吸引小肠榨化食物之精液，转输于心而为血，而未尝言其能将水饮渗出为小便。将勿水饮自小肠渗出之说，不足凭欤？答曰：西人吸管之说，固有迹象可凭，而水饮自小肠渗出，亦有征验可指。试观剖解物类者，其小肠中水饮与食物参半，至大肠则水饮全无，若非自小肠渗出，何以不入大肠乎？盖小肠将食物化为精液，必借水气酝酿而成。迨津液成后，被吸管吸去，并入精液总管，以转输于心。而小肠中所余之水，亦即被小肠中微丝血管吸去，达于与小肠相连之脂膜，以及膀胱，此自然之理也。是知脏腑之妙用，但以理推测不能尽得，但据迹象考验亦不能尽得。欲为中华医学进化者，贵合中西之法而细细研究也。

或问：黄芪为补肺脾之药，今谓其能补肝气何也？答曰："同声相应，同气相求"，孔子之言也。肝属木而应春令，其气温而性喜条达。黄芪性温而升以之补肝，原有同气相求之妙用。愚自临证以来，凡遇肝气虚弱，不能条达，一切补肝之药不效者，重用黄芪为主，而少佐以理气之品服之。复杯之顷，即见效验。

曾治一少妇，心中寒凉，饮食减少，坐时觉左半身下坠，寝时不敢向左侧，服温补兼理气之药，年余不效。后愚诊视，左脉微弱不起，知其肝气虚也。治以生黄芪八钱，柴胡、川芎各一钱，干姜三钱，煎汤饮下。须臾左侧即可安卧。又服数剂，诸病皆愈。是知谓肝虚无补法者，非见道之言也。

或问：《本经》谓桑寄生能治腰疼，坚齿发，长须眉，是当为补肝肾之药，而谓其能补胸中大气何也？答曰：寄生根不着土，寄生树上，最善吸空中之气以自滋生，故其所含之气化，实与胸中大气为同类。尝见有以补肝肾，而多服久服，胸中恒觉满闷。无他，因其胸中大气不虚，故不受寄生之补也。且《本经》不又谓其治痈肿乎？然痈肿初起，服之必无效。惟痈肿溃后，生肌不速，则用之甚效。如此而言，又与黄芪之主痈疽败证者相同，则其性近黄芪更可知矣。

或问：萆薢世医多用以治淋。夫淋以通利为主，盖取萆薢能利小便也。此方中用之以固小便，其性果固小便乎，抑利小便乎？答曰：萆薢为固涩下焦之要药，其能治失溺，《别录》原有明文。《别录》者乃陶弘景集南北朝以前，名医所用之药，附载于《本经》之后，用墨书之，以别于《本经》之朱书，故曰《名医别录》。虽非《本经》，其书诚可确信。时医因古方有萆薢分清饮，遂误认萆薢为利小便之要药，而于小便不利，淋涩诸证多用之。尝见有以利小便，而小便转癃闭者；以治淋证，竟致小便滴沥不通者，其误人可胜道哉。盖萆薢分清饮之君萆薢，原治小便频数，溺出旋白如油，乃下焦虚寒、气化不固之证。观其佐以缩小便之益智，温下焦之乌药，其用意可知。特当日命名时少欠斟酌，遂致庸俗医辈，错有会心，贻害无穷，可不慎哉！

升降汤

治肝郁脾弱，胸胁胀满，不能饮食。宜与第五期《衷中参西录》论肝病治法参看。

野台参二钱　生黄芪二钱　白术二钱　广陈皮二钱　川厚朴二钱　生鸡内金捣细，二钱　知母三钱　生杭芍三钱　桂枝尖一钱　川芎一钱　生姜二钱

世俗医者，动曰平肝，故遇肝郁之证，多用开破肝气之药。至遇木盛侮土，以致不能饮食者，更谓伐肝即可扶脾。不知人之元气，根基于肾，而萌芽于肝。凡物之萌芽，皆嫩脆易于伤损。肝既为元气萌芽之脏，而开破之，若是独不虑损伤元气之萌芽乎？

《内经》曰："厥阴（肝经）不治，求之阳明（胃经）"，《金匮》曰"见肝之病，当先实脾"，先圣后圣，其揆如一。故此方惟少用桂枝、川芎以舒肝气，其余诸药无非升脾降胃，培养中土，俾中宫气化敦厚，以听肝气之自理。实窃师《内经》求之阳明，与《金匮》当先实脾之奥旨耳。

按："见肝之病，当先实脾"二句，从来解者，谓肝病当传脾，实之所以防其相传。如此解法固是，而实不知实脾，即所以理肝也。兼此二义，始能尽此二句之妙。

一媪，年近六旬，资禀素弱，又兼家务劳心，遂致心中怔忡，肝气郁结，胸腹胀满，不能饮食，舌有黑苔，大便燥结，十数日一行。广延医者为治，半载无效，而羸弱支离，病势转增。后愚诊视，脉细如丝，微有弦意，幸至数如常，知犹可治，遂投以升降汤。为舌黑便结，加鲜地骨皮一两。数剂后，舌黑与便结渐愈，而地骨皮亦渐减。至十剂，病愈强半。共服百剂，病愈而体转康健。

按：人之脏腑，脾胃属土，原可包括金、木、水、火诸脏。是故肝气宜升，非脾土之气上行，则肝气不升；胆火宜降，非胃土之气下行，则胆火不降（黄坤载曾有此论甚确）。所

以《内经》论厥阴治法，有"调其中气，使之和平"之语。所谓"中气"者，指"脾胃"而言也；所谓"使之和平"者，指"厥阴肝经"而言也。厥阴之治法如斯，少阳之治法亦不外斯。至仲景祖述《内经》，继往开来，作《伤寒论》一书，于治少阳寒热往来有小柴胡汤。方中用人参、甘草、大枣、半夏以调理脾胃，所谓调其中气使之和平也。治厥阴干呕、吐涎沫，有吴茱萸汤，方中亦用人参、大枣以调理脾胃，亦所谓调其中气使之和平也。且小柴胡汤中，以柴胡为君，虽系少阳之药，而《本经》谓其"主肠胃中结气，饮食积聚，寒热邪气，推陈致新。"细绎《本经》之文，则柴胡实亦为阳明之药，而兼治少阳也。观《本经》《内经》与《伤寒》《金匮》诸书，自无疑于拙拟之升降汤矣。

活络效灵丹

治气血凝滞，痃癖癥瘕，心腹疼痛，腿疼臂疼，内外疮疡，一切脏腑积聚，经络湮淤。

当归五钱　丹参五钱　生明乳香五钱　生明没药五钱

上药四味作汤服。若为散，一剂分作四次服，温酒送下。腿疼加牛膝；臂疼加连翘；妇女瘀血腹疼加生桃仁（带皮尖作散服炒用）、生五灵脂；疮红肿属阳者加金银花、知母、连翘；白硬属阴者加肉桂、鹿角胶（若恐其伪可代以鹿角霜）；疮破后生肌不速者加生黄芪、知母（但加黄芪恐失于热）、甘草；脏腑内痛加三七（研细冲服）、牛蒡子。

一人，年三十许，当脐忽结癥瘕，自下渐长而上，其初长时稍软，数日后即硬如石，旬日长至心口。向愚询方，自言凌晨冒寒，得于途间，时心中有惊恐忧虑，遂觉其气结而不散。

张锡纯内科证治精华

按此病因甚奇，然不外气血凝滞。为制此方，于流通气血之中，大具融化气血之力，连服十剂全消。以后用此方治内外疮疡、心腹四肢疼痛，凡病之由于气血凝滞者，恒多奇效。

邻村高鲁轩，年近五旬，资禀素羸弱，一日访友邻村，饮酒谈宴，彻夜不眠。时当季冬，复清晨冒寒，步行旋里，行至中途，觉两腿酸麻且出汗，不能行步，因坐凉地歇息。至家遂觉腿痛，用热砖熨之，疼益甚。其人素知医，遂自服发汗之药数剂，病又增剧。因服药过热，吐血数口，大便燥结，延愚诊视。见其仰卧屈膝，令两人各以手托其两腿，忽歌忽哭，疼楚之态万状。脉弦细，至数微数。因思此证，热砖熨而益疼者，逼寒内陷也；服发汗药而益疼者，因所服之药，散肌肉之寒，不能散筋骨之寒，且过汗必伤气血，血气伤愈不能胜病也。遂用活络效灵丹，加京鹿角胶四钱（另炖兑服），明天麻二钱，煎汤饮下。托其左腿者，觉自手指缝中冒出凉气，左腿遂愈，而右腿疼如故。因恍悟曰，人之一身，左阳右阴。鹿名斑龙，乃纯阳之物，故其胶入左不入右。遂复用原方，以虎骨胶易鹿角胶，右腿亦出凉气如左而愈。《礼》有之，"左青龙，右白虎"，用药本此，即建奇功，古人岂欺我哉！

苟悟医理之妙，六经皆我注脚也。

友人李景南，左腿疼痛，亦自服鹿角胶而愈。隔数年，右腿又疼，再服鹿角胶，分毫无效。适有自京都来者，赠以同仁堂药坊虎骨酒，饮之而愈。愈后不知系何故，后见愚所治高鲁轩医案，不觉抚掌称快。

一少妇，左胁起一疮，其形长约五寸，上半在乳，下半在胁，皮色不变，按之甚硬，而微热于他处。延医询方，调治两月不效，且渐大于从前。后愚诊视，阅其所服诸方，有遵林屋山人治白疽方治者，有按乳痈治者。愚晓病家曰：此证硬而色白者，阴也；按之微热者，阴中有阳也。统观所服诸方，有治纯阴阳之方，无治半阴半阳之方，勿怪其历试皆不效也。用活络效灵丹，俾作汤服之，数剂见轻。三十剂后，消无芥蒂。

一妇人，年五十许，脑后发一对口疮，询方于愚。时初拟出活络效灵丹方，即书而予之，连服十剂痊愈。

一妇人，年五十余，项后筋缩作疼，头向后仰，不能平视，腰背强直，下连膝后及足跟大筋皆疼，并牵周身皆有疼意，广延医者诊治。所用之药，不外散风、和血、润筋、通络之品。两载无效，病转增剧，卧不能起，起不能坐，饮食懒进。后愚诊视，其脉数而有力，微有弦意，知其为宗筋受病。治以活络效灵丹，加生薏米八钱，知母、玄参、白芍各三钱，连服三十剂而愈。

盖筋属于肝，独宗筋属胃。此证因胃腑素有燥热，致津液短少，不能荣养宗筋。夫宗筋为筋之主，故宗筋拘挛，而周身牵引作疼也。

薏米性味冲和，善能清补脾胃，即能荣养宗筋。又加知母、玄参以生津滋液。活络效灵丹，以活血舒筋。因其脉微弦，恐其木盛侮土，故又加芍药以和肝，即以扶脾胃也。薏米主筋急拘挛，《本经》原有明文。活络效灵丹中加薏米，即能随手奏效。

益叹《本经》之精当，为不可及。

活络效灵丹，治心腹疼痛，无论因凉、因热、气郁、血郁皆效。

同里有一少年，脐下疼甚剧。医者投以温药益甚，昼夜号呼不止。又延他医，以药下之稍轻，然仍昼夜呻吟。继又服药

张锡纯内科证治精华

数剂，亦不见效。适愚自津门旋里，诊其脉，两尺洪实。询其得病之由，言夜晚将寝觉饥，因食冷饼一块，眠起遂疼。晓之曰：此虽由于食凉物，然其疼非凉疼，乃下焦先有蕴热，又为凉物所迫，其热愈结而不散也。投以活络效灵丹，加龙胆草、川楝子各四钱，一剂而愈。

或问：此证医者曾用药下之，何以其下焦之郁热不随之俱下？答曰：热在大肠者，其热可随降药俱下，然又必所用之下药为咸寒之品，若承气汤是也。今其热原郁于奇经冲任之中，与大肠无关。冲任主血，而活络效灵丹诸药品，皆善入血分，通经络，故能引龙胆、楝子直入冲任，而消解其郁热。况其从前所服之下药，原非咸寒之品，是以从前不效，而投以此药，则随手奏效也。

又邻村一妇人，年三十许，心腹疼痛异常，服药不效，势近垂危。其家人夜走五六里，叩门求方，适愚他出。长子荫潮为开活络效灵丹方授之，亦一剂而愈。自拟得此方以来，数年之间，治愈心腹疼痛者，不可胜计矣。

活络祛寒汤

治经络受寒，四肢发搐。妇女多有此证。

生黄芪五钱　当归四钱　丹参四钱　桂枝尖二钱　生杭芍三钱
生明乳香四钱　生明没药四钱　生姜三钱

寒甚者，加干姜三钱。

证寒在经络，不在脏腑。经络多行于肌肉之间，故用黄芪之温补肌肉者为君，俾其形体壮旺自能胜邪。又佐以温经络、通经络诸药品，不但能祛寒且能散风，此所谓血活风自去也。风寒既去，血脉活泼，其搐焉有不止者乎？

麻黄加知母汤

治伤寒无汗。

麻黄四钱　桂枝尖二钱　甘草一钱　杏仁去皮炒,二钱　知母三钱

先煮麻黄五六沸,去上沫,纳诸药,煮取一茶盅,温服,覆被取微似汗,不须啜粥,余如桂枝法将息。

麻黄汤原方,桂枝下有"去皮"二字,非去枝上之皮也。古人用桂枝,惟取稍尖嫩枝,折视之,内外如一,皮骨不分。若见有皮骨可分辨者,去之不用,故曰去皮。陈修园之侄鸣歧曾详论之。

《伤寒论·太阳篇》中麻黄汤,原在桂枝汤后。而麻黄证多,桂枝证不过十中之一二,且病名伤寒,麻黄汤为治伤寒初得之主方,故先录之。

伤寒者,伤于寒水之气也。在天有寒水之气,冬令之严寒是也;在人有寒水之经,足太阳膀胱之经是也。外感之来,以类相从,故伤寒之证,先自背受之。背者,足太阳所辖之部位也。是以其证初得,周身虽皆恶寒,而背之恶寒尤甚;周身虽皆觉疼,而背下连腿之疼痛尤甚。其脉阴阳俱紧者,诚以太阳为周身外卫之阳,陡为风寒所袭,逼其阳气内陷,与脉相并,其脉当有力,而作起伏迭涌之势;而寒气之缩力（凡物之体热则涨,寒则缩）,又将外卫之气缩紧,逼压脉道,使不得起伏成波澜,而惟现弦直有力之象,甚或因不能起伏,而至左右弹动。故方中用麻黄之性热中空者,直走太阳之经,外达皮毛,藉汗解以祛外感之寒。桂枝之辛温微甘者,偕同甘草以温肌肉,实腠理,助麻黄托寒外出。杏仁之苦降者,入胸中以降逆

194

定喘。原方止此四味，而愚为加知母者，诚以服此汤后，间有汗出不解者，非因汗出未透，实因余热未清也。佐以知母于发表之中，兼寓清热之意，自无汗后不解之虞。此乃屡经试验，而确知其然，非敢于经方轻为加减也。

或问：喘为肺脏之病，太阳经于肺无涉，而其证多兼微喘者何也？答曰：胸中亦太阳部位，其中所积之大气，原与周身卫气息息相通。卫气既为寒气所束，则大气内郁，必膨胀而上逆冲肺，此喘之所由来也。又风寒袭于皮毛，必兼入手太阴肺经，挟痰涩凝郁肺窍，此又喘之所由来也。麻黄能兼入手太阴经，散其在经之风寒，更能直入肺中，以泻其郁满。所以，能发太阳之汗者不仅麻黄，而仲景独取麻黄，为治足经之药，而手经亦兼顾无遗，此仲景制方之妙也。

凡利小便之药，其中空者，多兼能发汗，扁蓄、木通之类是也；发汗之药，其中空者，多兼能利小便，麻黄、柴胡之类是也。太阳经病，往往兼及于膀胱，以其为太阳之府也。麻黄汤治太阳在经之邪，而在府者亦兼能治之。盖在经之邪由汗而解，而在府之邪亦可由小便而解。彼后世自作聪明，恒用他药以代麻黄汤者，于此义盖未之审也。

大青龙汤，治伤寒无汗、烦躁，是胸中先有内热，无所发泄，遂郁而作烦躁，故于解表药中，加石膏以清内热。然麻黄与石膏并用，间有不汗之时，若用此方，将知母加重数钱，其寒润之性能入胸中化合而为汗，随麻、桂以达于外，而烦躁自除矣。

伤寒与温病，始异而终同。为其始异也，故伤寒发表可用温热，温病发表必须辛凉；为其终同也，故病传阳明之后，无论寒温，皆宜治以寒凉，而大忌温热。兹编于解表类中，略取

《伤寒论·太阳篇》数方，少加疏解，俾初学知伤寒初得治法，原异于温病；因益知温病初得治法，不同于伤寒。至于伤寒三阴治法，虽亦与温病多不同，然其证甚少。若扩充言之，则凡因寒而得之霍乱、痧证，又似皆包括其中。精微浩繁，万言莫罄，欲精其业者，取原书细观可也。

钱天来曰：汉之一两为今之二钱七分。一升为今之二合半。程扶生曰：以古今量度及秬黍考之，以一千二百黍之重，实于黄钟之龠，得古之半两，今之三钱也。合两龠为合，得古之一两，今之六钱也。十铢为千黍之重，今之二钱半也。一铢为百黍之重，今之二分半也。陆九芝曰：伤寒方一两，准今之七分六厘。一升，准今之六勺七抄。若麻黄汤麻黄三两，准今之二钱三分，其三之一，应得七分强。承气汤大黄四两，准今之三钱，折半应得一钱五分。按程氏之说，古方分量过重，陆氏之说，古方分量又过轻，惟钱氏之说，其轻重似适宜。

陈修园则谓，用古不必泥于古，凡《伤寒》《金匮》古方中之一两，可折为今之三钱。陆氏又谓，麻黄数分即可发汗，大黄一二钱即可降下燥结。此以治南方人犹可，若治北方人则不然。

愚临证体验多年，麻黄必至二钱始能出汗，大黄必至三钱始能通结，然犹是富贵中，且不受劳碌之人。至其人劳碌不避寒暑，饮食不择精粗，身体强壮，或又当严寒之时，恒有用麻黄至七八钱始能汗者；若其大便燥结之甚，恒有用大黄至两余大便始能通者。究之用药以胜病为主，此中因时、因地、因证、因人，斟酌咸宜，自能愈病，安可有拘执之见，存于心中也哉？

张锡纯内科证治精华

从龙汤

治外感痰喘，服小青龙汤，病未痊愈，或愈而复发者，继服此汤。

龙骨不用煅，一两，捣　牡蛎不用煅，一两，捣　生杭芍五钱　清半夏四钱　苏子炒捣，四钱　牛蒡子炒捣，三钱

热者，酌加生石膏数钱或至一两。

从来愚治外感痰喘，遵《伤寒论》小青龙汤加减法，去麻黄加杏仁，热者更加生石膏，莫不随手而愈。然间有愈而复发，再服原方不效者。自拟得此汤后，凡遇此等证，服小青龙汤一两剂即愈者，继服从龙汤一剂，必不再发。未痊愈者，服从龙汤一剂或两剂，必然痊愈。名曰从龙汤者，为其最宜用于小青龙汤后也。

或疑：方中重用龙骨、牡蛎，收涩太过，以治外感之证，虽当发表之余，仍恐余邪未尽，被此收涩之药固闭于中，纵一时强制不喘，恐病根益深，异日更有意外之变。答曰：若是以品龙骨、牡蛎，浅之乎视龙骨、牡蛎者也。斯可征之以前哲之说。

陈修园曰：痰，水也，随火而上升。龙属阳而潜于海，能引逆上之火、泛滥之水，下归其宅。若与牡蛎同用，为治痰之神品。今人止知其性涩以收脱，何其浅也！

徐灵胎曰：龙得天地纯阳之气以生。藏时多，见时少，其性虽动而能静，故其骨最黏涩，能收敛正气。凡心神耗散，肠胃滑脱之疾，皆能已之。又曰：阳之纯者，乃天地之正气。故在人亦但敛正气，而不敛邪气。所以仲景于伤寒邪气未尽者，亦恒与牡蛎同用。后之医者，于此义盖未之审也。又曰：人身

之神属阳，然非若气血之有形质，可补泻也，故治神为最难。龙者秉大地之元阳出入而变化不测，乃天地之神也。以神治神，则气类相感，更佐以寒热温凉补泻之法，虽无形之病，不难治矣。又曰：天地之阳气有二：一为元阳之阳，一为阴阳之阳。阴阳之阳，分于太极既判之时，以日月为升降，而水火则其用也，与阴为对待，而不并于阴，此天地并立之义也；元阳之阳，存于太极未判之时，以寒暑为起伏，而雷雨则其用也，与阴为附丽，而不杂于阴，此天包地之义也。龙者正天地元阳之气所生，藏于水而不离乎水者也。故春分阳气上并，泉冷，龙用事而能飞；秋分阳气下并，泉温，龙退蛰而能潜。人身五脏属阴，而肾尤为阴中之至阴，故人之元阳藏焉。是肾为藏水之脏，而亦为藏火之脏也。所以阴分之火，动而不藏者亦用龙骨，盖借其气以藏之，必能自还其宅也。

按：此论与前论皆妙甚。果能细参其理，则无疑于拙拟之从龙汤矣。

邑郑仁村，年五十许，感冒风寒，痰喘甚剧，服表散、清火、理痰之药皆不效，留连二十余日，渐近垂危。其甥刘振绪，愚外祖家近族表弟也，年十四，从愚读书，甚慧。与言医学，颇能记忆。闻其舅病革，往省之。既至，则衣冠竟属纩矣。振绪用葶苈（四钱生者布包）大枣（五枚劈开）汤，加五味子二钱，煎汤灌之，豁然顿醒。继服从龙汤一剂痊愈。盖此证乃顽痰郁塞肺之窍络，非葶苈大枣汤不能泻之。且喘久则元气必虚，加五味子二钱，以收敛元气，并可借葶苈下行之力，以纳气归肾也。以十四岁童子，而能如此调方，岂非有神助欤？为其事特异，故附记于此。

且以知拙拟从龙汤，固宜于小青龙汤后。而服过发表之药者，临时制宜，皆可酌而用之，不必尽在小青龙汤后也。

馏水石膏饮

治胸中先有蕴热，又受外感，胸中烦闷异常，喘息迫促，其脉浮洪有力，按之未实，舌苔白而未黄者。

生石膏轧细，二两　甘草三钱　麻黄二钱

上药三味，用蒸汽水煎二三沸，取清汤一大碗，分六次温服下。前三次，一点钟服一次，后三次，一点半钟服一次。病愈则停服，不必尽剂。下焦觉凉者，亦宜停服。僻处若无汽水，可用甘澜水代之。

作甘澜水法：用大盆盛水，以杓扬之，扬久水面起有若干水泡，旁有人执杓逐取之，即甘澜水。

若以治温病中似此证者，不宜用麻黄，宜用西药阿斯必林一瓦，融化于汤中以代之。若僻处药房无阿斯必林，又可代以薄荷叶二钱。

奉天车站经理矿务钱慕韩，愚之同乡也。其妇人于仲冬得伤寒证，四五日间，喘不能卧，胸中烦闷异常，频频呼唤，欲自开其胸。诊其脉，浮洪而长，重按未实，舌苔白厚，知其证虽入阳明，而太阳犹未罢也（胸中属太阳）。此时欲以小青龙汤治喘，则失于热。欲以白虎汤治其烦热，又遗却太阳之病，而喘不能愈。踌躇再三，为拟此方。取汽水轻浮之力，能引石膏上升，以解胸中之烦热。甘草甘缓之性，能逗留石膏不使下趋，以专其上行之力。又少佐以麻黄解散太阳之余邪，兼借以泻肺定喘，而胸中满闷可除也。汤成后，俾徐徐分六次服之。因病在上焦，若顿服，恐药力下趋，则药过病所，而病转不愈也。服至三次，胸间微汗，病顿见愈，服至尽剂，病愈十之八九。再诊其脉，关前犹似浮洪，喘息已平，而从前兼有咳嗽未愈。继用玄参一两，杏仁（去皮）二钱，蒌仁、牛蒡子各三钱，两剂痊愈。

加味越婢加半夏汤

治素患劳嗽，因外感袭肺，而劳嗽益甚，或兼喘逆，痰涎壅滞者。

麻黄二钱　　石膏煅捣，三钱　　生山药五钱　　寸麦冬带心，四钱　　清半夏三钱　　牛蒡子炒捣，三钱　　玄参三钱　　甘草一钱五分　　大枣三枚，擘开　　生姜三片

《伤寒论》有桂枝二越婢一汤，治太阳病发热恶寒，热多寒少。《金匮》有越婢汤，治受风水肿。有越婢加半夏汤，治外感袭肺，致肺中痰火壅滞，胀而作喘。今因其人素患劳嗽，外感之邪与肺中蕴蓄之痰，互相胶漆，壅滞肺窍，而劳嗽益甚。故用越婢加半夏汤，以祛外袭之邪，而复加山药、玄参、麦冬、牛蒡子，以治其劳嗽。此内伤外感兼治之方也。

一叟，年近七旬，素有劳嗽，初冬宿病发动，又兼受外感，痰涎壅滞胸间，几不能息。剧时昏不知人，身驱后挺。诊其脉，浮数无力。为制此汤，一剂气息通顺。将麻黄、石膏减半，又服数剂而愈。

或问：子尝谓石膏宜生用，不宜煅用，以石膏寒凉之中，原兼辛散，煅之则辛散之力变为收敛，服之转可增病。乃他方中，石膏皆用生者，而此独用煅者何也？答曰：此方所主之病，外感甚轻，原无大热。方中用麻黄以祛肺邪，嫌其性热，故少加石膏佐之。且更取煅者，收敛之力，能将肺中痰涎凝结

张锡纯内科证治精华

成块，易于吐出。此理从用煅石膏点豆腐者悟出，试之果甚效验。后遇此等证，无论痰涎如何壅盛，如何杜塞，投以此汤，须臾，药方行后，莫不将痰涎结成小块，连连吐出。此皆煅石膏与麻黄并用之效也。若以治寒温大热，则断不可煅。若更多用则更不可煅也（煅石膏用于此方，且止三钱，自无妨碍，然愚用此方者，若改用后来志愿，欲全国药房，皆不备煅石膏，后有生石膏四钱更佳）。

清解汤

治温病初得，头疼，周身骨节酸疼，肌肤壮热，背微恶寒，无汗，脉浮滑者。

薄荷叶四钱　蝉蜕去足土，三钱　生石膏捣细，六钱　甘草一钱五分

《伤寒论》曰："太阳病，发热而渴，不恶寒者，为温病。若发汗已，身灼热者，名曰风温。风温为病，脉阴阳俱浮，自汗出，身重，多眠睡，鼻息必鼾，语言难出。"

此仲景论温病之提纲也。乃提纲详矣，而后未明言治温病之方。及反复详细观之，乃知《伤寒论》中原有治温病方，且亦明言治温病方，特涉猎观之不知耳。六十一节云："发汗后，不可更行桂枝汤，汗出而喘，无大热者，可与麻黄杏仁甘草石膏汤主之。"夫此证既汗后不解，必是用辛热之药，发不恶寒证之汗，即温病提纲中，所谓"若发汗已"也（提纲中所谓若发汗，是用辛热之药强发温病之汗）。其"汗出而喘，无大热者"，即温病纲中，所谓"若发汗已，身灼热"及后所谓"自汗出，多眠睡，息必鼾"也，睡而息鼾，醒则喘矣。此证既用辛热之药，误发于前，仲景恐医者见其自汗，再误认为桂枝

汤证，故特戒之曰：不可更行桂枝汤，而宜治以麻杏甘石汤。此节与温病提纲遥遥相应，合读之则了如指掌。然麻杏甘石汤，诚为治温病初得之的方矣。而愚于发表药中不用麻黄，而用薄荷、蝉蜕者，曾于葛根黄芩黄连汤解后详论之，兹不再赘。

今者论温病之书甚伙，而郑卫红紫，适足乱真。愚本《内经》、仲景，间附以管见，知温病大纲，当分为三端。今逐端详论，胪列于下，庶分途施治，不至错误。

一为春温。其证因冬月薄受外感，不至即病。所受之邪，伏于膜原之间，阻塞脉络，不能宣通，暗生内热。迨至春日阳生，内蕴之热，原有萌动之机，而复薄受外感，与之相触，则陡然而发，表里俱热，《内经》所谓"冬伤于寒，春必病温"者是也，宜治以拙拟凉解汤（在后）。热甚者，拙拟寒解汤（在后）。有汗者，宜仲景葛根黄芩黄连汤，或拙拟和解汤（在后）加生石膏。若至发于暑月，又名为暑温，其热尤甚。初得即有脉洪长，渴嗜凉水者，宜投以大剂白虎汤，或拙拟仙露汤（在第六卷）。

一为风温。犹是外感之风寒也。其时令已温，外感之气已转而为温，故不名曰伤寒、伤风，而名风温。即《伤寒论》中所谓"风温之为病"者是也。然其证有得之春初者，有得之春暮者，有得之夏秋者。当随时序之寒热，参以脉象，而分别治之。若当春初秋末，时令在寒温之间，初得时虽不恶寒，脉但浮而无热象者，宜用拙拟清解汤，加麻黄一、二钱，或用仲景大青龙汤。若当暑热之日，其脉象浮而且洪者，用拙拟凉解汤，或寒解汤。若有汗者，用拙拟和解汤，或酌加生石膏。

一为湿温。其证多得之溽暑。阴雨连旬，湿气随呼吸之气

张锡纯内科证治精华

传入上焦，窒塞胸中大气，因致营卫之气不相贯通。其肌表有似外感拘束，而非外感也。其舌苔白而滑腻，微带灰色，当用解肌利便之药，俾湿气由汗与小便而出，如拙拟宣解汤（在后）是也。仲景之猪苓汤去阿胶，加连翘亦可用。至湿热蓄久，阳明府实，有治以白虎汤加苍术者，其方亦佳。而愚则用白虎汤，以滑石易知母，又或不用粳米，而以生薏米代之。至于"冬不藏精，春必病温"，《内经》虽有明文，其证即寓于风温、春温之中。盖内虚之人，易受外感。而阴虚蕴热之人，尤易受温病。故无论风温、春温，兼阴虚者，当其发表、清解、降下之时，皆宜佐以滋阴之品，若生山药、生地黄、玄参、阿胶，生鸡子黄之类均可酌用，或宜兼用补气之品，若白虎汤之加人参，竹叶石膏汤之用人参。诚以人参与凉润之药并用，不但补气，实大能滋阴也。

上所论温病，乃别其大纲及其初得治法。至其证之详悉，与治法之随证变通，皆备于后之方案中。至于疫病，乃大地之疠气，流行传染，与温病迥异，详于第七卷中。

方中薄荷叶宜用其嫩绿者。至其梗，宜用于理气药中。若以之发汗，则力减半矣。若其色不绿而苍，则其力尤减。若果嫩绿之叶，方中用三钱即可。薄荷气味近于冰片，最善透窍，其力内至脏腑筋骨，外至腠理皮毛，皆能透达，故能治温病中之筋骨作疼者。若谓其气质清轻，但能发皮肤之汗，则浅之乎视薄荷矣。

蝉蜕去足者，去其前之两大足也。此足甚刚硬，有开破之力。若用之退目翳、消疮疡，带此足更佳。若用之发汗，则宜去之。盖不欲其于发表中，寓开破之力也。蝉蜕性微凉味淡，原非辛散之品，而能发汗者，因其以皮达皮也。此乃发汗中之妙药。有身弱不任发表者，用之最佳。且温病恒有兼瘾疹者，蝉蜕尤善托瘾疹外出也。

石膏性微寒，《本经》原有明文。虽系石药，实为平和之品，且其质甚重，六钱不过一大撮耳。其凉力不过与知母三钱等，而其清火之力则倍之，因其凉而能散也。尝观后世治温之方，至阳明府实之时，始敢用石膏五六钱，岂能知石膏者哉？然必须生用方妥，煅者用至一两，即足偾事。此编例言中，曾详论之。又此方所主之证，或兼背微恶寒。乃热郁于中，不能外达之征，非真恶寒也。白虎汤证中，亦恒有如此者。用石膏透达其热，则不恶寒矣。

或问：外感中于太阳则恶寒，中于阳明则不恶寒而发热。时至春夏，气候温热，故外感之来，不与寒水相感召，而与燥金相感召，直从身前阳明经络袭入，而为温病。后世论温病者，多是此说。而《伤寒论》温病提纲，冠之以太阳病者何也？答曰：温病初得，亦多在太阳，特其转阳明甚速耳。

曾治一人，年二十余，当仲夏夜寝，因夜凉，盖单衾冻醒，发懒，仍如此睡去。须臾，又冻醒，晨起微觉恶寒。至巳时已觉表里大热，兼喘促，脉洪长而浮。投以清解汤，方中生石膏改用两半，又加牛蒡子（炒捣）三钱，服后得汗而愈。

由斯观之，其初非中于太阳乎？然不专在太阳也。人之所以觉凉者，由于衣衾之薄。其气候究非寒凉，故其中于人不专在太阳，而兼在阳明。且当其时，人多蕴内热，是以转阳明甚速也。然此所论者，风温耳。若至冬受春发，或夏发之温，恒有与太阳无涉者。故《伤寒论》温病提纲中，特别之曰"风温之为病"，明其异于"冬伤于寒，春必病温"之温病也。又杏仁与牛蒡子，皆能降肺定喘，而杏仁性温、牛蒡子性凉。伤寒喘证，皆用杏仁，而温病不宜用温药，故以牛蒡子代之。

凉解汤

治温病，表里俱觉发热，脉洪而兼浮者。

薄荷叶三钱　蝉蜕去足土，二钱　生石膏捣细，一两　甘草一钱五分

春温之证，多有一发而表里俱热者，至暑温尤甚。已详论之于前矣。而风温证，两三日间，亦多见有此证脉者。此汤皆能治之，得汗即愈。

西人治外感，习用阿斯必林（第一卷参麦汤，第四卷曲直汤下皆论及此药）法。用阿斯必林一瓦，和乳糖（可代以白蔗糖）服之，得汗即愈。愚屡次试之，其发汗之力甚猛。外感可汗解者，用之发汗可愈。若此凉解汤，与前清解汤，皆可以此药代之，以其凉而能散也。若后之寒解汤，即不可以此药代之。盖其发汗之力有余，而清热之力仍有不足也。

寒解汤

治周身壮热，心中热而且渴，舌上苔白欲黄，其脉洪滑。或头犹觉疼，周身犹有拘束之意者。

生石膏捣细，一两　知母八钱　连翘一钱五分　蝉蜕去足土，一钱五分

或问：此汤为发表之剂，而重用石膏、知母，微用连翘、蝉蜕，何以能得汗？答曰：用此方者，特恐其诊脉不真，审证不确耳。果如方下所注脉证，服之覆杯可汗，勿庸虑此方之不效也。盖脉洪滑而渴，阳明府热已实，原是白虎汤证。特因头或微疼，外表犹似拘束，是犹有一分太阳流连未去。故方中重

用石膏、知母以清胃府之热，而复少用连翘、蝉蜕之善达表者，引胃中化而欲散之热，仍还太阳作汗而解。斯乃调剂阴阳，听其自汗，非强发其汗也。况石膏性凉（《本经》谓其微寒即凉也）、味微辛，有实热者，单服之即能汗乎！

曾治一少年，孟夏长途劳役，得温病，医治半月不效。后愚诊视，其两目清白，竟无所见，两手循衣摸床，乱动不休，谵语，不省人事。其大便从前滑泻，此时虽不滑泻，每日仍溏便一两次。脉浮数，右寸之浮尤甚，两尺按之即无。因此证目清白无见者，肾阴将竭也；手循衣摸床者，肝风已动也。病势之危，已至极点，幸喜脉浮，为病还太阳，右寸浮尤甚，为将汗之势。其所以将汗而不汗者，人身之有汗，如天地之有雨。天地阴阳和而后雨，人身亦阴阳和而后汗。此证尺脉甚弱，阳升而阴不能应，汗何由作？当用大润之剂，峻补真阴，济阴以应其阳，必能自汗。遂用熟地、玄参、阿胶、枸杞之类，约重六七两，煎汤一大碗，徐徐温饮下。一日连进二剂，即日大汗而愈。

审是，则发汗原无定法，当视其阴阳所虚之处，而调补之；或因其病机而利道之，皆能出汗，非必发汗之药始能汗也。

按：寒温之证，原忌用黏泥滋阴、甘寒清火，以其能留邪也。而用以为发汗之助，则转能逐邪外出，是药在人用耳。

一人，年四十余，为风寒所束，不得汗，胸中烦热，又兼喘促。医者治以苏子降气汤，兼散风清火之品数剂，病益进。诊其脉，洪滑而浮，投以寒解汤。须臾上半身即出汗。又须臾，觉药力下行，至下焦及腿亦皆出汗，病若失。

一人，年三十许，得温证，延医治不效，迁延十余日。愚

张锡纯内科证治精华

诊视之，脉虽洪而有力，仍兼浮象。问其头疼乎？曰：然。渴欲饮凉水乎？曰：有时亦饮凉水，然不至燥渴耳。知其为日虽多，而阳明之热犹未甚实，太阳之表犹未尽罢也。投以寒解汤，须臾汗出而愈。

一人，年三十余，于冬令感冒风寒，周身恶寒无汗，胸间烦躁。原是大青龙汤证，医者投以麻黄汤，服后汗无分毫，而烦躁益甚，几至疯狂。诊其脉，洪滑异常，两寸皆浮，而右寸尤甚。投以寒解汤，覆杯之顷，汗出如洗而愈。审是，则寒解汤不但宜于温病，伤寒现此脉者，投之亦必效也。

一叟，年七旬，素有劳疾，薄受外感，即发喘逆。投以小青龙汤去麻黄，加杏仁、生石膏辄愈。上元节后，因外感甚重，旧病复发，五六日间，热入阳明之府。脉象弦长浮数，按之有力，而无洪滑之象（此外感兼内伤之脉）。投以寒解汤，加潞参三钱，一剂汗出而喘愈。再诊其脉，余热犹炽，继投以白虎加人参以山药代粳米汤（在第六卷）一大剂，分三次温饮下，尽剂而愈（此条亦系伤寒）。

一妊妇，伤寒两三日，脉洪滑异常，精神昏聩，间作谵语，舌苔白而甚厚。为开寒解汤方。有一医者在座，问：方中之意何居？愚曰：欲汗解耳。曰：此方能汗解乎？愚曰：此方遇此证，服之自能出汗，若泛作汗解之药服之，不能汗也。饮下须臾，汗出而愈。医者讶为奇异。

门人高如璧曾治一媪，年近七旬，于春初得伤寒证，三四日间，烦热异常。又兼白痢，昼夜滞下无度，其脉洪滑兼浮。如璧投以寒解汤，加生杭芍三钱，一剂微汗而热解，痢亦遂愈。

按：用凉药发汗，自古有之。

《唐志》曰：袁州天庆观，主首道士王自正伤寒旬余，四肢乍冷乍热，头重气塞，唇寒面青，累日不能食，势已甚殆。医者诊之曰：脉极细虚，是为阴证，必须桂枝汤乃可。及医者去后，方将煎桂枝汤，若有语之者曰："何不服竹叶石膏汤？"四顾无人，惟小童在侧，自正惑焉。急邀医者还，告之曰：或教我服竹叶石膏汤何如？医者曰：竹叶石膏汤与桂枝汤，寒燠如冰炭。君之疾状已危，不可再为药误。方酬答间，复闻人语如前，自正心悚然。医者去后，即买竹叶石膏汤煎之，又闻所告如初。于是断然曰：神明三次告我，是赐我再生之路也。汤成，即服其半。先时身体重千斤，倏而轻清，唇亦渐暖，咽膈通畅，遂悉服之。少顷，汗出如洗，径就睡，平旦脱然。自正为人素谨饬，常茹素，与人齐醮尽诚，故为神明所佑如此。

按：此虽阳证，状与阴证无异。然当时若问其小便，必黄热短涩，且必畏见沸汤，是其明证也。医者不知辨此，竟欲以桂枝汤强发其汗，危哉！幸邀神佑，得服竹叶石膏汤，大汗而愈。此即拙拟寒解汤，所谓调其阴阳，听其自汗也。

又按：桂枝汤亦非治阴证之药，乃治伤风有汗之药。然"桂枝下咽，阳盛则毙"，叔和之言，诚千古不易之论。故伤寒无汗者，误服桂枝汤，犹大热烦渴，变为白虎汤证，况内蕴实热者乎！

又洪吉人曰：昔一名医，成化年，新野疫疠。有邻妇卧床数日，忽闻其家，如羊嘶声，急往视之。见数人用被覆其妇，床下置火一盆，令其出汗，其妇面赤声哑，气息几断。因叱之曰：急放手，不然命殆矣。众不从，乃强拽被。其妇跃起，倚壁而喘，口不能言。曰：饮凉水否？颔之。与水一碗，一饮而尽，始能言。又索水，复与之。饮毕，汗出如雨，其病遂愈。

张锡纯内科证治精华

或问其故。曰：彼发热数日，且不饮食，肠中枯涸。以火蒸之，是速其死也。何得有汗？试观以火燃空鼎，虽赤而气不升，沃之以水，则气四达矣。遇此等证，不可不知。

按： 此案与案后之论皆妙。是知用之得当，凉水亦大药也。其饮凉水而得汗之理，亦即寒解汤能发汗之理也。

又吴又可曰："里证下后，脉浮而微数，身微热，神思或不爽。此邪热浮于肌表，里无壅滞也，虽无汗，宜白虎汤，邪可从汗而解。若下后，脉空虚而数，按之豁然如无者，宜白虎加人参汤，覆杯则汗解。"

按： 白虎汤与白虎加人参汤，皆非解表之药。而用之得当，虽在下后，犹可须臾得汗，况在未下之前乎！不但此也，即承气汤，亦可为汗解之药，亦视乎用之何如耳。

又洪吉人曰："余尝治热病八九日，用柴、葛解之，芩、连清之，硝、黄下之，俱不得汗，昏愦扰乱，撮空摸床，危在顷刻。以大剂地黄汤（必系减去桂、附者），重加人参、麦冬进之。不一时，通身大汗淋漓，恶证悉退，神思顿清。"

按： 此条与愚用补阴之药发汗相似，所异者，又加人参以助其气分也。

上所论者皆发汗之理。果能汇通参观，发汗之理，无余蕴矣。

石膏阿斯必林汤

治同前证。

生石膏轧细，二钱　阿斯必林一瓦

上药二味，先用白蔗糖冲水，送服阿斯必林。再将石膏煎汤一大碗，待周身正出汗时，乘热将石膏汤饮下三分之二，以助阿斯必林发表之力。迨至汗出之后，过两三点钟，犹觉有余热者，可仍将所余石膏汤温饮下。若药服完，热犹未尽者，可但用生石膏煎汤，或少加粳米煎汤，徐徐温饮之，以热全退净为度，不用再服阿斯必林也。

阿斯必林，前曾再三论之矣，然此药有优劣。其结晶坚实，粒粒若针尖形者，服一瓦必能出汗；若无甚结晶，多半似白粉末者，其发表之力稍弱，必服至一瓦强，或至一瓦半，方能出汗。用者宜视其药之优劣，而斟酌适宜方好。

又此汤不但可以代寒解汤，并可以代凉解汤。若以代凉解汤时，石膏宜减半。

宣 解 汤

治感冒久在太阳，致热蓄膀胱，小便赤涩。或因小便秘，而大便滑泻。兼治湿温初得，憎寒壮热，舌苔灰色滑腻者。

滑石一两　甘草二钱　连翘三钱　蝉蜕去足土，三钱　生杭芍四钱

若滑泻者，甘草须加倍。

一叟，年六十五，得风温证，六七日间，周身悉肿，肾囊肿大似西瓜，屡次服药无效。旬日之外，求为诊视。脉洪滑微浮，心中热渴，小便涩热，痰涎上泛，微兼喘息，舌苔白厚。投以此汤，加生石膏一两。周身微汗，小便通利，肿消其半，犹觉热渴。遂将方中生石膏加倍，服后又得微汗，肿遂尽消，诸病皆愈。

按：此乃风温之热，由太阳经入于膀胱之腑，阻塞水道，而阳明胃腑亦将实也。由是观之，彼谓温病入手经、不入足经者，何其谬哉！

张锡纯内科证治精华

滋阴清燥汤

治同前证。外表已解，其人或不滑泻，或兼喘息，或兼咳嗽，频吐痰涎，确有外感实热，而脉象甚虚数者。若前证服滋阴宣解汤后，犹有余热者，亦可继服此汤。其方即滋阴宣解汤去连翘、蝉蜕。

一妇人，受妊五月，偶得伤寒，三四日间，胎忽滑下，上焦燥渴，喘而且呻，痰涎壅盛，频频咳吐。延医服药，病未去而转添滑泻，昼夜十余次。医者辞不治，且谓危在旦夕。其家人惶恐，迎愚诊视。其脉似洪滑，重诊指下豁然，两尺尤甚。本拟治以滋阴清燥汤，为小产才四五日，不敢遽用寒凉，遂先用生山药二两，酸石榴一个，连皮捣烂，同煎汁一大碗，分三次温饮下。滑泻见愈，他病如故。再诊其脉，洪滑之力较实。因思：此证虽虚，确有外感实热。若不先解其实热，他病何以得愈？时届晚三点钟，病人自言，每日此时潮热。又言精神困倦已极，昼夜苦不得睡。遂于斯日，复投以滋阴清燥汤，方中生山药重用两半，煎汁一大碗，徐徐温饮下，一次只饮药一口。诚以产后，脉象又虚，不欲寒凉侵下焦也。斯夜遂得安睡，渴与滑泻皆愈，喘与咳亦愈其半。又将山药、滑石各减五钱，加龙骨、牡蛎（皆不用煅）各八钱，一剂而愈。

一室女，伤寒过两旬矣，而瘦弱支离，精神昏聩，过午发热，咳而且喘，医者辞不治。诊其脉，数至七至，微弱欲无。因思：此证若系久病至此，不可为矣。然究系暴虚之证，生机之根柢当无损。勉强投以滋阴清燥汤，将滑石减半，又加玄参、熟地黄各一两，野台参五钱，煎汤一大碗，徐徐温饮下。饮完煎滓重饮，俾药力昼夜相继。两日之间，连服三剂。滑石渐减至二钱，其病竟愈。

按：此证始终不去滑石者，恐当伤寒之余，仍有余邪未净。又恐补药留邪，故用滑石引之下行，使有出路也。

又按：凡煎药若大剂，必需多煎汤数杯，徐徐服之。救险证宜如此，而救险证之阴分亏损者，尤宜如此也。

陆军第二十八师师长汲海峰之太夫人，年近七旬，身体赢弱，谷食不能消化，惟饮牛乳，或间饮米汤少许，已二年卧床，不能起坐矣。于戊午季秋，受温病。时愚初至奉天，自锦州邀愚诊视。脉甚细数，按之微觉有力。发热咳嗽，吐痰稠黏，精神昏愦，气息奄奄。投以滋阴清燥汤，减滑石之半，加玄参五钱，一剂病愈强半。又煎渣取清汤一茶盅，调入生鸡子黄一枚，服之痊愈。愈后身体转觉胜于从前。

奉天大东关，旗人号崧宅者，有孺子年四岁，得温病。邪犹在表，医者不知为之清解，遽投以苦寒之剂。服后滑泻，四五日不止，上焦燥热，闭目而喘，精神昏愦，延为诊治。病虽危险，其脉尚有根柢，知可挽回。俾用滋阴清燥汤原方，煎汁一大茶杯。为其幼小，俾徐徐温饮下，尽剂而愈。然下久亡阴，余有虚热。继用生山药、玄参各一两以清之，两剂热尽除。

大抵医者遇此等证，清其燥热则滑泻愈甚，补其滑泻其燥热亦必愈甚。惟此方用山药以止滑泻，而山药实能滋阴退热；滑石以清燥热，而滑石实能利水止泻。二药之功用，相得益彰。又佐以芍药之滋阴血、利小便，甘草之燮阴阳、和中宫，亦为清热止泻之要品。汇集成方，所以效验异常。愚用此方，救人多矣，即势至垂危，投之亦能奏效。

仙露汤

治寒温阳明证，表里俱热，心中热，嗜凉水，而不至燥渴。脉象洪滑，而不至甚实。舌苔白厚，或白而微黄，或有时背微恶寒者。

生石膏捣细，三两　玄参一两　连翘三钱　粳米五钱

上四味，用水五盅，煎至米熟，其汤即成。约可得清汁三盅，先温服一盅。若服完一剂，病犹在者，可仍煎一剂，服之如前，使药力昼夜相继，以病愈为度。然每次临服药，必详细问询病人。若腹中微觉凉，或欲大便者，即停药勿服。候两三点钟，若仍发热未大便者，可少少与服。若已大便，却非溏泻而热犹在者，亦可少少与服。

《伤寒论》白虎汤，为阳明府病之药，而兼治阳明经病；此汤为阳明经病之药，而兼治阳明府病。为其所主者，责重于经，故于白虎汤方中，以玄参之甘寒（《本经》言苦寒，细嚼之实甘而微苦，古今药或有不同）易知母之苦寒，又去甘草，少加连翘。欲其轻清之性，善走经络，以解阳明在经之热也。方中粳米，不可误用糯米（俗名浆米）。粳米清和甘缓，能逗留金石之药于胃中，使之由胃输脾，由脾达肺，药力四布，经络贯通。糯米质黏性热，大能固闭药力，留中不散，若错用之，即能误事。

一叟，年七十有一，因感冒风寒，头疼异常，彻夜不寝。其脉洪大有力，表里俱发热，喜食凉物，大便三日未行，舌有白苔甚厚，知系伤寒之热，已入阳明之府。因头疼甚剧，且舌苔犹白，疑犹可汗解。治以拙拟寒解汤（在第五卷），加薄荷叶一钱。头疼如故，亦未出汗，脉益洪实。恍悟曰：此非外感表

证之头疼，乃阳明经府之热相并上逆，而冲头部也。为制此汤，分三次温饮下，头疼愈强半，夜间能安睡，大便亦通。复诊之，脉象余火犹炽。遂用仲景竹叶石膏汤，生石膏仍用三两，煎汁一大碗，分三次温饮下，尽剂而愈。

按： 竹叶石膏汤，原寒温大热退后，涤余热复真阴之方故其方不列于六经，而附载于六经之后。其所以能退余热者，不特能用石膏，而恃石膏与参并用。盖寒温余热，在大热铄润之余，其中必兼有虚热。石膏得人参，能使寒温后之真阴顿复，而余热自消，此仲景制方之妙也。又麦冬甘寒黏滞，虽能为滋阴之佐使，实能留邪不散，致成劳嗽。而惟与石膏、半夏并用则无忌，诚以石膏能散邪，半夏能化滞也。或疑炙甘草汤（亦名复脉汤）中亦有麦冬，却无石膏、半夏。然有桂枝、生姜之辛温宣通者，以驾驭之，故亦不至留邪。彼惟知以甘寒退寒温之余热者，安能援以为口实哉？

又按： 上焦烦热太甚者，原非轻剂所能疗，而投以重剂，又恐药过病所，而病转不愈。惟用重剂，徐徐饮下，乃为合法。

曾治一人，年四十余，素吸鸦片。于仲冬得伤寒，二三日间，烦躁无汗。原是大青龙汤证，因误服桂枝汤，烦躁益甚。迎愚诊视，其脉关前洪滑，两尺无力。为开仙露汤，因其尺弱，嘱其徐徐饮下，一次只饮药一口，防其寒凉侵下焦也。病家忽愚所嘱，竟顿饮之。遂致滑泻数次，多带冷沫，上焦益觉烦躁，鼻如烟熏，面如火炙，其关前脉，大于前一倍，又数至七至。知其已成戴阳之证，急用人参一两，煎好兑童便半茶盅，将药碗置凉水盆中，候冷顿饮之。又急用玄参、生地、知母各一两，煎汤一大碗候用。自服参后，屡诊其脉。过半点钟，脉象渐渐收敛，至数似又加数。遂急将候用之药炖热，徐徐饮下。一次饮药一口，阅两点钟尽剂，周身微汗而愈。此因病家不听所嘱，致有如此之失，幸而救愈，然亦险矣。审是，则凡药宜作数次服者，慎勿顿服也。盖愚自临证以来，无论内伤外感，凡遇险证，皆煎一大剂，分多次服下。此以小心行其放胆，乃万全之策，非孤注之一掷也。

温病中，有当日得之，即宜服仙露汤者。

一童子，年十六，暑日力田于烈日之中。午饭后，陡觉发热，无汗，烦渴引饮。诊其脉，洪而长，知其暑而兼温也。投以此汤，未尽剂而愈。

按：此证初得，而胃腑之热已实。彼谓温病入手经，不入足经者，何梦梦也！

世医以《伤寒论》有白虎汤方，以石膏为君。遂相传石膏性猛如虎，而不敢轻用，甚或终身不敢一用。即用者，亦多将石膏煅如石灰，且只用二三钱。吁！如此以用石膏，则石膏果何益乎？尝考《伤寒》、《金匮》两书，用石膏之方甚多。《伤寒论》白虎汤、竹叶石膏汤，皆用石膏一斤。即古今分量不同，亦约有今之五两许。虽分作三次服，而病未愈者，必陆续服尽，犹一剂也。《金匮》治热瘫痫，治疟，治暑，治妇人乳中虚、烦乱、呕逆皆用石膏。《千金》用《伤寒论》理中汤治霍乱，名为治中汤。转筋者加石膏，是石膏为寻常药饵，诸凡有实热之证，皆可用者也。又考《神农本经》石膏气味，辛、微寒，无毒。夫既曰微寒，则性非大寒可知，既曰无毒则性原纯良可知。且又谓能治产乳，是较他凉药尤为和平，故虽产后，亦可用也。愚生平重用石膏治验之案不胜记。今略载数则于下，以释流俗之惑。

长子荫潮，七岁时感冒风寒，四五日身大热，舌苔黄而带黑。孺子苦服药，强与之即呕吐不止。遂但用生石膏两许，煎取清汁，分三次温饮下，病稍愈。又煎生石膏二两，分三次饮下，又稍愈。又煎生石膏三两，徐徐温饮下如前，病遂痊愈。夫以七岁孺子，约一昼夜间，共用生石膏六两，病愈后饮食有加，毫无寒中之弊。则石膏果大寒乎？抑微寒乎？

一媪，年六旬，得温病，脉数而有力，舌苔黄而干，闻药气即呕吐。俾用生石膏六两，煎水一大碗。恐其呕吐，一次止饮药一口。甫饮下，烦躁异常，病家疑药不对证。愚曰：非也。病重药轻故耳。饮至三次，遂不烦躁。阅四点钟，尽剂而愈。

一媪，年近七旬，于正月中旬，伤寒无汗。原是麻黄汤证，因误服桂枝汤，遂成白虎汤证。而上焦烦热太甚，闻药气即呕吐。单饮所煎石膏清水亦吐出。俾用鲜梨片蘸生石膏细末嚼咽之。服尽二两，病遂愈。

一人，年三十余，素有痰饮，得伤寒证，服药调治而愈，后因饮食过度而复。三四日间，延愚诊视。其脉洪长有力，而舌苔淡白，亦不燥渴，食梨一口，即觉凉甚，食石榴子一粒，心亦觉凉。愚舍证从脉，投以大剂白虎汤，为其素有痰饮，加半夏数钱。有一医者在座，问曰："此证心中不渴不热，而畏食寒凉。以余视之，虽清解药亦不宜用，子何所据而用白虎汤也？"愚曰："此脉之洪实，原是阳明实热之证。治以白虎汤，乃为的方。其不觉渴与热者，因其素有痰饮，湿胜故也。其畏食寒凉者，因胃中痰饮与外感之热互相胶漆，致胃腑转从其化与凉为敌也。"病家素晓医理，信用愚方。两日夜间，服药十余次，共用生石膏斤许，脉始和平。愚遂旋里。隔两日复来迎

216

愚，言病人反复甚剧，形状异常，有危在顷刻之虞。因思此证治愈甚的，何骤如此反复。及至，见其痰涎壅盛，连连咳吐不竭，精神恍惚，言语错乱，身体颤动。诊其脉，甚平和，微嫌胃气不畅舒。愚恍悟曰：前因饮食过度而复，今必又戒饮食过度而复也。其家人果谓有鉴前失，所与饮食甚少。愚曰：此次无须用药，饱食即可愈矣。其时已届晚八钟，至明饮食三次，病若失。

石膏性本微寒，而以治寒温之热百倍于他药者，以其味微辛，阴中含阳而善发汗也，然宜生用，而不宜煅用。煅之则辛散之力顿消，转能收敛外邪，凝聚痰火，使之不散（观点豆腐者必用煅），用至一两即足伤人，用石膏者当切戒之。至买此石膏时，又当细心考察，勿为药坊所欺，致以煅者冒充生者。例言中石膏条下言之甚详，可参观。

寒温为病中第一险证，而石膏为治寒温第一要药。愚生平习用生石膏，未尝少有失误。而俗医见愚重用生石膏之方，病虽治愈，亦骇为卤莽，或目为行险侥幸。

忆五年前，族家姊，年七旬有三，忽得瘫痪证，迎愚诊视。既至，见有医者在座，用药一剂。其方系散风补气理痰之品，甚为稳善，愚亦未另立方。翌日，脉变洪长，知其已成伤寒证。先时愚外祖家近族有病者，订于斯日迎愚，其车适至。愚将行，谓医者曰：此证乃瘫痪基础预伏于内，今因伤寒而发，乃两病偕来之证。然瘫痪病缓，伤寒病急，此证阳明实热已现于脉，非投以白虎加人参汤不可，君须放胆用之，断无差谬。后医者终畏石膏寒凉，又疑瘫痪证不可轻用凉药。迟延二日，病势垂危，复急迎愚。及至，则已夜半矣。诊其脉，洪而且数，力能搏指，喘息甚促，舌强直，几不能言。幸喜药坊即在本村，急取白虎加人参汤一剂，方中生石膏用三两，煎汤两盅，分二次温饮下，病稍愈。又单取生石膏四两，煮汁一大碗，亦徐徐饮下，至亭午，尽剂而愈。后瘫痪证调治不愈，他医竟归咎于愚。谓从前用过若干石膏，所以不能调治。吁！年过七旬而瘫痪者，愈者几人！独不思愚用石膏之时，乃挽回已尽之人命也。且《金匮》治热瘫痫有风引汤，原石膏与寒水石并用。彼谤愚者，生平盖未见《金匮》也。

又尝治一少年，素羸弱多病，于初夏得温证，表里俱热，延医调治不愈。适愚自他处治病归，经过其处，因与其父素稔，入视之。其脉数近六至，虽非洪滑鼓指，而确有实热，舌苔微黄，虽不甚干，毫无津液。有煎就药一剂未服，仍系发表之剂，乃当日延医所疏方，其医则已去矣。愚因谓其父曰：此病外感实热，已入阳明之府。其脉象不洪滑者，元气素虚故也。阳明府热之证，断无发表之理。况其脉数液短，兼有真阴虚损之象尤忌发汗乎！其父似有会悟，求愚另为疏方。本拟用白虎加人参汤，又思用人参即须多用石膏。其父素小心过度，又恐其生疑不敢服。遂但为开白虎汤，方中生石膏用二两。嘱其煎汁两茶盅，分二次温饮下。服后若余火不净，仍宜再服清火之药。言毕愚即旋里。后闻其服药后，病亦遂愈。迟十余日，大便又燥结，两腿微肿，将再迎愚诊治。而其父友人有自谓知医者，言其腿肿，系多服生石膏之过。而孰知系服石膏犹少之过哉！病家竟误听其言，改延他医，投以大剂承气汤，服后其人即不语矣，迁延数日而亡。夫自谓知医者，不过欲炫己之长，而妄指他人之短。岂知其言之一出，即足误人性命哉！于阴骘独无所损哉！

夫愚之被谤何足惜，独惜夫石膏之功用，原能举天下病热

张锡纯内科证治精华

之人，尽登之清凉之域。而愚学浅才疏，独不能为石膏昭雪，俾石膏之功用大显于世。每一念及，曷胜扼腕！因思《伤寒论·序》中大意：谓其宗族素藩盛。自建安纪年以来，族人多患伤寒，大抵委付凡医，恣其所措，以致户口凋零，遂感愤而作《伤寒论》。故一百十三方中，救误治之方几居其半。夫仲景为医中之圣，犹任其族人之患伤寒者，为庸医所误而不能以苦口争，何况于愚也！又何怪乎愚用生石膏而遭谤也！愚今师仲景感愤著书之意，僭成《医学衷中参西录》一书。于石膏治愈之案，不觉语长词复，言之慨切。非过为石膏延誉也，实欲为患寒温者，广开生路也。天下后世之仁人君子览斯编者，必当有所兴起也。

《神农本经》药性有寒、有微寒，微寒即后世所谓凉也。石膏之性，《本经》明言微寒，不过为凉药中之一药耳。且为石之膏，而并非石质，诚为凉药中极纯良之品。世俗医者，何至畏之若是！能重用石膏一味，即能挽回寒温中垂危之大证。此愚屡经试验，上所列案中，已略举一二。即使石膏果系大寒，而当阳明府热方炽之时，用生石膏五六两，煎汤一大碗，一次只饮药一口，以火退为度。若觉微凉，即便停止，何至遽将人凉坏？况愚用此方以救寒温之热，其热退至八九分，石膏即可停止，初不待其觉凉也。又尝思之，寒温中之实火，直等燔柴之烈。惟石膏则可比救燔柴之水。设使人在燔柴中不能出，救之者若不焦头烂额，急用水泼灭其火，而复从容周旋，徐为调停。则其人必为忍人。乃何以本属可救之实热，而竟以不敢重用石膏者误之耶？且愚于可重用石膏之证，又得一确实征验，其人能恣饮新汲井泉水而不泻者，即放胆用生石膏。治之必愈。此百用不至一失之法也。

按：重用石膏治病，名医之案甚伙。今略载数条于下，并今人之用石膏治验之案数则，连类记之。以明愚之重用石膏，原非一己之私见也。

濮依云曰：家君于壬午夏病热，喜立日中，且恶凉饮，脉则皆伏。群医咸谓三阴证，慈未之敢信，质于师陆九芝先生。先生惊曰：此温热之大证，阳极似阴也，误用辛热必殆。乃迭进芩、连、膏、黄，热象大显，石膏用至斤许，热乃渐退。窃思此疾，当畏寒脉伏时，谁知其为大热者？若非家君早令习医，受吾师至教，笃信吾师之说，必为群医所误矣。

纪文达曰：乾隆癸丑春夏间，京中多疫。以张景岳法治之，十死八九。以吴又可法治之，亦不甚效验。有桐城一医，以重剂石膏治冯鸿胪星实之姬，人见者骇异。然呼吸将死，应手辄瘥。踵其法者，活人无算。有一剂用至八两，一人服至四斤者。虽刘守真之《原病式》，张子和之《儒门事亲》，专用寒凉亦未敢至是。实自古所未闻矣。

按：桐城医者，文达未详其姓名。友人刘仲华告愚曰：此医姓余，名霖，字师愚。于乾隆间著书，名《疫疹一得》，其间重用石膏方名清瘟败毒散。后道光间，归安江笔花著《医镜》，内有治一时疫发斑，用石膏至十四斤，而斑始透。盖深得余师愚之法者。

又曰：吴门顾松圃，名靖远，因父患热病，为庸医参、附所误，发愤习医，寒暑无间者，阅三十年。尝著有《医镜》十六卷，惜无刊本。近见陆定圃进士《冷庐医话》，载其治王缵功阳明热证，主白虎汤，每剂石膏三两，两剂热顿减，而遍身冷汗，肢冷发呃。别医谓非参、附不克回阳，诸医和之。群哗曰：白虎再投必毙。顾引仲景热深厥亦深之文，及喻嘉言

"阳证变阴厥,万中无一"之说,谆谆力辩。诸医固执不从,投参、附回阳敛汗之剂,汗益多,而体益冷,反诋白虎之害。微阳脱在旦暮,举家惊惶,复求顾诊。仍主白虎汤,连服两大剂,汗止身温。再以前汤加减,数服而痊。因著《辨治论》,以为温热病中,宜用白虎汤并不伤人,以解世俗之惑。

按:此案服白虎汤两剂后,而转热深厥深者,以方中所用三两犹轻,不能胜此病也。若如前案中,每剂用石膏半斤,则无斯弊矣。幸其持论不移,卒能以大剂白虎汤挽回此证。又幸患此证者,必为壮实之人,其素日阴分无亏。不然服参附一剂之后,其病即不可问矣。岂犹容后日复用白虎汤哉?

徐灵胎曰:"西濠陆炳若之夫人,产后感风热,瘀血未尽。医者执产后属虚寒之说,用干姜、熟地治之。汗出而身热如炭,唇燥舌紫,仍用前药。余是日偶步田间看菜花,近炳若之居,趋迎求诊。余曰:生产血枯火炽,又兼风热,复加刚燥滋腻之品,益火塞窍,凶危立见,非石膏则阳明之盛火不解。遵仲景法,用竹皮、石膏等药。余归,而他医至,笑且非之,谓自古无产后用石膏之理。盖生平未见仲景方也。其母素信余,立主服之,一剂而苏。明日炳若求诊。余曰:更服一剂,即痊愈矣,勿庸易方。如言而愈。"观此案,则产后病寒温者,石膏亦所不忌也。

按:《金匮》有竹皮大丸,治妇人乳中虚,烦乱、呕逆,即此案所谓产后风热也。竹皮大丸中,原有石膏,故徐氏谓遵仲景之法。而愚治产后寒温之实热,则用白虎加人参汤,以玄参代知母。盖退寒温之实热,知母不如石膏,而其性实寒于石膏,当为产后所忌,故竹皮大丸中不用知母。至玄参则宜于产乳余疾,《本经》有明文也。用白虎汤之例,汗吐下后,皆加人参，以其虚也。产后较汗吐下后更虚，故必加之方妥。

又曰：嘉兴朱宗臣以阳胜阴亏之体，又兼痰凝气逆。医者以温补治之，胸膈痞塞，而阳道痿。群医谓脾肾两亏，将恐无治，就余于山中。余视其体丰而气旺，阳升而阴不降，诸窍皆闭。笑谓之曰：此为肝肾双实证。先用清润之品，加石膏以降其逆气；后以消痰开胃之药，涤其中宫；更以滋肾强阴之药，振其元气。阳事既通。五月后，妻即怀孕，得一女。又一年，复得一男。观此案，则无外感而有实热者，石膏亦可用也。俗医妄谈，谓石膏能寒人之下焦，令人无子。何其言之谬耶！

袁才子曰：丙子九月，余患疟，饮吕医药，至日昳，忽呕逆头眩不止。家慈抱余起坐，觉血气自胸偾起，性命在呼吸间。忽有征友赵藜村来访，家人以疾辞。曰：我解医。乃延入，诊脉看方。笑曰：容易。命速买石膏，加他药投之。余甫饮一勺，如以千钧之石，将肠胃压下，血气全消。未半盂，沉沉睡去，头上微汗，朦胧中，闻家慈喈曰：岂非仙丹乎！睡须臾醒，君犹在座，问：思西瓜否？曰：想甚。即买西瓜。曰：凭君尽量，我去矣。食片许，如醍醐灌顶，头目为轻。晚食粥。次日来曰：君所患者，阳明经疟。吕医误为太阳经，以升麻、羌活二味升提之，将君妄血逆流而上。惟白虎汤可治，然亦危矣。详观此案，石膏之功用直胜金丹，诚能挽回人命于顷刻也。以此普济群生之药，医者果何所畏惧而不肯轻用也？

太医院吏目杨荣春，号华轩，南皮人。曾治一室女，周身拘挛，四肢不能少伸，年余未起床矣。诊其脉，阳明热甚。华轩每剂药中，必重用生石膏，以清阳明之热。共用生石膏四斤，其病竟愈。盖此证必因素有外感之热，传入阳明经。医者用甘寒滞泥之品，锢闭其热于阳明经中，久而不散。夫阳明主宗筋，宗筋为热所伤而拘挛。久之，周身之筋皆病矣。此锢闭之热，惟生石膏可清之内消，兼逐之外出，而他药不能也。

友人毛仙阁曾治一少妇，产后十余日，周身大热无汗，心中热而且渴。延医调治，病势转增，甚属危急。仙阁诊其脉甚洪实，舌苔黄而欲黑，撮空摸床，内风已动。治以生石膏三两，玄参一两，野台参五钱，甘草二钱。为服药多呕，取竹皮大丸之义，加竹茹二钱，煎汤一大碗，徐徐温饮下，尽剂而愈。观此案，则外感之热，直如燎原，虽在产后，岂能从容治疗乎？

孙思邈曰：智欲圆而行欲方，胆欲大而心欲小。世俗医者，遇此等证，但知心小，而不知胆大。岂病人危急之状，漠不关于心乎？

友人张少白曾治一阎姓叟，年近七旬，素有劳疾，发则喘而且嗽。于丙午冬，感冒风寒，上焦烦热，劳疾大作，痰涎胶滞，喘促异常。其脉上部洪滑，按之有力。少白治以生石膏二两，以清时气之热。因兼劳疾，加沉香五钱，以引气归肾。且以痰涎太甚，石膏能润痰之燥，不行痰之滞，故又藉沉香辛温之力，以为石膏之反佐也。一日连服两剂。于第二剂加清竹沥二钱，其病若失。劳疾自此亦愈，至今数年未尝反复。观此案，则石膏之功用，不几令人不可思议哉！然非其人感冒伤寒，又孰能重用石膏，为被除其劳疾哉？

附录：

湖北潜江红十字分会张港义务医院院长崔兰亭来函。寿甫老先生台鉴：久仰仁术，普救苍生，真乃医中一大伟人也。汉唐以来，各家著述虽多，恒系理想，究少实验，是以其方有效有不效。惟先生之著述，则屡试屡验。今略举用《衷中参西录》中诸方，随手奏效数则，敬呈台端。

丁卯仲夏，国民革命军第二十军四师七旅旅长何君，身染温病。军医以香薷饮、藿香正气散治之，不效。迎仆诊视。遵用《衷中参西录》清解汤，一剂而愈。时因大军过境，温病盛行。以书中清解汤、凉解汤、寒解汤、仙露汤、从龙汤、馏水石膏饮，有呕者，兼用代赭石。本此数方，变通而用，救愈官长目兵三千余人。共用生石膏一千余斤，并未偾事。先生之《衷中参西录》，真乃世界救命之书，而堪为医界开一新纪元也。

湖北潜江红十字分会张港义务医院院长崔兰亭来函：后学又自搜求两方，亦甚奇异：一为服食松脂法。《抱朴子·内篇》有：上党赵姓，身患癞病，历年不愈。后遇异人指示，服松脂百日，癞病痊愈。不但治病，而且延年。初不知松脂为何物，后参阅群书，知松脂即是松香，解毒、除湿、消肿、止痛、生肌、化痰，久服轻身延年，辟谷不饥。《万国药方·久咳丸》，系松脂、甘草并用。向曾患咳嗽，百药不效。后每服松脂干末一钱，用凉茶送服，月余咳嗽痊愈，至今十年，未尝反复，精神比前更强壮。观此，松脂实有补髓健骨之力。

又丁卯夏，川鄂战争。敝会出发至战地，救一兵士：子弹由背透胸出，由伤处检出碎骨若干。每日令食牛乳、山药。数日，饮食稍进，口吐臭脓，不能坐立。后每日令服松脂两次，每次一钱。三日后臭脓已尽，伤口内另长新骨，月余伤口全平，行步如常。敝会送路费及路票，回川来书道谢。

又一兵士李兆元，过食生冷，身体浮肿，腹大如箕，百药罔效。令每日服松脂三钱，分三次服下，五日痊愈。

乡村一男子，患肝痈溃破，医治五年不愈，溃穿二孔，日

张锡纯内科证治精华

出臭水碗许，口吐脓血，臭气异常。戊辰孟夏，迎为诊治。视其形状，危险万分，辞而不治。再三恳求。遂每早晚令服松脂一钱。五日臭脓减少，疮口合平。照前服之，半月痊愈。又有患肺痈者，服林屋山人犀黄丸不效，而服松脂辄效者，难以枚举矣。

又一方：家母年五十时患咳嗽，百药不效，严冬时卧不安枕。遇一老医，传授一方：系米壳四两，北五味三钱，杏仁去皮炒熟五钱，枯矾二钱，共为细末，炼蜜为丸，梧桐子大，每服二十丸，白糖开水送下。吞服数日，病若失，永不复发。家母生于甲辰，现年八十有六，貌若童颜。此丸不但止嗽，而且延年。以后用此丸疗治咳嗽，痊愈者笔难悉述。

此二方，皆为寻常药品，而能愈此难愈之大证，且又屡试屡效，诚佳方也。深望先生，将此二方载于贵著。或兼登各处医报，以公诸医界，则幸甚矣。

按：此来函谓：共用生石膏千余斤，治愈三千余人，未尝少有错误，是诚善用石膏者矣。录之，足证愚喜重用生石膏，以治寒温实热，原非一偏之见。且足证石膏必须生用，始能有益无害，活人千万。至所附载二方，皆甚奇异，试之有效，因并录之。

按：《伤寒论·阳明篇》中，白虎汤后继以承气汤，以攻下肠中燥结，而又详载不可攻下诸证。诚以承气力猛，倘或审证不确，即足误事。愚治寒温三十余年，得一避难就易之法，凡遇阳明应下证，亦先投以大剂白虎汤一两剂，大便往往得通，病亦即愈。即间有服白虎汤数剂，大便犹不通者，而实火既消，津液自生，肠中不致干燥，大便自易降下。用玄明粉三钱，加蜂蜜或柿霜两许，开水冲调服下，大便即通。若仍有余火未尽，而大便不通者，单用生大黄末一钱（若凉水调服生大黄末一钱可抵煮服者一两），蜜水调服，通其大便亦可。且通大便于服白虎汤后，更无下后不解之虞。盖下证略具，而脉近虚数者，遽以承气下之，原多有下后不解者，以其真阴亏、元气虚也。惟先服白虎汤或先服白虎加人参汤，去其实火，即以复其真阴、培其元气。而后微用降药通之，下后又何至不解乎？此亦愚百用不至一失之法也。

又按：重用石膏以退火之后，大便间有不通者，即可少用通利之药通之。此固愚常用之法，而随证制宜，又不可拘执成见。

曾治一少年，伤寒已过旬日，阳明火实，大便燥结。投一大剂白虎汤，一日连进二剂，共用生石膏六两。至晚九点钟，火似见退，而精神恍惚，大便亦未通行。再诊其脉，变为弦象。夫弦主火衰，亦主气虚，知此证清解已过，而其大便仍不通者，因其元气亏损，不能运行白虎汤凉润之力也。遂单用人参五钱，煎汤俾服之。须臾大便即通，病亦遂愈。

盖治此证的方，原是白虎加人参汤。因临证时审脉不确，但投以白虎汤，遂致病有变更。幸迷途未远，犹得急用人参，继所服白虎汤后以成功。诚以日间所服白虎汤尽在腹中，得人参以助之，始能运化。是人参与白虎汤，前后分用之，亦无异于一时同用之也。益叹南阳制方之神妙，诚有令人不可思议者也！

吴又可谓：如人方肉食而病适来，以致停积在胃，用承气下之，惟是臭水稀粪而已；于承气汤中，单加人参一味，虽三四十日停积之物于是方下。盖承气借人参之力鼓舞胃气，宿物始动也。又可此论，亦即愚用人参于白虎汤后，以通大便之

张锡纯内科证治精华

理也。

间有用白虎汤润下大便，病仍不解。用大黄降之而后解者，以其肠中有匿藏之结粪也。

曾治一媪，年七十余，季冬得伤寒证。七八日间，延愚诊视。其脉洪长有力，表里俱热，烦渴异常，大便自病后未行。投以白虎加人参汤二剂，大便遂通。一日降下三次，病稍见愈，而脉仍洪长。细审病情，当有结粪未下。遂单用大黄三钱，煮数沸服之，下结粪四五枚，病遂见愈，仍非脉净身凉。又用拙拟白虎加人参以山药代粳米汤（在后），服未尽剂而愈。

然此乃百中之一二也。临证者，不可因此生平仅遇之证，遂执为成法，轻视白虎，而重视承气也。

又按：石膏用于外感之阳证，虽不当其时，亦无大患。惟用于阴盛格阳、真寒假热证，则危不旋踵。然此等证，即误用他凉药，其害亦同。此非石膏之过，而医者审证不确之过也。今录古人治此等证验案数则于下，以备参观。庶不至误用寒凉之药，以治阴证也。

李东垣尝治一阴盛格阳伤寒，面赤烦渴，脉七八至，但按之则散。用姜附汤加人参投之，得汗而愈。

按：阴盛格阳烦渴，与阳证烦渴确有分辨：阳证烦渴，喜用大碗饮凉水，饮后必轻快须臾；阴盛格阳烦渴，亦若嗜饮凉水，而饮至口中，又似不欲下咽，不过一两口而止。

李士材曰：休宁吴文哉伤寒，烦躁面赤，昏乱闷绝，时索冷水。其弟日休，求余诊视。手扬足掷，五六人制之，方得就诊。其脉洪大无伦，按之如丝。余曰："浮大沉小，阴证似阳也。与附子理中汤，当有生理。"日休骇曰："医者十辈至，不曰柴胡、承气，则曰竹叶、石膏。今反用热药，恶乎敢？"

余曰："温剂犹生，凉剂立危矣。"遂用理中汤，加人参四钱、附子三钱。煎成，将药碗置冷水中，候冷与饮。服后一时，狂躁定矣。再剂而神爽，服参五斤而安。文哉遣以书曰："弟为俗医所误，既登鬼录矣。而兄翁拯全之，大奇亦大幸也。方弟躁热之时，医以三黄汤入牛黄，服之转加闷绝。举室哀号，惟候目瞑而已。不意兄翁毅然以为可活，参附以投，阴霜见晛。荆妻稚子，含泪欢呼，父母生之，而兄翁再生之，大恩罔极，莫可言喻，敢志巅末，乞附案帙。俾天下万世，知药不可轻投，命不可轻弃，何莫非大仁人回春之泽哉！"

按： 此案中有曰时索冷水，而不曰时饮凉水，盖索者未必能饮也。

喻嘉言曰：徐国桢伤寒六七日，身热目赤，索水到前，复置不饮，异常烦躁，将门牖洞启，身卧地上，辗转不快，更求入井。一医急以承气与服。余诊其脉，洪大无伦，按之无力。谓医者曰：此用人参、附子、干姜之证，奈何认为下证？医曰：身热目赤，有余之邪，躁急如此，再以人参、附子、干姜服之，逾垣上屋矣。余曰：阳欲暴脱，外显假热，内有真寒，以姜、附投之，尚恐不能胜回阳之任，况敢用纯阴之药，重劫其阳乎！观其得水不欲咽，情已大露。岂水尚不欲咽，而可用大黄、芒硝乎？天地燠蒸，必有大雨，此证顷刻一身大汗，不可救矣。惟用姜、附，可谓补中有发，并可以散邪退热。一举两得，至稳至当之法，何可致疑？吾在此久坐。如有差误，吾任其咎。于是以附子、干姜各五钱，人参三钱，甘草二钱，煎汤冷服。服后寒战，戛齿有声。以重绵和头覆之，缩手不肯与诊，阳微之状始著。再与前药一剂，微汗热退而安。

上所录医案，皆阴极似阳也，然其证百中不一见。愚临证

　　　　　　　张锡纯内科证治精华

数十年，亦未尝见，其证之少可知。至阳极似阴，外面虽见大寒之状，仍须投以大剂寒凉者，愚曾治过数次。前哲医案中，亦多有之。今复登数则于下，可与上列之案对观，庶可分辨阴阳于毫厘之间也。

一人，年五十，周身发冷，两腿疼痛。医者投以温补之药，其冷益甚，欲作寒战。诊其脉，甚沉伏，重按有力。其舌苔黄厚，小便赤涩。时当仲春，知其春温之热，郁于阳明而未发，故现此假象也，欲用白虎汤加连翘治之。病人闻之骇然。愚曰："但预购生石膏四两，迨热难忍时，煎汤饮之可乎?"病者曰："恐无其时耳。"愚曰："若取鲜白茅根，煎汤饮之，则冷变为热，且变为大热矣。"病者仍不确信，然欲试其验否。遂剖取鲜白茅根，去净皮，细切一大碗，煮数沸，取其汤，当茶饮之。有顷热发，若难忍。须臾再诊其脉，则洪大无伦矣。愚将所预购之四两生石膏煎汤，分三次温饮下，其热遂消。盖茅根中空，性凉能散，故饮之能将郁热达于外也。

一妇人，年二十余，得温病，咽喉作疼，舌强直，几不能言，心中热而且渴，频频饮水，脉竟沉细异常，肌肤亦不发热。遂舍脉从证，投以拙拟寒解汤（在第五卷）。得微汗，病稍见愈。明晨又复如故，舌之强直更甚，知药原对证，而力微不能胜病也。遂仍投以寒解汤，将石膏加倍，煎汤两盅，分二次温饮下，又得微汗，病遂愈。

按：伤寒脉若沉细，多系阴证；温病脉若沉细，则多系阳证。盖温病多受于冬，至春而发，其病机自内向外。有时病机郁而不能外达，其脉或即现沉细之象。误认为凉，必至误事。又此证寒解汤既对证见愈矣，而明晨舌之强直更甚，乃将方中生石膏倍作二两，分两次前后服下，其病即愈。由是观之，凡治寒温之热者，皆宜煎一大剂，分数次服下，效古人一剂三服之法也。

喻嘉言曰：黄长人犯房劳，病伤寒，守不服药之戒。身热已退，十余日外，忽然昏沉，浑身战栗，手足如冰。急请余至，一医已合就姜、桂之药矣。余适见而骇之。姑俟诊结，再三辟其差谬。病家自疑阴证，言之不入。只得与医者约曰：此病之安危只争此药一剂，所用当否性命有关，吾与丈各立担承，倘至用药差误，责有所归。医者曰：吾治伤寒三十余年，不知甚么担承。余笑曰：吾有明眼在此，不忍见人立就倾危。若不担承，待吾用药。病家方才心安，亟请用药。予以调胃承气汤，约重五钱。煎成，热服半盏，厥渐退，人渐苏。仍与前药，服至尽剂，人事大清。忽然浑身壮热。再与大柴胡汤一剂，热退身安。

门人问曰：病者云是阴证见厥，先生确认为阳证，而用下药果应，其理安在？答曰：凡伤寒病初得发热，煎熬津液，鼻干、口渴、便秘，渐至发厥者，不问而知为热也。若阳证忽变阴厥者，万中无一，从古至今无一也，盖阴厥得之阴证，一起便直中真阴经。唇青、面白、遍体冷汗、便利、不渴、身倦多睡、醒则人事了了。与伤寒传经之热邪转入转深，人事昏惑者，万万不同也。

按：喻氏案后之论甚明晰，学者宜细观之。

张令韶曰：余治一妇人，伤寒九日，发狂，面白，谵语不识人，循衣摸床，口目瞤动，肌肉抽搐，遍身手足尽冷，六脉皆无。诸医皆辞不治。余因审视良久，闻其声，重而且长，句句有力。乃曰：此阳明内实，热郁于内，故令脉道不通，非脱也。若脉真将无，则气息奄奄，危在顷刻，安得有如许气力，大呼疾声，久而不绝乎？遂用大承气汤，启齿灌下。夜间，解黑粪满床，脉出，身热，神清，舌燥而黑。更服小陷胸汤，二剂而愈。因思此证大类四逆，若误投之立死。及死之后，必以为原系死证，服之不效，数也。不知病人怀恨九泉矣。

按：此证易辨。其绝非四逆汤证。征以前案喻氏之论，自能了然。

李士材曰：社友韩茂远伤寒，九日以来，口不能言，目不能视，体不能动，四肢俱冷。众皆曰阴证。比余诊之，六脉皆无。以手按腹，两手护之，眉绉作楚，按其趺阳，大而有力，知其腹有燥粪，欲与大承气汤。病家惶惧，不敢进。余曰：吾郡能辨是证者，唯施笠泽耳。延至诊之，与余言若合符节。遂投以大承气汤，下燥粪六七枚。口能言，体能动。若"按手不及足"者，何以辨此证哉？

按：《伤寒论》仲景原叙，原有"握手不及足"之戒。足上脉三部、趺阳为胃脉，太溪为肾脉，太冲为肝脉。三脉之中，又以趺阳为要，故其叙中趺阳与人迎并举，凡临证，其手上脉不见者，皆当取其趺阳脉为准，不但寒温之证为然也。

上所列医案，皆阳极似阴也。其理惟刘河间论之最透。其言曰：畜热内甚，脉须疾数。以其热畜极甚而脉道不利，反致脉沉细而欲绝。俗未明造化之理，反谓传为寒极阴毒者。或始得之阳热暴甚，而便有此证候者；或两感热甚者，通宜解毒。如大承气汤下之后，热稍退而未愈者，黄连解毒汤调之。或微热未除者，凉解散调之。

按：此论发挥阳极似阴之理甚妙。诚以河间生平治病主火，故能体会至此。至其所论用药，则不必拘。

阴极似阳、阳极似阴之外，又有所谓戴阳证者。其人面赤烦躁，气息甚粗，脉象虽大，按之无力，又多寸盛尺虚，乃下焦虚寒，孤阳上越之危候。颇类阴极似阳，而与阴极似阳微有不同。盖阴极似阳，乃内外异致；戴阳证，乃上下异致也。愚曾治有戴阳证验案，仙露汤方后，论药宜分数次服者，不可顿服。曾引其案，以为炯戒，兹不再赘。而前人善治此证者，喻嘉言独推陶节庵立法甚妙。用人参、附子等药，收拾阳气归于下元，而加葱白透表，以散外邪。如法用之，无不愈者。然其法实本仲景，特仲景未明言治戴阳证，而节庵则明言治戴阳证耳。嘉言何不祖述仲景，而但知推重节庵也？

按：《伤寒论》原有治戴阳证之方，通脉四逆汤是也。其方载少阴篇，主"少阴病，下利清谷，里寒外热，手足厥热，脉微欲绝，身反不恶寒，其人面赤色。或腹痛，或干呕，或咽痛，或利止脉不出者"。方用炙甘草二两，生附子（经药坊制过而未炮熟者，即是生附子，非野间剖取之生附子）大者一枚，去皮破八片，干姜三两，强人可四两。上三味，以水三升，煮取一升二合，分两次服。面赤者，加葱九茎。腹中痛者，去葱加芍药二两。呕者，加生姜三两。咽痛者，去芍药加桔梗一两。利止脉不出者，去桔梗加人参三两。

按：面赤即戴阳证。于通脉四逆汤中加葱九茎，即治戴阳证之专方也。

盖上窜之元阳，原以下焦为宅窟，故用干姜、附子之大辛大温，直达下焦，据其故垒，张赤帜而招之。然恐元阳当涣散之际，不堪姜、附之健悍，故又重用甘草之温和甘缓者，以安养元气，燮理阴阳。且俾姜、附得甘草之甘而热力愈长，得甘草之缓而猛力悉化。洵乎节制之师，扫荡余寇，即以招集流亡，则元阳自乐还其宅也。特是元阳欲还，道途不无间隔，故

张锡纯内科证治精华

又用葱白之温通，且取老阳之数，多至九茎，以导引介绍之。则上至九天，下至九渊，一气贯通，毫无隔碍，而元阳之归还自速也。至利止而脉不出者，其下焦之元气必虚，故又加人参二两以助元气。后日陶氏之方，不过于此汤中并加葱白、人参，何尝出仲景之范围哉！

按：治戴阳证，用通脉四逆汤必须加葱，亦宜并加人参。而葱九茎，可变为葱白九寸。

又按：腹痛者加芍药。若以治温病中之戴阳证，虽不腹痛，亦宜加芍药。

曾治一少年，素伤于烟色，夏月感冒时气，心中发热。因多食西瓜，遂下利清谷，上焦烦躁异常，急迎愚诊视。及至，已昏不知人。其脉上盛下虚，摇摇无根，数至六至。为疏方：用附子钱半，干姜二钱，炙甘草三钱，人参四钱，葱白五寸，生芍药五钱，又加龙骨、牡蛎（皆不用煅）、玄参各四钱。煎汤一大盅，顿饮之。须臾苏醒，下利与烦躁皆愈。时有医者二人在座，皆先愚至而未敢出方。见愚治愈，问：先生何处得此良方？答曰：此仲景方，愚不过加药三味耳，诸君岂未之见耶？遂为发明通脉四逆汤之精义，并谓其善治戴阳证。二医者皆欣然，以为闻所未闻云。

又喻嘉言曰：石开晓病伤风，咳嗽，未尝发热。自觉气迫欲死，呼吸不能相续。求余诊之，见其头面赤红，躁扰不歇，脉亦豁大而空。谓曰：此证颇奇，全是伤寒戴阳证。何以伤风小恙亦有之？急宜用人参、附子等药温补下元，收回阳气。不然子丑时，一身大汗，脱然而死矣。渠不以为然。及日落阳不用事，忙乱不能少支。忙服前药，服后稍宁片刻。又为床侧添同寝一人，逼出其汗。再用一剂，汗止身安，咳嗽俱不作。询其所由，云连服麻黄药四剂，遂如此躁急。然后知伤风亦有戴阳证，与伤寒无别。总因其人平素下虚，是以真阳易于上越耳。

按： 此证由于连服麻黄四剂之后，而服药后犹设法逼出其汗，岂服麻黄时未出汗乎？独不虑其元阳因服药甫收敛，又因出汗而浮越乎？愚曾治有类此之证，其病因亦类此。愚重用山萸肉（去净核）二两，加人参、龙骨（不煅）各数钱而愈。其案详拙拟来复汤（在第一卷）后，可参视。

镇逆白虎汤

治伤寒温病，邪传胃腑，燥渴身热，白虎证俱，其人胃气上逆，心下满闷者。

生石膏捣细，三两　知母两半　清半夏八钱　竹茹粉六钱

用水五盅，煎汁三盅。先温服一盅。病已愈者，停后服。若未痊愈者，过两点钟再温服一盅。

《伤寒论》白虎汤，治阳明府热之圣药也。盖外邪炽盛，势若燎原，胃中津液，立就枯涸，故用石膏之辛寒以祛外感之邪，知母之凉润以滋内耗之阴。特是石膏质重（虽煎作汤性亦下坠），知母味苦，苦降与重坠相并，下行之力速，胃腑之热或难尽消，且恐其直趋下焦而为泄泻也。故又藉粳米之浓汁，甘草之甘味，缓其下趋之势，以待胃中微丝血管徐徐吸去，由肺升出为气，由皮肤渗出为汗，余入膀胱为溺，而内蕴之热邪随之俱清，此仲景制方之妙也。然病有兼证，即用药难拘成方。犹是白虎汤证也，因其人胃气上逆，心下胀满，粳米、甘草不可复用，而以半夏、竹茹代之。取二药之降逆，以参赞石膏、知母成功也。

张锡纯内科证治精华

一妇人，年三十余，得温证，始则呕吐，五六日间，心下满闷，热而且渴，脉洪滑有力，舌苔黄厚。闻其未病之先，曾有郁怒未伸，因得斯证。俗名夹恼伤寒，然时当春杪，一得即不恶寒，乃温病，非伤寒也，为疏此方。有一医者在座，系病家姻亲，非但延之治病，且以视他医之用方也。疑而问曰：此证因胃气上逆作胀满，始将白虎汤方另为更定，何以方中不用开通气分之药，若承气汤之用厚朴、枳实，而惟用半夏、竹茹乎？答曰：白虎汤用意，与承气迥异。盖承气汤，乃导邪下行之药，白虎汤乃托邪外出之药。故服白虎汤后，多有得汗而解者。间有服后未即得汗，而大热既消，其饮食之时恒得微汗，余热亦由此尽解。若因气逆胀满，恣用破气之药伤其气分，不能托邪外出，将邪陷愈深，胀满转不能消，或更增剧。试观《伤寒论》多有因误下伤其气分成结胸、成心下痞硬证，不可不知也。再试观诸泻心，不轻用破气之品，却有半夏泻心汤。又仲景治"伤寒解后，气逆欲呕"有竹叶石膏汤，半夏与石膏并用。治"妇人乳中虚，烦乱呕逆"有竹皮大丸，竹茹与石膏并用，是半夏、竹茹善降逆气可知也。今师二方之意，用之以易白虎汤中之甘草、粳米，降逆气而不伤正气，服后仍可托邪外出，由汗而解。而胀满之证，亦即消解无余。此方愚用之屡矣，未有不随手奏效者。医者闻言省悟，听愚用药。服后，病人自觉胀满之处，如以手推排下行，病亦遂愈。

荡胸汤

治寒温结胸。其证胸膈痰饮，与外感之邪互相凝结，上塞咽喉，下滞胃口，呼吸不利，满闷短气，饮水不能下行，或转吐出。兼治疫证结胸。

蒌仁_{新炒者，捣，二两}　生赭石_{研细，二两}　苏子_{炒捣，六钱}　芒硝_{冲服，四钱}

用水四盅，煎取清汁两盅，先温服一盅。结开，大便通行，停后服。若其胸中结犹未开，过两点钟，再温服一盅。若胸中之结已开，而大便犹未通下，且不觉转矢气者，仍可温服半盅。

伤寒下早成结胸。至温病未经下者，亦可成结胸。至疫病自口鼻传入，遇素有痰饮者，其疹疬之气，与上焦痰饮互相胶漆，亦成结胸。《伤寒论》陷胸汤、丸三方，皆可随证之轻重高下借用。特是大陷胸汤、丸中皆有甘遂，世俗医者，恒望而生畏。至小陷胸汤，性虽平和，又有吴又可"瘟疫忌用黄连"之说存于胸中，遂亦不肯轻用。及遇此等证，而漫用开痰、破气、利湿之品若橘红、莱菔、苍术、白芥、茯苓、厚朴诸药，汇集成方，以为较陷胸诸汤、丸稳。而且病家服之，以为药性和平，坦然无疑。不知破其气而气愈下陷，利其湿而痰愈稠黏。如此用药，真令人长太息者也。愚不得已，将治结胸诸成方变通荟萃之，于大陷胸汤中取用芒硝，于小陷胸汤中取用蒌实，又于治心下痞硬之旋覆代赭石汤中取用赭石，而复加苏子以为下行之向导，可以代大陷胸汤、丸。少服之，亦可代小陷胸汤。非欲与《伤寒论》诸方争胜也，亦略以便流俗之用云尔。

一媪，年六十余，当孟夏晨饭之际，忽闻乡邻有斗者，出视之，见强者凌弱太甚，心甚不平。又兼饭后有汗受风，遂得温证，表里俱热，胃口杜塞，腹中痛疼，饮水须臾仍吐出。七八日间，大便不通。其脉细数，按之略实。自言心中燥渴，饮水又不能受，从前服药止吐，其药亦皆吐出，若果能令饮水不吐，病犹可望愈。愚曰：易耳。为开此汤，加生石膏二两，野台参五钱。煎汤一大碗，分三次温饮下。晚间服药，翌晨大便得通而愈。当大便未通时，曾俾用山萸肉（去净核）二两煎汤，以备下后心中怔忡及虚脱。及大便通后，微觉怔忡，服之即安。

一室女得温病，二三日间，痰涎郁塞，胸膈满闷异常，频频咳吐，黏若胶漆，且有喘促之意。饮水停滞胃口，间或吐出，其脉浮滑。问之，微觉头疼，知其表证犹未罢也。遂师河间"双解散"之意，于荡胸汤中加连翘、蝉蜕各三钱。后微汗，大便得通而愈。

一室女，于中秋节后，感冒风寒，三四日间，胸膈满闷，不受饮食，饮水一口亦吐出。剧时，恒以手自挠其胸。其脉象滑实，右部尤甚。本拟用荡胸汤，恐其闻药味呕吐（荡胸汤中不用大黄者，为其气浓味苦。呕吐者，不待药力施行即吐出。然仍不如单用赭石更稳妥）。遂单用赭石两半，煎汤饮下。顿饭顷，仍吐出。盖其胃口皆为痰涎壅滞，仅用赭石两半，药不胜病，下行不通，复转而吐出也。又用赭石四两，煎汤一大碗，分三次，陆续温饮下。胸次遂通，饮水不吐。翌日，脉变洪长。其舌苔从前微黄，忽改黑色。遂重用白虎汤，连进两剂。共用生石膏半斤，大便得通而愈。

一童子，年十四岁，得温病，六七日间，胸膈痰涎壅滞，剧时杜塞咽喉，两目上翻，身躯后挺，有危在顷刻之势。其脉关前洪滑有力。其家固设有药坊。愚因谓其父曰：此病虽剧，易治耳。用新炒蒌仁四两（用新炒者取其气香）捣碎，煮汤一大碗，分两次服下即愈矣。盖彼时荡胸汤，犹未拟出也。其家人闻愚言，私相计曰：如此重病，而欲用药一味治愈之，先生果神仙乎！盖誉之而实疑之也。其父素晓医理，力主服之。尽剂而愈。隔数日，其邻家童子亦患此证。用新炒蒌仁三两，苏子五钱，亦一剂而愈。

奉天鼓楼南，连奉澡塘曲玉轩得温病，恶心呕吐，五日不能饮食，来院求为诊治。其脉浮弦，数近六至，重按无力，口苦心热，舌苔微黄。因思其脉象浮弦者，少阳、阳明二经之气化挟温热之气上逆也；按之无力者，吐久不能饮食，缺乏水谷之气也；至数近六至者，热而兼虚，故呈此数象也。因思石膏之性能清热镇逆，且无臭味，但以之煮水饮之，或可不吐。遂用生石膏细末两半，煎汤两茶杯，分二次温饮下。初次饮未吐，至二次仍吐出。病人甚觉惶恐，加以久不饮食，几难支持。愚曰：勿恐，再用药末数钱，必然能止呕吐。遂单用生赭石细末四钱，俾以开水送下。须臾，觉恶心立止，胸次通畅，饥而思食。遂食薄粥一瓯，觉下行顺利，从此不复呕吐。而心中犹觉发热，舌根肿胀，言语不利。遂用生石膏一两，丹参、乳香、没药、连翘各三钱，两剂而愈。

奉天大东关安靴铺，安显之夫人，年四十许，临产双生，异常劳顿，恶心呕吐，数日不能饮食，精神昏聩，形势垂危。群医辞不治。延为诊视，其脉洪实，面有火色，舌苔厚而微黄。愚曰：此产后温也。其呕吐若是者，乃阳明热实，胃腑之气上逆也。投以生赭石、玄参（《本经》谓玄参主产乳）各一两，一剂而呕吐止，可进饮食。继仍用玄参同白芍、连翘以清其余热，遂痊愈。

镇逆承气汤

治寒温阳明府实，大便燥结，当用承气下之，而呕吐不能受药者。

张锡纯内科证治精华

芒硝六钱　　赭石研细，二两　　生石膏捣细，二两　　潞党参五钱

上药四味，用水四盅，先煎后三味，汤将成，再加芒硝，煎一两沸，取清汁二盅，先温服一盅。过三点钟，若腹中不觉转动，欲大便者，再温服余一盅。

一邻妇，年二十余，得温病已过十日，上焦燥热、呕吐，大便燥结，自病后未行。延医数次，服药皆吐出。适愚自他处归，诊其脉，关前甚洪实，一息五至余。其脉上盛于下一倍，所以作呕吐；其至数者，吐久伤津液也。为拟此汤，一剂热退呕止，大便得通而愈。

或问：此证胃腑热实大肠燥结，方中何以复用党参？答曰：此证多有呕吐甚剧，并水浆不能存者。又有初病即呕吐，十数日不止者。其胃气与胃中津液，必因呕吐而大有伤损。故用党参补助胃中元气，且与凉润之石膏并用，大能滋胃中津液，俾胃中气足液生，自能运转药力下至魄门以通大便也。

愚用此方救人多矣。果遇此等证，放胆投之，无不效者。

一人，年四十许，二便不通，呕吐甚剧，不受饮食，倩人询方。疑系外感之热所致，问其心中发热否？言来时未尝言及。遂为约略疏方：以赭石二两以止其呕吐，生杭芍一两以通小便，芒硝三钱以通大便。隔日，其人复来，言服后呕吐即止，二便亦通，此时心中发热且渴如故。既曰如故，是其从前原有热渴之病，阳明之府证已实。特其初次遣人未尝详言也。投以大剂白虎加人参汤，一剂而愈。

按：此证亦镇逆承气汤证。因其证两次始述明，遂致将方中药品前后两次分用之，其病亦即前后两次而愈矣。

青盂汤

治瘟疫表里俱热，头面肿疼，其肿或连项及胸。亦治阳毒发斑疹。

荷叶一个，用周遭边浮水者良，鲜者尤佳　生石膏捣细，一两　真羚羊角二钱，另煎兑服　知母六钱　蝉蜕去足土，三钱　僵蚕二钱　金线重楼切片，二钱　粉甘草钱半

《易·系辞》谓："震为萑苇"。荷生水中，藕茎皆中空，亦萑苇类也。其叶边平兜，茎在中央，更有震卦仰盂之象，故能禀初阳上升之气，为诸药之舟楫，能载清火解毒之药上至头面。且其气清郁，更能解毒逐秽，施于疫毒诸证尤宜也。至于叶宜取其浮水者，以水为二分氢气，一分氧气，化合而成。浮水者，贴水而生，得水面氢气最多，故善发表，如浮萍之生于水面，而善发汗也。

金线重楼，一名蚤休，一名紫河车草，味甘而淡。其解毒之功，可仿甘草，然甘草性温，此药性凉，以解一切热毒，尤胜于甘草，故名蚤休。言若中一切蛊毒，或蝎螫蛇咬，或疮疡，用之而皆可早早止住。古"蚤"与早，原相通也。古谚赞蚤休曰："七叶一枝花，深山是我家。痈疽遇着我，一似手捻拿。"盖此物七叶对生茎腰，状如莲花一朵。自叶中心出茎，至巅开花一朵，形扁而黄，花上有黄丝下垂，故又名金线重楼。重楼者，其叶与花似各作一层也。其名紫河车草者，盖紫河为初生之地点，其处蕃多，可采之盈车，俗名为草河车误矣。其形状皮色皆如干姜。若皮不黄，而微带紫色者，其味必微辣而不甘，含有毒性，即不可用。若无佳者，方中不用此味亦可。

张锡纯内科证治精华

羚羊角与犀角，皆性凉而解毒。然犀禀水土之精气而生，为其禀土之精，故能入胃，以消胃腑之实热；为其禀水之精，故又能以水胜火、兼入心中，以消心脏本体之热力。而疫邪之未深入者，转因服犀角后，心气虚冷，不能捍御外邪，致疫邪之恣横，竟犯君主之宫。此至紧要之关系，医者不可不知。羚羊角善清肝胆之火，兼清胃腑之热。其角中天生木胎，性本条达，清凉之中，大具发表之力。与石膏之辛凉，荷叶、连翘之清轻升浮者并用，大能透发温疫斑疹之毒火郁热，而头面肿处之毒火郁热，亦莫不透发消除也。

曾治一六岁孺子，出疹三四日间，风火内迫，喘促异常。单投以羚羊角三钱，须臾喘止，其疹自此亦愈。

夫疹之毒热，最宜表散清解。乃至用他药表散清解无功，势已垂危，而单投以一味羚羊角，即能挽回，其最能清解而兼能表散可知也。且其能避蛊毒，《本经》原有明文。疫病发斑，皆挟有毒疠之气也。

僵蚕乃蚕将脱皮时，因受风不能脱下而僵之蚕。因其病风而僵，故能为表散药之向导，而兼具表散之力。是以痘疹不出者，僵蚕最能表出之。不但此也。僵蚕僵而不腐，凡人有肿疼之处，恐其变为腐烂，僵蚕又能治之，此气化相感之妙也。今坊间鬻者，多用缫丝所剩之蚕充之，其蚕能敛戢心火，与僵蚕性正相反。用此药者，当加审慎，必色白而直，且分毫无乱丝者，乃为真僵蚕。又药坊中，恒误僵蚕为姜蚕，而以姜水炒之，甚非所宜。盖此药经火炒后，则发表之力顿减矣。

疫与寒温不同。寒温者，感时序之正气，因其人卫生之道，于时序之冷暖失宜，遂感其气而为病。其病者，偶有一二人，而不相传染。疫者，感岁运之戾气，因其岁运失和，中含毒气，人触之即病。《内经·刺法论》所谓，无问大小，病状相似者是也。其病者，挨户挨村，若徭役然，故名曰疫，且又互相传染也。《内经·本病论》有五疫之名，后世约分为寒疫、温疫。治温疫，世习用东垣普济消毒饮；治寒疫，世习用巢谷世圣散子。然温疫多而寒疫少，拙拟之清盂汤，实专为治温疫设也。

病疫相传染者，以其气自口鼻而入也。其初弥漫于上焦，或烦热头疼，外薄于营卫，或身热无汗，与温病初得者相似。然温病初得，用辛凉解肌即可愈。若疫病，则必须兼用解毒之药。至其传经已深，所现之证有与寒温相似者，皆可用治寒温之药治之，然始终宜佐以解毒之药。究之，其变证多端，万言难罄。方书中惟喻氏《医门法律》、陆氏《世补斋》论之甚详。今录二家之说于下，以备参考。

喻嘉言曰：圣王御世，春无愆阳，夏无伏阴，秋无凄风，冬无苦雨。乃至民无夭札，物无疵疠，太和之气弥漫乾坤，安有所谓瘟疫哉！然而《周礼》"傩以逐疫，方氏掌之，"则瘟疫之由来，古有之矣。乡人傩，孔子朝服而致其诚敬。盖以装演巨象为傩人，不过仿佛其形；圣人以正气充塞其间，俾疫气潜消，乃位育之实功耳。古人元旦汲清泉，以饮芳香之药；上已采兰草，以袭芳香之气，重涤秽也。后汉张仲景著《伤寒论》，欲明冬寒、春温、夏秋，暑热之正，自不能并入疫病以混常法，然至理已毕具于脉法中。夫四时不正之气，感之者因而致病，初不名为疫也。因病致死，病气尸气，混合不正之气，斯为疫矣。以故鸡瘟死鸡，猪瘟死猪，牛马瘟死牛马，推之于人，何独不然？所以饥馑兵凶之际，疫病盛行，大率春夏之交为甚。盖温暑湿热之气交结互蒸，人在其中，无隙可避。

张锡纯内科证治精华

病者当之，魄汗淋漓，一人病气，足充一室。况连床并榻，沿户阖境，共酿之气，益以出户尸虫、载道腐壤、燔柴掩席、委壑投崖，种种恶秽，上混苍天清净之气，下败水土物产之气。人受之者，亲上亲下，病从其类，有必然之势也。如世俗所称大头瘟者，头面腮颐肿如瓜瓢者是也；所称虾蟆瘟者，喉痹失音，颈筋胀大者是也；所称瓜瓢瘟者，胸高肋起，呕汁如血者是也；所称疙瘩瘟者，遍身红肿，发块如榴者是也；所称绞肠瘟者，腹鸣干呕，水泻不通者是也；所称软腿瘟者，便清泄白，足重难移者是也。小儿痘疹尤多。以上疫证，不明治法，咸诿之世运，良可伤悼。大率瘟疫痘疹，古昔无传，不得圣言折衷，是以多入迷途。曾不若俗见，摸索病状，反可顾名思义。昌幸微窥仲景一斑，其《平脉篇》（有谓系叔和所作者，然其文甚古奥）中云，寸口脉阴阳俱紧者，法当清邪中于上焦，浊邪中于下焦。清邪中上，名曰洁也；浊邪中下，名曰浑也。阴中于邪，必内栗也，表气微虚，里气不守，故使邪中于阴也。阳中于邪，必发热头痛，项强颈挛，腰痛胫酸，所谓阳中雾露之气。故清邪中上，浊邪中下。阴气为栗，足膝逆冷，便溺妄出，表气微虚，里气微急，三焦相溷，内外不通，上焦拂郁，脏气相熏，口烂食龂也。中焦不治，胃气上冲，脾气不能转，胃气为浊，营卫不通，血凝不流。若卫气前通者，小便赤黄。与热相搏，因热作使，游于经络，出入脏腑。热气所过，则为痈脓。若阴气前通者，阳气厥微，阴无所使，客气入内，嚏而出之，声嗢咽塞，寒厥相逐，为热为壅，血凝自下，状如豚肝。阴阳相厥，脾气孤弱，五液注下，下焦不阖，清便下重，令便数难，脐筑湫痛，命将难全。凡二百六十九字，阐发奥理，全非伤寒中所有之事。乃论疫邪从入之门，变病之总。

所谓赤文绿字，开天辟地之宝符，人自不识耳。篇中大意谓，人之鼻孔通于天，故阳中雾露之邪者，为清邪，自鼻气而上入于阳，则发热头疼，颈挛，正与俗称大头瘟、虾蟆瘟之说符也。人之口气通于地，故阴中水土之邪者，为饮食浊味，自口舌而下入于阴，则其人必先内栗，足膝逆冷，便溺妄出，清便下重，脐筑湫痛，正与俗称绞肠瘟、软脚瘟之说符也。然从鼻口所入之邪，必先注中焦，以次分布上下，故中焦受邪，因而不治，则胃中为浊，营卫不通，血凝不流，其酿变即现中焦。俗称瓜瓤瘟，疙瘩瘟证，则又阳毒痈脓、阴毒遍身青紫之类也，此三焦定位之邪也。若三焦邪混而为一，内外不通，脏气熏蒸，上焦拂郁，则口烂食断。若卫气前通者，因热作使，游行经络脏腑，则为痈脓；营气前通者，因召客邪，嚏出、声嗢、咽塞，热壅不行，而下血如豚肝。然以营卫渐通，故非危候。若上焦之阳、下焦之阴两不相接，则脾气于中难以独运。斯五液注下，下焦不阖，而命难全矣。伤寒之邪，先行身之背，次行身之前，次行身之侧，由外廓而入。瘟疫之邪，则直行中道，流布三焦。上焦为清阳，故清邪从之上入；下焦为浊阴，故浊邪从之下入。中焦为阴阳交界，凡清浊之邪，必从此区分。甚者三焦相溷，上行极而下，下行极而上，故声嗢、咽塞、口烂、食断者，亦复下血如豚肝。非定中上不及下，中下不及上也。伤寒邪中外廓，故一表即散；疫邪行在中道，故表之不散。伤寒邪入胃腑，则腹满便结，故可攻下；疫邪在三焦，散漫不收，下之复合。治法：未病前预饮芳香正气药，则邪不能入，此为上也。邪既入，即以逐秽为第一义。上焦如雾，升而逐之，兼以解毒；中焦如沤，疏而逐之，兼以解毒；下焦如渎，决而逐之，兼以解毒。营卫既通，乘势追拔，勿使潜滋。

陆九芝曰：《内经》五疫之至，各随其所值之年，由伏而发。其治尽于"木郁达之、火郁发之、上郁夺之、金郁泄之、水郁折之"五法。盖治疫独讲太少之五运，与司天主客之六气。就寒温两面而言，却是温疫多而寒疫少。故五运之有木火土金水，半寒而半温也；六气之有湿寒、寒湿、风火、火风、燥火、火燥也，温又多于寒也。然正不得以温多于寒，而遂置寒疫于不问也。周禹载于温独说春温，而于疫又独说温疫，则既不解温之无寒，又不解疫之有寒故耳。黄坤载则知有寒疫矣。然于温疫则曰无内热。无内热何以谓之温乎？于寒疫则反用石膏，用石膏何以谓之寒乎？喻嘉言论疫专主三焦，颇得治疫之法。坤载于疫遍说六经。夫疫之小者不分经络，疫之大者顷刻变生，尚何六经传遍之有？只是仲景六经之药，不外温清两法。以之分治两疫，亦为甚合。大抵以温而疫，则论中芩、连、栀、柏之统于膏、黄者可用也；以寒而疫，则论中吴萸、蜀椒之统于姜、附者可用也。余独举运气一方冠其首，而又举普济消毒饮之治温疫者，以盖清法；举如圣散子之治寒疫者，以盖温法。而禹载之惑可解，坤载之混可别，及嘉言治温而用姜、附，即鞠通本之而用桂枝者皆可删。总而言之，不传染而有热无寒者，是曰温；传染而有热有寒者，是为疫。不得以治寒疫者治温疫，更不得以治寒疫治温病也。

一妇人，年四十许，得大头瘟证，头面肿大疼痛，两目肿不能开，上焦烦热，心中怔忡。彼家误为疮毒，竟延疡医治疗。医者自出药末，敷头面，疼稍愈。求其出方治烦热怔忡。彼言专习外科，不管心中之病。时愚应他家延请，适至其村，求为诊治。其脉洪滑有力，关前益甚。投以青盂汤，将方中石膏改用二两，煎汁两茶盅，分二次温饮下，尽剂而愈。

一人，年三十余，初则感冒发颐，数日颔下颈项皆肿，延至膺胸，渐肿而下。其牙关紧闭，惟自齿缝可进稀汤，而咽喉肿疼又艰于下咽。延医调治，服清火解毒之药数剂，肿势转增。时当中秋节后，淋雨不止，因病势危急，冒雨驱车迎愚。既至，见其颔下连项壅肿异常，状类时毒（疮中有时毒证）。抚之硬而且热，色甚红，纯是一团火毒之气。下肿已至心口，自牙缝中进水半口，必以手掩口，十分努力始能下咽。且痰涎壅滞胸中，上至咽喉，并无容水之处。进水少许必换出痰涎一口，且觉有气自下上冲，常作呃逆，连连不止。诊其脉，洪滑而长，重按有力，兼有数象。愚谓病家曰：此世俗所称虾蟆瘟也。毒热炽盛，盘踞阳明之府，若火之燎原。必用生石膏清之，乃可缓其毒热之势。从前医者在座，谓曾用生石膏一两，毫无功效。愚曰：石膏乃微寒之药，《本经》原有明文。如此热毒，仅用两许何能见效？遂用生石膏四两，清半夏四钱，金线重楼三钱，连翘、蝉蜕各一钱。煎服后，觉药停胸间不下，其热与肿似有益增之势。知其证兼结胸，火热无下行之路，故益上冲也。幸药坊即在本村，复急取生石膏四两，赭石三两，又煎汤徐徐温饮下，仍觉停于胸间。又急取赭石三两，蒌仁二两，芒硝八钱，又煎汤饮下，胸间仍不开通。此时咽喉益肿，再饮水亦不能下，病家惶恐无措。愚晓之曰：我所以亟亟连次用药者，正为此病肿势浸长，恐稍迟缓则药不能进。今其胸中既贮如许多药，断无不下行之理。药下行则结开便通，毒火随之下降，而上焦之肿热必消矣。时当晚十点钟。至夜半觉药力下行，黎明下燥粪数枚。上焦肿热觉轻，水浆可进。晨饭时牙关亦微开，服茶汤一碗。午后肿热又渐增。抚其胸，热犹烙

张锡纯内科证治精华

手，脉仍洪实。意其燥结必未尽下，遂投以大黄四钱，芒硝五钱。又下燥粪兼有溏粪，病遂大愈。而肿处之硬者仍不甚消，胸间抚之犹热，脉象亦仍有余热。又用生石膏三两、金银花、连翘、金线重楼各数钱，煎汁一大碗，分数次温饮下。日服一剂，三日痊愈。

按： 此证二次用石膏、赭石之时即宜加大黄、芒硝。

一人，年二十余，得温疫，三四日间，头面悉肿。其肿处皮肤内含黄水，破后且溃烂，身上间有斑点。闻人言，此证名大头瘟，其溃烂之状，又似瓜瓤瘟，最不易治。惧甚，求为诊视。其脉洪滑而长，舌苔白而微黄。问其心中，惟觉烦热，嗜食凉物。遂晓之曰：此证不难治。头面之肿烂，周身之斑点，无非热毒入胃而随胃气外现之象。能放胆服生石膏，可保痊愈。遂投以青盂汤。方中石膏改用三两，知母改用八钱，煎汁一大碗，分数次温饮下。一剂病愈强半。翌日，于方中减去荷叶、蝉蜕，又服一剂痊愈。

按： 发斑之证异于疹者，以其发处不高，以手拂之，与肤平也。其证有阳毒、阴毒之分。阳毒发斑，系阳明毒热伤血所致。阴毒发斑，或为寒疫之毒，或因汗吐下后中气虚乏，或因过服凉药，遂成阴证。寒伏于下，逼其无根之火上独熏肺而发斑。其色淡红，隐隐见于肌表，与阳证发斑色紫赤者不同。愚生平所治发斑，皆系阳证，至阴证实未之见，其证之甚少可知。然正不可因阴证者甚少，而阴阳之际不详辨也。今采古人阳毒、阴毒发斑治验之案数条于下，以备参观。庶几胸有定见，临证时不至误治也。

吕沧洲云：一人伤寒十余日，身热而静，两手脉尽伏。医者以为坏证弗与药。余诊之，三部脉举按皆无，舌苔滑，两颧赤如火，语言不乱。因告之曰：此子必大发赤斑，周身如锦纹。夫血，脉之波澜也。今血为邪热所搏，掉而为斑，外现于皮肤，呼吸之气无形可倚，犹沟渠之水虽有风不能成波澜也，斑消则脉出矣。及揭其衾，而赤斑烂然。与白虎加人参汤化其斑，脉乃复常。

按：发斑至于无脉，其证可谓险矣。即遇有识者，细诊病情，以为可治，亦必谓毒火郁热盘踞经络之间，以阻塞脉道之路耳。而沧洲独断为发斑则伤血，血伤则脉不见。是诚沧洲之创论，然其言固信而有征也。

忆己亥春，尝治一少年吐血证，其人大口吐血，数日不止，脉若有若无。用药止其血后，脉因火退，转分毫不见。愚放胆用药调补之，竟得无恙（此证详案在第二卷寒降汤下）。夫吐血过多可至无脉，以证沧洲"血伤无脉"之说确乎可信。此阳毒发斑也。

许叔微治一人，内寒外热而发斑，六脉沉细，肩背胸胁斑出数点，随出随隐，旋更发出。语言狂乱，非谵语也；肌表虽热，以手按之须臾，冷透如冰。与姜、附等药数服后，得大汗而愈。此阴毒发斑也。

吴仁斋治一人，伤寒七八日，因服凉药太过，遂变身冷，手足厥逆，通身黑斑。惟心头温暖，乃伏火也。诊其六脉沉细，昏沉不知人事，亦不能言语，状似尸厥。遂用人参三白汤，加熟附子半枚，干姜二钱，水煎服下。待一时许，斑色渐红，手足渐暖。而苏醒后，复有余热不清，此伏火后作也。以黄连解毒汤、竹叶石膏汤调之而愈。此阴毒发斑，中有伏阳也。

虞天民曰：有内伤证，亦出斑疹，但微见红，此胃气极

张锡纯内科证治精华

虚，一身之火游行于外。当补益气血，则中有主而气不外游，荣有养而血不外散。此证尤当慎辨。洪吉人解之曰：按此证与阳毒发斑不同，亦与阴毒发斑不同，其方当用补中益气汤，加归、芍之类。

瘟毒之病，有所谓羊毛瘟者（亦名羊毛疹）。其证亦系瘟疫，而心中兼有撩乱之证。若视其前后对心处有小痤（俗名疙瘩），以针鼻点之，其顶陷而不起，其中即有白毛，当以针挑出之。若恐挑之不净，可用发面馍馍去皮，杂以头发，少蘸香油，周身搓擦。再审其证之虚实凉热，投以治疫病之药即愈。此证古书不载，而今人患此证者甚多，其白毛，即周身之汗毛，大抵因有汗受风闭其毛孔，而汗毛不能外出，因不外出，所以作白色（若用黄酒和荞麦面擦之更好）。

清疹汤

治小儿出疹，表里俱热，或烦躁引饮，或喉疼声哑，或喘逆咳嗽。

生石膏捣细，一两　知母六钱　羚羊角二钱　金线重楼切片，钱半　薄荷叶二钱　青连翘二钱　蝉蜕去足土，钱半　僵蚕二钱

用水煎取清汤一盅半，分二次温饮下，以服后得微汗为佳。若一次得微汗者，余药仍可再服。若服一次即得大汗者，余药当停服。此药分量，系治七八岁以上者。若七八岁以下者，可随其年之大小，斟酌少用。或将药减半或用三分之一皆可。

喉疼声哑者，可将石膏加重五钱，合前得两半。若疹出不利者，用鲜苇根（活水中者更佳）一大握去节，水煎沸，用其水煎药。

疹证多在小儿。想小儿脏腑间原有此毒，又外感时令之毒气而发，则一发表里俱热。若温病初得之剧者，其阳明经府之间，皆为热毒之所弥漫，故治此证，始则发表，继则清解。其有实热者，皆宜用石膏。至喉疼声哑者，尤为热毒上冲，石膏更宜放胆多用。惟大便滑泻者，石膏、知母皆不宜用，可去此二药，加滑石一两，甘草三钱。盖即滑泻亦非凉证，因燥渴饮水过多，脾胃不能运化故也。故加滑石以利其小便，甘草以和其脾胃，以缓水饮下趋之势。若其滑泻之甚者，可用拙拟滋阴宣解汤（在第五卷），即可止泻，又可表疹外出也。然此证最忌滑泻，恐其毒因滑泻内陷即不能外出。若服以上方而滑泻不止，可用生山药两许，轧细煮作粥，再将熟鸡子黄两三枚捏碎调粥中服之，其滑泻必止。泻止后，再徐徐以凉药清补之。

羚羊角最为治疹良药，于前青盂汤后曾论及之。惜此药今昂贵，坊间且多以他角伪充。若系整者，其角上有节若螺纹，而非若螺纹之斜绕，至其角尖二寸许则无螺纹矣。其中有木胎，作苍黄参半之色（其色似木非真木也），是为真者。可锉取其周遭及角尖。用时另煮，兑药中服，或与所煮他药，前后随服皆可。盖以其药珍重，不欲以他药渣混之也。若药坊已切成片，真伪亦可辨。其真者，片甚硬，其中碎片甚多，以其硬而脆故也。其色有直白者，有间带苍黄色者，即其近木胎处也。以火燃之，无腥臭气，而转有清郁之气（角上之节有假作旋成者，细审可辨）。

壬寅之岁，曾训蒙于邑之仁村，愚之外祖家也。季春夜半，表弟刘铭轩叩门求方，言其子（年六岁）于数日间出疹。因其苦于服药，强令服即作呕吐，所以未来询方。今夜忽大喘不止，有危在顷刻之势，不知还可救否，遂与同往视之。见其

张锡纯内科证治精华

不但喘逆迫促，且精神恍惚，肢体骚扰不安，脉象摇摇而动，按之无根，知其毒火内攻，而肝风已动也。为其苦于服药，遂但取羚羊角三钱，幸药坊即在本村，须臾药至，急煎成汤。视其服下，过二十分钟即安然矣。其疹从此亦愈。其舅孙宝轩，沧州名医也。翌日适来省视，见愚所用羚羊角，讶为仙方（此证于青盂汤下曾略言之）。

奉天北关友人朱贡九之哲嗣文治，年五岁，于庚申立夏后，周身壮热，出疹甚稠密，脉甚洪数，舌苔白厚。知其疹而兼瘟也，欲以凉药清解之，因其素有心下作疼之病，出疹后贪食鲜果，前一日犹觉疼，又不敢投以重剂。遂勉用生石膏、玄参各六钱，薄荷叶、蝉蜕各一钱，连翘二钱。晚间服药，至翌日午后视之，其热益甚，喉疼，气息甚粗，鼻翅煽动，且自鼻中出血少许，有烦躁不安之意。愚不得已，重用生石膏三两，玄参、麦冬（带心）各四钱，仍少佐以薄荷叶、连翘诸药。俾煎汤二茶盅，分三次温饮下。至翌日视之，则诸证皆轻减矣，然余热犹炽。而大便虽下一次，仍系燥粪。询其心犹发热，脉仍有力，遂于凉解药中，仍用生石膏一两，连服两剂，壮热始退。继用凉润清解之剂，调之痊愈。

按： 此证初次投以生石膏、玄参各六钱，其热不但不退而转见增加，则石膏之性原和平，确非大凉可知也。至其证现种种危象，而放胆投以生石膏三两，又立能挽回，则石膏对于有外感实热诸证，直胜金丹可知。近世笃信西术者，恒目石膏为无用之物。彼亦曾亲自试验，若愚之放胆用生石膏乎？盖彼所谓石膏无用者，不过用石膏四五钱，极多或至一两，如此以治壮盛之火则诚无用矣。若更用煅者，则不惟无用，而且足害人矣。夫人非圣神，何能出言皆是？世人素重其人，竟于其出言偶差者，亦笃信之，误人即不可胜计。愚愿负当世哲学之名者，其于出言之际，尚自加审慎哉！

又此证因心下素有疼病，故石膏、玄参初止用六钱。若稍涉游移，并石膏、玄参亦不敢用。再认定疹毒，宜托之外出，而多用发表之品，则翌日现证之危险，必更加剧。即后投以大剂凉药，亦不易挽回也。目睹耳闻，知孺子罹瘟疹之毒，为俗医药误者甚多，故于记此案时，而再四详为申明。夫孺子何辜，疾厄可悯。孰任救人之责者，尚其深思愚言哉！

瘟疫之证，虽宜重用寒凉，然须谨防其泄泻。若泄泻，则气机内陷，即无力托毒外出矣。是以愚用大剂寒凉治此等证时，必分三四次徐徐温服下，俾其药力长在上焦。及行至下焦，其寒凉之性已为内热所化，自无泄泻之弊。而始终又须以表散之药辅之，若薄荷、连翘、蝉蜕、僵蚕之类。则火消毒净，疹愈之后亦断无他患矣。至若升麻、羌活之药，概不敢用。

友人刘仲华，济南博雅士也，精通医学。曾治一孺子，出疹刚见点即回。医者用一切药，皆不能表出。毒气内攻，势甚危急，众皆束手。仲华投以《伤寒论》麻杏甘石汤，一剂疹皆发出，自此遂愈。

夫麻杏甘石汤，为汗后、下后，汗出而喘、无大热者之方。仲华用以治疹，竟能挽回人命于顷刻，可为善用古方者矣（用此方者，当视其热度之高低，热度高者石膏用一两，麻黄用一钱，热度低者石膏用一两，麻黄用二钱）。

前贤善治小儿者，首推钱仲阳。方书载有睦亲宫十太尉病疮疹，众医治之。王曰：疹未出，属何脏腑？一医言胃气热，一医言伤寒不退，一医言疹在母腹中有毒。钱氏曰：若胃气热

张锡纯内科证治精华

何以乍凉乍热？若言在母腹中有毒，属何脏也？医曰：在脾胃。钱氏曰：既在脾胃，何以惊悸？夫胎在腹中，月至六七，则已成形，食母秽液，入儿五脏，食至十月，满胃脘中。至生之时，口有不洁，产母以手拭净，则无疾病。俗以黄连汁压之，方下脐粪及涎秽也。此亦母之不洁，余气入儿脏中，本先因微寒入而成。疮疹未出，五脏皆见病证。内一脏受秽多者，乃出疮疹。初欲病时，先呵欠、顿闷、惊悸、乍凉乍热、手足冷、面腮赤、颊赤、嗽、喷嚏，此五脏证俱见。呵欠、顿闷，肝也；时发惊悸，心也；乍凉乍热、手足冷，脾也；面赤、腮颊赤、喷嚏，肺也。惟肾无候，以在腑下，不能食秽。故凡疮疹，乃五脏毒，若出归一证。肝水泡，肺脓疱，心斑，脾疹，惟肾不食秽毒而无诸证。疮黑者属肾，由不慎风冷而不饱，内虚也。又用抱龙丸数服愈。以其别无他候，故未发出，则见五脏证。既出，则归一脏矣。

按：此论实能将疹之由来，阐发无余蕴矣。尝读赵晴初医话稿，谓斑疹之证，恒有发于肠胃嗌膈之间。因肌肤间不见，往往不知为斑疹而误治者。愚初因无征，未能确信。后见有猪病瘟死者，剖解视之，其脏腑间，皆有红点甚多。由斯观之，斑疹内发而外不见之说，确乎可信。斯在临证者，精心考验，见有若发斑疹病状，而外不见斑疹，亦宜用治斑疹之法治之也。

加味小柴胡汤

治久疟不愈，脉象弦而无力。

柴胡三钱　黄芩三钱　知母三钱　潞参三钱　鳖甲醋炙，三钱
清半夏二钱　常山酒炒，钱半　草果一钱　甘草一钱　酒曲三钱　生

姜三钱　　大枣两枚，捭开

　　疟初起者，减潞参、鳖甲。热甚者，加生石膏五六钱，或至一两。寒甚者，再加草果五分，或至一钱（神曲皆发不好，故方中用酒曲）。

　　疟邪不专在少阳，而实以少阳为主，故其六脉恒露弦象。其先寒者，少阳之邪外与太阳并也；其后热者，少阳之邪内与阳明并也。故方中用柴胡以升少阳之邪，草果、生姜以祛太阳之寒，黄芩、知母以清阳明之热。又疟之成也，多挟痰、挟食，故用半夏、常山以豁痰，酒曲以消食也。用人参，因其疟久气虚，扶其正即所以逐邪外出。用鳖甲者，因疟久则胁下结有痞积（方书名疟母，实由肝脾胀大）。消其痞积，然后能断疟根株。用甘草、大枣者，所以化常山之猛烈而服之不至瞑眩也。

　　或问：叶氏医案，其治疟之方，多不用柴胡。其门人又有相传之说，谓不宜用柴胡治疟。若误用之，实足偾事。其说果可信乎？答曰：叶氏当日声价甚高，疟原小疾，初起之时，鲜有延之诊治者。迨至疟久，而虚证歧出，恒有疟邪反轻，而他病转重。但将其病之重者治愈，而疟亦可随愈。此乃临证通变之法，非治疟之正法也。至于病在厥阴，亦有先寒后热，出汗少愈，形状类疟之证。此系肝气虚极将脱。若误认为疟，用柴胡升之，凶危立见。此当重用山萸肉，以敛而补之（观第一卷来复汤后医案，自明其理）。是以《本经》山茱萸亦主寒热也。叶氏门人所谓误用柴胡足偾事者，大抵指此类耳。

　　或问：叶氏治疟，遇其人阴虚燥热者，恒以青蒿代柴胡。后之论者，皆赞其用药，得化裁通变之妙。不知青蒿果可以代柴胡乎？答曰：疟邪伏于胁下两板油中，乃足少阳经之大都会。柴胡之力，能入其中，升提疟邪透膈上出，而青蒿无斯力

　　　　　　　　　　　　🏵 张锡纯内科证治精华

也。若遇阴虚者，或热入于血分者，不妨多用滋阴凉血之药佐之。若遇燥热者，或热盛于气分者，不妨多用清燥散火之药佐之。

曾治一人，疟间日一发，热时若燔，即不发疟之日，亦觉心中发热，舌燥口干，脉象弦长（凡疟脉皆弦），重按甚实。知其阳明火盛也，投以大剂白虎汤，加柴胡三钱。服后，顿觉心中清爽。翌晨，疟即未发。又煎前剂之半，加生姜三钱，服之而愈。

又尝治一人得温病，热入阳明之府，舌苔黄厚，脉象洪长。又间日一作寒热，此温而兼疟也。然其人素有鸦片嗜好，病虽实，而身体素虚。投以拙拟白虎加人参以麦冬代知母、山药代粳米汤（在第六卷），亦少加柴胡，两剂而愈。

或问：太阳主皮肤，阳明主肌肉，少阳介于皮肤肌肉之间，故可外与太阳并，内与阳明并。今言疟邪伏于胁下两板油中，则在阳明之里矣。又何能外与太阳并，内与阳明并？答曰：此段理解，至精至奥，千古未发。今因子问，愚特详悉言之。人身十二经，手足各六。其他手足同名之经，原各有界限，独少阳经，《内经》谓之游部。所谓游部者，其手足二经，一脉贯通，自手至足，自足至手，气化游行，而毫无滞碍也。故方书论三阳之次第，外太阳，其内少阳，又其内阳明。是少阳在太阳之内，阳明之外也。此指手少阳而言，乃肥肉、瘦肉中间之脂膜，以三焦为府者也。至其传经之先后，即由太阳而阳明，由阳明而少阳。是少阳不惟在太阳之内，并在阳明之内也。此指足少阳而言，即两胁下之板油，以胆为府者也。疟邪伏于其中，其初发也，由板油而达三焦，由三焦而及肥肉、瘦肉间之脂膜，遂可与太阳相并，而为表寒之证，此太阳指太阳之经而言，非指府也。迨至疟邪不能外出，郁而生热。其热由肌肉而内陷，缘三焦直达于胃（三焦即膜油原与胃相连）。遂可与阳明相并，而成里热之证，此指阳明之府而言（胃为阳明之府），非指经也。若但认为阳明之经相并，其热惟在于肌肉间，何以疟当热时，脉现洪实，不但周身发热，胃中亦觉大热，而嗜饮凉水乎？盖古籍立言简括，经府未尝指明。后世方书，又不明少阳为游部之理，而分手足少阳为二经。是以对于此等处，未有一显明发挥者。

西人治疟，恒用鸡纳霜。于未发疟之日，午间、晚间各服半瓦，白糖水送下。至翌晨又如此服一次，其疟即愈。

按： 鸡纳霜，系用鸡纳树皮熬炼成霜。其树生于南美洲，其皮有红者、黄者、金黄者。炼霜以其皮金黄者为上，故又称金鸡纳霜。此药又名规尼涅，若制以硫酸，名硫酸规尼涅；制以盐酸，名盐酸规尼涅。性皆凉，而盐酸者尤凉。若治疟，宜用盐酸者，省文曰盐规。为其为树皮之液炼成，故能入三焦，外达腠理而发汗（腠理系皮里之膜亦属少阳，方书有谓系肥肉瘦肉中间之膜者非是）。为三焦为手少阳之府，原与足少阳一脉贯通。故又能入胁下板油之中，搜剔疟邪之根蒂也。

治疟便方，有单用密陀僧者。然其药制之不能如法，轻率服之，实与性命有关。《医话稿》曾载有医案可考也。即制之如法，服之为行险之道。

熄风汤

治类中风

人参五钱　赭石煅研，五钱　大熟地一两　山萸肉去净核，六钱　生杭芍四钱　乌附子一钱　龙骨不用煅，五钱，捣　牡蛎不用煅，五

钱，捣

类中风之证，其剧者忽然昏倒，不省人事，所谓尸厥之证也。秦越人论虢太子尸厥谓：上有绝阳之络，下有破阴之纽。妙哉其言也！

盖人之一身，阴阳原相维系，阳性上浮而阴气自下吸之，阴性下降而阳气自上提之。阴阳互根，浑沦环抱，寿命可百年无恙也。有时保养失宜，下焦阴分亏损，不能维系上焦阳分，则阳气脱而上奔，又兼肾水不能濡润肝木，则肝风煽动，痰涎上壅，而猝然昏倒，僵直如尸矣。故用赭石佐人参，以挽回其绝阳之络，更有龙骨、牡蛎以收敛之，则阳能下济。用萸肉佐熟地以填补其破阴之纽，更有附子以温煦之，则阴可上达。用芍药者，取其与附子同用，能收敛浮越之元气归藏于阴也。且此证肝风因虚而动，愈迫阳气上浮。然此乃内生之风，非外来之风也，故宜用濡润收敛之品以熄之。芍药与龙骨、牡蛎、萸肉又为宁熄内风之妙品也。

若其肝风虽动，而阴阳不至离绝。其人或怔忡不宁，或目眩头晕，或四肢间有麻木之时，可单将方中龙骨、牡蛎、萸肉各七八钱，更加柏子仁一两以滋润肝木，其风自熄。盖肝为将军之官，内寄龙雷之火，最难驯服，惟养之、镇之，恩威并用，而后骄将不难统驭也。

或问：中风之证，河间主火，东垣主气，丹溪主湿。所论虽非真中风，亦系类中风。陈修园概目为小家技者何也？答曰：以三子意中几无所谓真中风，直欲执其方以概治中风之证也。如河间地黄饮子治少阴气厥不至，舌喑不能言，足废不能行。果其病固不差，其方用之多效。倘其证兼外感，服之转能固闭风邪，不得外出，遗误非浅。若《金匮》侯氏黑散、风引汤诸方，既治外感，又治内伤。而其所用之药，不但并行不悖，且能相助为理。超超玄著，神妙无穷。以视三子之方，宁非狭小！夫经方既如此超妙，而愚复有熄风汤与前搜风汤之拟者，非与前哲争胜也。盖为仓猝救急之计，与候氏黑散诸方用意不同也。

按：类中风之证不必皆因虚。王孟英曰：若其平素禀阳盛，过啖肥甘，积热酿毒，壅塞隧络，多患类中风，宜化痰清热，流利机关。自始至终，忌投补滞。徐氏《洄溪医案》中所治中风案最精当。

加味黄芪五物汤

治历节风证，周身关节皆疼。或但四肢作疼，足不能行步，手不能持物。

生箭芪一两　于术五钱　当归五钱　桂枝尖三钱　秦艽三钱
广陈皮三钱　生杭芍五钱　生姜五片

热者加知母，凉者加附子，脉滑有痰者加半夏。

《金匮》桂枝芍药知母汤，治历节风之善方也。而气体虚者用之，仍有不效之时，以其不胜麻黄、防风之发也。今取《金匮》治风痹之黄芪五物汤，加白术以健脾补气，而即以逐痹（《本经》逐寒湿痹）。当归以生其血，血活自能散风（方书谓血活风自去）。秦艽为散风之润药，性甚和平，祛风而不伤血。陈皮为黄芪之佐使，而其里白似肌肉，外红似皮肤，筋膜似脉络，棕眼似毛孔，又能引肌肉经络之风达皮肤由毛孔而出也。广橘红其大者皆柚也，非橘也。《本经》原橘柚并称，故用于药中，橘柚似无须分别（他处柚皮不可入药）。且名为橘红，其实皆不去白，诚以原不宜去也。

加味玉屏风散

作汤服。治破伤后预防中风，或已中风而瘈疭，或因伤后房事不戒以致中风。

生箭芪一两　白术八钱　当归六钱　桂枝尖钱半　防风钱半
黄蜡三钱　生白矾一钱

此方原为预防中风之药，故用黄芪以固皮毛，白术以实肌肉，黄蜡、白矾以护膜原，犹恐破伤时微有感冒，故又用当归、防风、桂枝以活血散风。其防风、桂枝之分量特轻者，诚以此方原为预防中风而设，故不欲重用发汗之药以开腠理也。自拟此方以来，凡破伤后恐中风者，俾服药一剂，永无意外之变，用之数十年矣。

表侄高淑言之族人，被贼用枪弹击透手心，中风抽掣，牙关紧闭，自牙缝连灌药无效，势已垂危。从前其庄有因破伤预防中风服此方者，淑言见而录之。至此，淑言将此方授族人，一剂而愈。

又一人，被伤后，因房事不戒，中风抽掣，服药不效。友人毛仙阁治之，亦投以此汤而愈。

夫愚拟此方，原但为预防中风，而竟如此多效，此愚所料不及者也。

盖《本经》原谓黄芪主大风。方中重用黄芪一两，又有他药以为之佐使，宜其风证皆可治也。若已中风抽掣者，宜加全蜈蚣两条。苦更因房事不戒，以致中风抽风者，宜再加真鹿角胶三钱（另煎兑服），独活一钱半。若脉象有热者，用此汤时，知母、天冬皆可酌加。

镇肝熄风汤

治内中风证（亦名类中风，即西人所谓脑充血证）。其脉弦长有力（即西医所谓血压过高），或上盛下虚，头目时常眩晕，或脑中时常作疼发热，或目胀耳鸣，或心中烦热，或时常噫气，或肢体渐觉不利，或口眼渐形歪斜，或面色如醉。甚或眩晕，至于颠仆，昏不知人，移时始醒。或醒后不能复原，精神短少。或肢体痿废，或成偏枯。

怀牛膝一两　生赭石轧细，一两　生龙骨捣碎，五钱　生牡蛎捣碎，五钱　生龟板捣碎，五钱　生杭芍五钱　玄参五钱　天冬五钱　川楝子捣碎，二钱　生麦芽二钱　茵陈二钱　甘草钱半

心中热甚者，加生石膏一两。痰多者，加胆星二钱。尺脉重按虚者，加熟地黄八钱，净萸肉五钱。大便不实者，去龟板、赭石，加赤石脂（喻嘉言谓石脂可代赭石）一两。

风名内中，言风自内生，非风自外来也。《内经》谓"诸风掉眩，皆属于肝"。盖肝为木脏，于卦为巽，巽原主风，且中寄相火，征之事实，木火炽盛，亦自有风。此因肝木失和，风自肝起，又加以肺气不降，肾气不摄，冲气、胃气又复上逆。于斯，脏腑之气化皆上升太过，而血之上注于脑者，亦因之太过，致充塞其血管而累及神经。其甚者，致令神经失其所司，至昏厥不省人事。西医名为脑充血证，诚由剖解实验而得也。是以方中重用牛膝以引血下行，此为治标之主药。而复深究病之本源，用龙骨、牡蛎、龟板、芍药以镇熄肝风。赭石以降胃、降冲。玄参、天冬以清肺气，肺中清肃之气下行，自能镇制肝木。至其脉之两尺虚者，当系肾脏真阴虚损，不能与真阳相维系。其真阳脱而上奔，并挟气血以上冲脑部，故又加熟

　　🏵 张锡纯内科证治精华

地、萸肉以补肾敛肾。从前所拟之方，原止此数味，后因用此方效者固多，间有初次将药服下，转觉气血上攻而病加剧者。于斯加生麦芽、茵陈、川楝子，即无斯弊。盖肝为将军之官，其性刚果，若但用药强制，或转激发其反动之力。茵陈为青蒿之嫩者，得初春少阳生发之气，与肝木同气相求，泻肝热兼舒肝郁，实能将顺肝木之性。麦芽为谷之萌芽，生用之亦善将顺肝木之性使不抑郁。川楝子善引肝气下达，又能折其反动之力。方中加此三味，而后用此方者，自无他虞也。心中热甚者，当有外感，伏气化热，故加石膏。有痰者，恐痰阻气化之升降，故加胆星也。

按：内中风之证，曾见于《内经》。而《内经》初不名为内中风，亦不名为脑充血，而实名之为煎厥、大厥、薄厥。今试译《内经》之文以明之，《内经·脉解》篇曰："肝气当治而未得，故善怒，善怒者名曰煎厥。"盖肝为将军之官，不治则易怒，因怒生热，煎耗肝血，遂致肝中所寄之相火，掀然暴发，挟气血而上冲脑部，以致昏厥。此非因肝风内动，而遂为内中风之由来乎？

又《内经·调经论》曰："血之与气，并走于上，则为大厥，厥则暴死。气反则生，气不反则死。"盖血不自升，必随气而上升，上升之极，必致脑中充血。至所谓气反则生，气不反则死者，盖气反而下行，血即随之下行，故其人可生。若其气上行不反，血必随之充而益充，不至血管破裂不止，犹能望其复苏乎？读此节经文，内中风之理明，脑充血之理亦明矣。

又《内经·生气通天论》曰："阳气者，大怒则形气绝，而血宛（即郁字）于上，使人薄厥。"观此节经文，不待诠解，即知其为肝风内动，以致脑充血也。其曰薄厥者，言其脑中所宛之血，激薄其脑部，以至于昏厥也。细思三节经文，不但知内中风，即西医所谓脑充血，且更可悟得此证治法。于经文之中，不难自拟对证之方，而用之必效也。

特是证名内中风，所以别外受之风也。乃自唐宋以来，不论风之外受内生，浑名曰中风。夫外受之风为真中风，内生之风为类中风，其病因悬殊，治法自难从同。若辨证不清，本系内中风，而亦以祛风之药发表之，其脏腑之血，必益随发表之药上升，则脑中充血必益甚，或至于血管破裂，不可救药。此关未透，诚唐宋医学家一大障碍也，迨至宋末刘河间出，悟得风非皆由外中，遂创为五志过极动火而猝中之论，此诚由《内经》"诸风掉眩，皆属于肝"句悟出。盖肝属木，中藏相火，木盛火炽，即能生风也。大法以白虎汤、三黄汤沃之，所以治实火也；以逍遥散疏之，所以治郁火也（逍遥散中柴胡能引血上行最为忌用，是以镇肝熄风汤中止用茵陈、生麦芽诸药疏肝）；以通圣散（方中防风亦不宜用）、凉膈散双解之，所以治表里之邪火也；以六味汤滋之，所以壮水之主，以制阳光也；以八味丸引之，所谓从治之法，引火归源也（虽曰引火归源而桂、附终不宜用）。细审河间所用之方，虽不能丝丝入扣，然胜于但知治中风不知分内外者远矣。且其谓有实热者，宜治以白虎汤，尤为精确之论。愚治此证多次，其昏仆之后，能自苏醒者多，不能苏醒者少。其于苏醒之后，三四日间，现白虎汤证者，恒十居六七。因知此证，多先有中风基础伏藏于内，后因外感而激发，是以从前医家，统名为中风。不知内风之动，虽由于外感之激发，然非激发于外感之风，实激发于外感之因风生热，内外两热相并，遂致内风暴动。此时但宜治外感之热，不可再散外感之风。此所以河间独借用白虎汤，以泻外感之实热，而于

张锡纯内科证治精华

麻、桂诸药概无所用。盖发表之药，皆能助血上行，是以不用，此诚河间之特识也。吾友张山雷君（江苏嘉定人），当世之名医也，著有《中风斠诠》一书，发明内中风之证，甚为精详。书中亦独有取于河间，可与拙论参观矣。

后至元李东垣、朱丹溪出，对于内中风一证，于河间之外，又创为主气、主湿之说。东垣谓人之元气不足，则邪凑之，令人猝倒僵仆，如风状。夫人身之血，原随气流行，气之上升者过多，可使脑部充血，排挤脑髓神经。至于昏厥，前所引《内经》三节文中已言之详矣，若气之上升者过少，又可使脑部贫血，无以养其脑髓神经，亦可至于昏厥。是以《内经》又谓："上气不足，脑为之不满，耳为之苦鸣，头为之倾，目为之眩。"观《内经》如此云云，其剧者，亦可至于昏厥。且其谓脑为之不满，实即指脑中贫血而言也。由斯而论，东垣之论内中风，由于气虚邪凑，原于脑充血者之中风无关，而实为脑贫血者之中风，开其治法也。是则河间之主火，为脑充血；东垣之主气，为脑贫血。一实一虚，迥不同也。至于丹溪则谓东南气温多湿，有病风者，非风也，由湿生痰，痰生热，热生风。此方书论中风者所谓"丹溪主湿"之说也。然其证原是痰厥，与脑充血、脑贫血皆无涉。即使二证当昏厥之时，间有挟痰者，乃二证之兼证，非二证之本病也。

又按： 其所谓因热生风之见解，似与河间主火之意相同，而实则迥异。盖河间所论之火生于燥，故所用之药，注重润燥滋阴；丹溪所论之热生于湿，其所用之药，注重去湿利痰。夫湿非不可以生热，然因湿生热，而动肝风者甚少矣（肝风之动多因有燥热）。是则二子之说，仍以河间为长也。

又读《史记·扁鹊传》所治虢太子尸厥证。观其未见太子也，而谓太子"其耳必鸣，其鼻必张"。其所以耳鸣、鼻张者，实因脑中气血充盛之所排挤，岂非上盛乎？乃其见太子也，则谓上有绝阳之络，下有破阴之纽。所谓上有绝阳之络者，即谓脑中血管，为过盛之气血排挤，将破裂也。所谓下有破阴之纽者，盖谓其下焦阴分亏损，不能吸摄其阳分，是以其真阳上脱，挟气血而充塞脑部也。观扁鹊之所云云，虢太子之尸厥，其为内中风之上盛下虚者，确乎无疑。当时扁鹊救醒虢太子，系用针砭法，后亦未言所用何药。今代为拟方，当于镇肝熄风汤中，加敛肝补肾之品。若方后所注加萸肉、熟地黄者，即为治此证之的方矣。

按： 此证若手足渐觉不遂，口眼渐形歪斜，是其脑髓神经已为充血所累，其血管犹不至破裂也。若其忽然昏倒，移时复醒者，其血管或有罅漏，出血不多，犹不至破裂甚剧者也。若其血管破裂甚剧，即昏仆不能复苏矣。是以此证宜防之于预，当其初觉眩晕头疼，或未觉眩晕头疼，而其脉象大而且硬，或弦长有力，即宜服镇肝熄风汤。迨服过数剂后，其脉必渐渐和缓，后仍接续服之。必服至其脉与常脉无异，而后其中风之根蒂始除。若从前失治，至忽焉昏倒，而移时复苏醒者，其肢体必有不遂之处。盖血管所出之血，若黏滞其左边司运动之神经，其右边手足即不遂；若黏滞其右边神经，而左边手足即不遂（左边神经管右半身，右边神经管左半身）。若左右神经皆受伤损，其人恒至全体痿废，治之亦宜用镇肝熄风汤。服至脉象如常，其肢体即渐能动转。然服过数剂之后，再于方中加桃仁、红花、三七诸药，以化其脑中瘀血，方能奏效。

又按： 此证自唐宋以来，浑名之曰中风。治之者，亦不分其为内中、外中，而概以风药发之，诚为治斯证者之误点。至

张锡纯内科证治精华

清中叶王勋臣出，对于此证，专以气虚立论。谓人之元气，全体原十分，有时损去五分，所余五分，虽不能充体，犹可支持全身。而气虚者经络必虚，有时气从经络虚处透过，并于一边，彼无气之边，即成偏枯。爰立补阳还五汤，方中重用黄芪四两，以峻补气分，此即东垣主气之说也。然王氏书中，未言脉象何如。若遇脉之虚而无力者，用其方原可见效。若其脉象实而有力，其人脑中多患充血，而复用黄芪之温而升补者，以助其血愈上行，必至凶危立见，此固不可不慎也。

前者邑中有某孝廉，右手废不能动，足仍能行。其孙出门，遇一在津业医者甫归，言此证甚属易治，遂延之诊视。所立病案言脉象洪实，已成痿证无疑。其方仿王氏补阳还五汤，有黄芪八钱。服药之后，须臾昏厥不醒矣。夫病本无性命之忧，而误服黄芪八钱，竟至如此，可不慎哉！

五期《衷中参西录》第三卷中，有论脑充血之原因及治法，且附有验案数则。其所论者，实皆内中风证也。宜与上所论者，汇通参观。

刘铁珊将军丁卯来津后，其脑中常觉发热，时或眩晕，心中烦躁不宁，脉象弦长有力，左右皆然，知系脑充血证。盖其愤激填胸，焦思积虑者已久，是以有斯证也。为其脑中觉热，俾用绿豆实于囊中作枕，为外治之法。又治以镇肝熄风汤，于方中加地黄一两。连服数剂，脑中已不觉热。遂去川楝子，又将生地黄改用六钱。服过旬日，脉象和平，心中亦不烦躁，遂将药停服。

又天津铃铛阁街，于氏所娶新妇，过门旬余，忽然头疼。医者疑其受风，投以发表之剂。其疼陡剧，号呼不止。其翁在中国银行司账，见同伙沈君阅五期《衷中参西录》，见载有脑充血头疼诸案，遂延愚为之诊视。其脉弦硬而长，左部尤甚，知其肝胆之火上冲过甚也。遂投以镇肝熄风汤，加龙胆草三钱，以泻其肝胆之火。一剂，病愈强半。又服两剂，头已不疼，而脉象仍然有力。遂去龙胆草，加生地黄六钱。又服数剂，脉象如常，遂将药停服。

附录：

湖北天门崔兰亭君来函：张港杨新茂粮行主任患脑充血证，忽然仆地，上气喘急，身如角弓，两目直视。全家惶恐，众医束手，殓服已备，迎为诊治。遵先生五期建瓴汤原方治之。一剂，病愈强半。后略有加减，服数剂，脱然痊愈。

按： 此镇肝熄风汤，实由五期中建瓴汤加减而成。故附录其来函于此。

俾医界同人，知此二方，任用其一，皆可治脑充血证也。

或问：中风无论内外，其肢体恒多痿废，即其经络必多闭塞。而方中重用龙骨、牡蛎，独不虞其收涩之性，益致经络闭塞乎？答曰：妙药皆令人不易测。若但以收涩视龙骨、牡蛎，是未深知龙骨、牡蛎者也。《神农本草经》谓龙骨能消癥瘕，其能通血脉、助经络之流通可知。后世本草谓牡蛎能开关节老痰，其能利肢体之运动可知。是以《金匮》风引汤，原治热瘫痫，而方中龙骨、牡蛎并用也。

曾治一叟，年近六旬，忽得痿废证，两手脉皆弦硬，心中骚扰不安，夜不能寐。每于方中重用龙骨、牡蛎，再加降胃之药，脉始柔和，诸病皆减。二十剂外，渐能步履。审斯，则龙骨、牡蛎之功用，可限量哉！

又尝治一媪，年过七旬，陡然左半身痿废。其左脉弦硬而大，有外越欲散之势（按：西法左半痿废，当右脉有力，然间有脉有力与痿废皆在一边者)。投以镇肝熄风汤，又加净萸肉一两，一剂而愈。夫年过七旬，痿废鲜有愈者。而山萸肉味酸性温，禀木气最厚。夫木主疏通，《神农本经》谓其能逐寒湿痹；后世本草谓其能通利九窍。在此方中，而其酸收之性，又能协同龙骨、牡蛎，以敛戢肝火肝气，使不上冲脑部，则神经无所扰害，自不失其司运动之机能，故痿废易愈也。且此证又当日得之即治，其转移之机关，尤易为力也。

统观此二案，可无疑于方中之用龙骨、牡蛎矣。

加味补血汤

治身形软弱，肢体渐觉不遂，或头重目眩，或神昏健忘，或觉脑际紧缩作疼。甚或昏仆，移时苏醒，致成偏枯，或全身痿废，脉象迟弱。内中风证之偏虚寒者(肝过盛生风，肝虚极亦可生风)。此即西人所谓脑贫血病也，久服此汤当愈。

生箭芪一两　当归五钱　龙眼肉五钱　真鹿角胶三钱，另炖同服
丹参三钱　明乳香三钱　明没药三钱　甘松二钱

服之觉热者，酌加天花粉、天冬各数钱。觉发闷者，加生鸡内金钱半或二钱。服数剂后，若不甚见效，可用所煎药汤送服麝香二厘(取其香能通窍)，或真冰片半分亦可。若服后仍无甚效，可用药汤送制好马钱子二分(制马钱子法详后振颓丸下)。

脑充血者，其脑中之血过多，固能伤其脑髓神经。脑贫血者，其脑中之血过少，又无以养其脑髓神经。是以究其终极，皆可使神经失其所司也。古方有补血汤，其方黄芪、当归同用，而黄芪之份量，竟四倍于当归。诚以阴阳互为之根，人之气壮旺者，其血分自易充长。况人之脑髓神经，虽赖血以养之，尤赖胸中大气上升以斡旋之。是以《内经》谓："上气不

足，脑为之不满，耳为之苦鸣，头为之倾，目为之眩。"所谓上气者，即胸中大气上升于脑中者也。因上气不足，血之随气而注于脑者必少，而脑为之不满，其脑中贫血可知。且因上气不足，不能斡旋其神经。血之注于脑者少，无以养其神经，于是而耳鸣、头倾、目眩，其人可忽至昏仆可知。由此知因脑部贫血以成内中风证者，原当峻补其胸中大气。俾大气充足，自能助血上升，且能斡旋其脑部，使不至耳鸣、头倾、目眩也。是以此方不以当归为主药，而以黄芪为主药也。用龙眼肉者，因其味甘色赤，多含津液，最能助当归以生血也。用鹿角胶者，因鹿之角原生于头顶督脉之上。督脉为脑髓之来源，故鹿胶之性善补脑髓。凡脑中血虚者，其脑髓亦必虚，用之以补脑髓，实可与补血之药相助为理也。用丹参、乳香、没药者，因气血虚者，其经络多瘀滞，此于偏枯痿废亦颇有关系。加此通气活血之品，以化其经络之瘀滞，则偏枯痿废者自易愈也。用甘松者，为其能助心房运动有力，以多输血于脑，且又为调养神经之要品，能引诸药至脑以调养其神经也。用麝香、梅片者，取其香能通窍以开闭也。用制过马钱子者，取其能瞤动脑髓神经使之灵活也。

按： 甘松即西药中之缬草，此系东人之名。西人则名为拉底克斯瓦洛兰内，其气香，味微酸。《本经》谓其治暴热、火疮、赤气、疥瘙、疽痔、马鞍、热气。《别录》谓其治痈肿、浮肿、结热、风痹、不足、产后痛。《甄权》谓其治毒风痹痹，破多年凝血，能化脓为水，产后诸病，止腹痛、余疹、烦渴。《大明》谓其除血气心腹痛、破癥结、催生、落胞、血晕、鼻血、吐血、赤白带下、眼障膜、丹毒、排脓、补痿。西人则以为兴奋之品，善治心脏麻痹、霍乱转筋。东人又以为镇静神经之特效药，用治癫狂、痫痉诸病。盖为其气香，故善兴奋心脏，使不至于麻痹。而其馨香透窍之力，亦自能开痹通瘀也。为其味酸，故能保安神经，使不至于妄行。而酸化软坚之力，又自能化多年之癥结，使尽消融也。至于其能补痿，能治霍乱转筋者，即心脏不麻痹，神经不妄行之功效外著者也。孰谓中西医理不相贯通哉？

邻村龙潭庄高姓叟，年过六旬，渐觉两腿乏力，浸至时欲眩仆，神昏健忘。恐成痿废，求为诊治。其脉微弱无力。为制此方服之。连进十剂，两腿较前有力，健忘亦见愈，而仍有眩晕之时。再诊其脉，虽有起色，而仍不任重按。遂于方中加野台参、天门冬各五钱，威灵仙一钱，连服二十余剂始愈。用威灵仙者，欲其运化参、芪之补力，使之灵活也。

门人张甲升曾治一人，年三十余，于季冬负重贸易，日行百余里，歇息时，又屡坐寒地。后觉腿疼，不能行步，浸至卧床不能动转，周身筋骨似皆痿废，服诸药皆不效。甲升治以加味补血汤，将方中乳香、没药，皆改用六钱，又加净萸肉一两。数剂后，腿即不疼。又服十余剂，遂痊愈。

按：加味补血汤，原治内中风之气血两亏者。而略为变通，即治腿疼如此效验，可谓善用成方者矣。

镇风汤 （附方：逐寒荡惊汤；加味理中地黄汤）

治小儿急惊风。其风猝然而得，四肢搐搦，身挺颈痉，神昏面热，或目睛上窜，或痰涎上壅，或牙关紧闭，或热汗淋漓。

钩藤钩三钱　羚羊角一钱，另炖兑服　龙胆草二钱　青黛二钱　清半夏二钱　生赭石轧细，二钱　茯神二钱　僵蚕二钱　薄荷叶一钱

朱砂二分，研细送服

磨浓生铁锈水煎药。

小儿得此证者，不必皆由惊恐。有因外感之热，传入阳明而得者，方中宜加生石膏；有因热疟而得者，方中宜加生石膏、柴胡。

急惊之外，又有所谓慢惊者，其证皆因寒。与急惊之因热者，有冰炭之殊。方书恒以一方治急慢惊风二证，殊属差谬。慢惊之证，惟庄在田《福幼编》辨之最精，用方亦最妙。其辨慢惊风，共十四条：一、慢惊吐泻，脾胃虚寒也。一、慢惊身冷，阳气抑遏不出也。一、慢惊鼻风煽动，真阴失守，虚火烧肺也。一、慢惊面色青黄及白，气血两虚也。一、慢惊口鼻中气冷，中寒也。一、慢惊大小便清白，肾与大肠全无火也。一、慢惊昏睡露睛，神气不足也。一、慢惊手足抽掣，血不行于四肢也。一、慢惊角弓反张，血虚筋急也。一、慢惊乍寒乍热，阴血虚少，阴阳错乱也。一、慢惊汗出如洗，阴虚而表不固也。一、慢惊手足瘛疭，血不足养筋也。一、慢惊囟门下陷，虚至极也。一、慢惊身虽发热，口唇焦裂出血，却不喜饮冷茶水，进以寒凉，愈增危笃，以及所吐之乳、所泻之物皆不甚消化，脾胃无火可知。唇之焦黑，乃真阴之不足也明矣。其证多得之吐泻之余，久疟、久痢，或痘后，或因风寒、饮食积滞，过用攻伐之药伤脾，或禀赋本虚，或误服凉药，或因急惊而用药攻降太过，或失于调养，皆可致此证也。其治法：先用逐寒荡惊汤，大辛大热之剂，冲开胸中寒痰，可以受药不吐，然后接用加味理中地黄汤，诸证自愈。

附方：

逐寒荡惊汤：

胡椒、炮姜、肉桂_{各一钱}　丁香_{十粒}

共捣成细渣。以灶心土三两煮汤，澄清，煎药大半茶杯（_{药皆捣碎不可久煎，肉桂忌久煎，三四沸即可}），频频灌之。接服加味理中地黄汤，定获奇效。

按：此汤当以胡椒为君，若遇寒痰结胸之甚者，当用二钱，而稍陈者，又不堪用。

族侄荫兼六岁时，曾患此证，饮食下咽，胸膈格拒，须臾吐出。如此数日，昏睡露睛，身渐发热。投以逐寒荡惊汤原方，尽剂未吐。欲接服加味理中地黄汤，其吐又作。恍悟此药取之乡间小药坊，其胡椒必陈，且只用一钱，其力亦小。遂于食料铺中，买胡椒二钱，炮姜、肉桂、丁香，仍按原方。煎服一剂，而寒痰开豁，可以受食。继服加味理中地黄汤，一剂而愈。

又方中所用灶心土，须为变更，凡草木之质，多含碱味。草木烧化，其碱味皆归灶心土中。若取其土煎汤，碱味浓厚，甚是难服，且与脾胃不宜。以灶圹内周遭火燎红色之土代之，则无碱味，其功效远胜于灶心土。

附方：

加味理中地黄汤：

熟地_{五钱}　焦白术_{三钱}　当归、党参、炙芪、故纸_{炒捣}、枣仁_{炒捣}、枸杞_{各二钱}　炮姜、萸肉_{去净核}、炙草、肉桂_{各一钱}　生姜_{三片}　红枣_{三枚，擘开}　胡桃_{二个用仁，打碎为引}

仍用灶心土（_{代以灶圹土}）二两，煮水煎药。取浓汁一茶杯，加附子五分，煎水搀入。量小儿大小，分数次灌之。

如咳嗽不止者，加米壳、金樱子各一钱。如大热不退者，加生白芍一钱。泄泻不止，去当归加丁香七粒。隔二三日，止用附子二三分。盖因附子大热，中病即宜去之。如用附子太多，则大小便闭塞不出；如不用附子，则脏腑沉寒，固结不开。若小儿虚寒至极，附子又不妨用一二钱。此所谓神而明之，存乎其人，用者审之。若小儿但泻不止，或微见惊搐，尚可受药，吃乳便利者，并不必服逐寒荡惊汤。服此汤一剂，而风定神清矣。若小儿尚未成慢惊，不过昏睡发热。或有时热止，或昼间安静，夜间发热，均宜服之。若新病壮实之小儿，眼红口渴者，乃实火之证，方可暂行清解。但果系实火，必大便闭结，气壮声洪，且喜多饮凉水。若吐泻交作，则非实火可知。此方补造化阴阳之不足，有起死回生之功。倘大虚之后，服一剂无效，必须大剂多服为妙。方书所谓天吊风、慢脾风皆系此证。

按：此原方加减治泻不止者，但加丁香，不去当归。而当归最能滑肠，泻不止者，实不宜用。若减去当归，恐滋阴之药少，可多加熟地一二钱（又服药泻仍不止者，可用高丽参二钱捣为末，分数次用药汤送服，其泻必止）。

又按：慢惊风不但形状可辨，即其脉亦可辨。

族侄荫棠七八岁时，疟疾愈后，忽然吐泻交作。时霍乱盛行，其家人皆以为霍乱证。诊其脉，弦细而迟，六脉皆不闭塞。愚曰："此非霍乱。吐泻带有黏涎否？"其家人谓："偶有带时。"愚曰："此寒痰结胸，格拒饮食，乃慢惊风将成之兆也。"投以逐寒荡惊汤、加味理中地黄汤各一剂而愈。

又此二汤治慢惊风，虽甚效验。然治此证者，又当防之于预，乃为完全之策。

一孺子，年五六岁，秋夏之交，恣食瓜果当饭，至秋末，其行动甚迟，正行之时，或委坐于地。愚偶见之，遂恳切告其家人曰：此乃慢惊风之先兆也。小儿慢惊风证，最为危险，而此时调治甚易，服药两三剂，即无患矣。其家人不以为然。至冬初，慢惊之形状发现，呕吐不能受食，又不即治。迁延半月，病势垂危，始欲调治，而服药竟无效矣。

又有状类急惊，而病因实近于慢惊者。一童子，年十一二，咽喉溃烂。医者用吹喉药吹之，数日就愈。忽然身挺，四肢搐搦，不省人事，移时始醒，一日数次。诊其脉，甚迟濡。询其心中，虽不觉凉，实畏食凉物，其呼吸似觉短气。时当仲夏。以童子而畏食凉，且征以脉象病情，其为寒痰凝结，瘀塞经络无疑。投以《伤寒论》白通汤，一剂痊愈。

加味磁朱丸

治痫风。

磁石二两，能吸铁者，研极细水飞出，切忌火煅　赭石二两　清半夏二两　朱砂一两

上药各制为细末。再加酒曲半斤，轧细过罗，可得细曲四两。炒熟二两，与生者二两，共和药为丸，桐子大。铁锈水煎汤，送服二钱，日再服。

磁石，为铁氧二种原质化合，含有磁气。其气和异性相引，同性相拒，颇类电气，故能吸铁。煅之则磁气全无，不能吸铁，用之即无效。然其石质甚硬，若生用入丸散中，必制为极细末，再以水飞之，用其随水飞出者方妥，或和水研之。若拙拟磨翳散（在第八卷）之研飞炉甘石法，更佳。

又朱砂无毒，而煅之则有毒。按化学之理，朱砂原硫黄、

水银二原质合成。故古方书皆谓朱砂内含真汞。汞即水银也，若煅之，则仍将分为硫黄、水银二原质，所以有毒。

又原方原用神曲，而改用酒曲者，因坊间神曲窨发皆未能如法，多带酸味。转不若造酒曲者，业有专门，曲发甚精，用之实胜于神曲也。

磁朱丸方，乃《千金方》中治目光昏耗、神水宽大之圣方也。李濒湖解曰：磁石入肾，镇养真阴，使肾水不外移。朱砂入心，镇养心血，使邪火不上侵。佐以神曲消化滞气，温养脾胃生发之气，乃道家媒合婴儿姹女之理。

按： 道家以肾为婴儿，心为姹女，脾为黄婆。每当呼气外出之时，肾气随呼气上升，是婴儿欲有求于姹女也。当此之际，即借脾土镇静之力，引心气下降，与肾气相会。此所谓心肾相交，即道家所谓黄婆媒合婴儿姹女之理也。然从前但知治眼疾，而不知治痫风。至柯韵伯称此方治痫风如神，而愚试之果验。然不若加赭石、半夏之尤为效验也。

此方所以能治痫风者，因痫风之根伏藏于肾。有时肾中相火暴动，痫风即随之而发，以致痰涎上涌，昏不知人。夫相火为阴中之火，与雨间之电气为同类。夫电气喜缘铁传递。磁石中含铁质，且能吸铁，故能伏藏电气，即兼能伏藏与电气同类之相火也。又相火之发动，恒因君火之潜通。有朱砂之宁静心火，则相火愈不妄动矣。又电气入土则不能发声，故喻嘉言谓：伏制阴分之火，当以培养脾土为主。盖以土能制电，即能制水中之火。有神曲以温补脾胃，则相火愈深潜藏矣。原方止此三味，为加赭石、半夏者，诚以痫风之证，莫不气机上逆，痰涎上涌。二药并用，既善理痰，又善镇气降气也。送以铁锈汤者，以相火生于命门，寄于肝胆，相火之暴动实于肝胆有

274

关。此肝胆为木脏，即为风脏，内风之煽动，亦莫不于肝胆发轫。铁锈乃金之余气，故取金能制木之理，镇肝胆以熄内风。又取铁能引电之理，借其重坠之性，以引相火下行也。

友人祁伯卿之弟患痫风，百药不效。后得一方，用干熊胆若黄豆粒大一块（约重分半），凉水少许浸开服之（冬月宜温水浸开温服）。数次而愈。伯卿向愚述之，因试其方，果效。

通变黑锡丹

治痫风。

铅灰研细，二两　　硫化铅研细，一两　　麦曲炒熟，两半

上三味，水和为丸，桐子大。每服五六丸，多至十丸。用净芒硝四五分，冲水送服。若服药后，大便不利者（铅灰、硫化铅皆能涩大便），芒硝又宜多用。

古方有黑锡丹，用硫黄与铅化合，以治上热下凉，上盛下虚之证，洵为良方。而犹未尽善者，因其杂以草木诸热药，其性易升浮，即不能专于下达。向曾变通其方，专用硫化铅和熟麦曲为丸，以治痫风数日一发者，甚有效验。乃服至月余，因觉热停服，旬余病仍反复。遂又通变其方，多用铅灰，少用硫化铅，俾其久服不致生热，加以累月之功，痫风自能除根。更佐以健脾、利痰、通络、清火之汤剂，治法尤为完善（五期《衷中参西录》七卷中有愈痫单方宜参观）。

取铅灰法：用黑铅数斤，熔化后，其面上必有浮灰。屡次熔化，即可屡次取之。

制硫化铅法：用黑铅四两，铁锅内熔化。再用硫黄细末四两，撒于铅上。硫黄皆着，急用铁铲拌炒，铅经硫黄烧炼，结成砂子，取出晾冷，碾轧成饼者（系未化透之铅）去之，余者

再用乳钵研极细。

补偏汤

治偏枯。

生黄芪一两五钱　当归五钱　天花粉四钱　天冬四钱　甘松三钱　生明乳香三钱　生明没药三钱

偏枯之证，因其胸中大气虚损，不能充满于全身。外感之邪即于其不充满之处袭之经络，闭塞血脉，以成偏枯之证。病在左者，宜用鹿茸（汤浸兑服）、鹿角（锉细炙服），或鹿角胶（另炖同服）作引；病在右者，宜用虎骨（锉细炙服）或虎骨胶（另炖同服）作引（作引之理详见第四卷活络效灵丹下）。初服此汤时，宜加羌活二钱，全蜈蚣一条（焙焦研服），以祛风通络，三四剂后去之。脉大而弦硬者，宜加山萸肉（核皆去净）、生龙骨、生牡蛎各数钱，至脉见和软后去之。服之觉闷者，可佐以疏通之品，如丹参、生鸡内金（捣细）、陈皮、白芥之类。凡破气之药皆不宜用。觉热者，可将花粉、天冬加重。热甚者，可加生石膏数钱，或至两许。试观《金匮》治热瘫痫有风引汤，方中石膏与寒水石并用。《千金》小续命汤为六经中风之通剂，去附子，加石膏、知母，名白虎续命汤，古法可考也。觉凉者，宜去花粉、天冬。凉甚者加附子、肉桂（捣细冲服）。

甘松，西人名拉底克斯瓦洛兰内，东人名缬草，气香、味微酸。《本经》谓其治暴热、火疮、赤气、疥瘙、疽。《别录》谓其除浮肿、结热、风痹、不足。《甄权》谓其治毒风痫痹、破多年凝血、产后诸病。《日华》谓其治血气心腹疼、癥结，血动鼻衄、吐血、赤白带下、赤眼障膜、丹毒，排脓补痿。西人则以为奋兴之品，用治霍乱转筋。东人谓有镇静神经之效，用治癫狂痫痉。盖甘松气香能通，故善助心脏之奋兴。味酸能敛，故善制脑筋之妄行。其性善化淤瘀、活血脉，故能愈疼消癥，善治一切血证及风痹，瘫痪痿废也。且能助心脏、调脑筋，尤为痿痹之要着也。

或问：王勋臣谓，偏枯原非中风。元气全体原有十分，有时损去五分、余五分，虽不能充体，犹可支持全身。而气虚者经络必虚，有时气从经络虚处透过，并于一边，彼无气之边即成偏枯，故患此证者未有兼发寒热头疼诸证者。若执王氏之说，则《灵枢经》所谓"虚邪偏客于半身，其入深者内居荣卫，荣卫衰则真气去，邪风独留，发为偏枯"，与《素问》所谓"风中五脏六腑之俞，所中则为偏枯"者，皆不足言欤？答曰：王氏谓偏枯因气虚，诚为卓识。而必谓偏枯不因中风，乃王氏阅历未到也。

忆数年前，族家姊，年七旬有三，得偏枯证，三四日间，脉象洪实，身热燥渴，喘息迫促，舌强直几不能言。愚曰：此乃瘫痪基础预伏于内，今因外感而发也。然外感之热已若燎原，宜先急为治愈，然后再议他证。遂仿白虎加人参之意，共用生石膏十两，大热始退（详案在第六卷仙露汤下）。

审是则偏枯之根源，非必由中风。而其初发之机，大抵皆由中风。特中风有轻重，轻者人自不觉有外感耳。

或又问曰：王氏之论既非吻合，而用其补阳还五汤者何以恒多试验？答曰：王氏之补阳还五汤以补气为主，故重用黄芪四两为君，而《神农本经》黄芪原主大风。许胤宗治中风不醒，不能进药者，用黄芪、防风数斤，煮汤乘热置病人鼻下熏之，病人即醒，则黄芪善治风可知。由是观之：王氏之论非吻合，王氏之方实甚妥善也。且治偏枯当补气分，亦非王氏之创论也。《金匮》治风痹身体麻木，有黄芪五物汤，方中亦以黄芪为君，实王氏补阳还五汤之权舆也。

或问：偏枯之证既有外感袭入经络，闭塞血脉，子方中复有时加龙骨、牡蛎、萸肉收涩之品，其义何居？答曰：龙骨敛正气而不敛邪气。此徐灵胎注《本经》之言，诚千古不刊之名论也。而愚则谓：龙骨与牡蛎同用，不惟不敛邪气，转能逐邪气使之外出。陈修园谓：龙属阳而潜于海，故其骨能引逆上之火、泛滥之水下归其宅。若与牡蛎同用，为治痰之神品。而愚则谓：龙骨、牡蛎同用，最善理关节之痰。凡中风者，其关节间皆有顽痰凝滞。是以《金匮》风引汤治热瘫痫，而龙骨、牡蛎并用也。不但此也，尝诊此证，左偏枯者其左脉必弦硬，右偏枯者其右脉必弦硬。夫弦硬乃肝木生风之象，其内风兼动。可知龙骨、牡蛎大能宁静内风，使脉之弦硬者变为柔和。

曾治一叟，年近六旬，忽得痿废证，两手脉皆弦硬，心中骚扰不安，夜不能寐。每于方中重用龙骨、牡蛎，再加降胃之药，脉始柔和，诸病皆减。二十剂外，渐能步履。

审是，则龙骨、牡蛎之功用可限量哉！至萸肉为补肝之主药，其酸温之性，又能引诸药入肝以熄风。

曾治一媪，年过七旬，陡然左半身痿废。其左脉弦硬而大。有外越欲散之势。投以此汤加萸肉一两，一剂而愈。

夫年过七旬，瘫痪鲜有愈者。盖萸肉禀木气最厚，木主疏通，《神农本经》谓其逐寒湿痹。后世本草亦谓其能通利九窍。

李士材治肝虚胁疼，与当归同用，其方甚效。愚尝治肝虚筋病，两腿牵引作疼甚剧者，尝重用至两许，佐以活气血之药，即遂手奏效（详案在第二卷曲直汤下）。是萸肉既能补正，

张锡纯内科证治精华

又善逐邪。酸收之中，实大具条畅之性，故于偏枯之证，脉之弦硬而大者，用之亦即有捷效也。

按： 过酸则伤筋，故病忌食酸。萸肉至酸，而转能养筋。此亦药性之特异者也。

或问：西人谓人身之知觉运动，皆脑气筋主之，故于偏枯痿废诸证，皆谓脑气筋受病。而子之论则责重胸中大气，岂西人脑气筋之说不足凭欤？答曰：人之胸中大气，能斡旋全身，故司运动；能保合神明，故司知觉。西人不知胸中大气，遂于百体之知觉运动专之属脑气筋。不知百体之知觉运动虽关乎脑气筋，而脑筋之病与不病又关乎胸中大气。《内经》云："上气不足，脑为之不满，耳为之苦鸣，头为之倾，目为之眩。"由是观之，脑气筋为上气之所统摄，即为大气之所统摄，而深有赖于大气斡旋之力也。且愚临证体验多年，遇有大气猝然下陷，不能与外气相接者，其人即呼吸顿停，昏不知人。而脑气筋司知觉、司运动之良能，亦因而顿失。迨大气徐徐上升，达于心部，神明有依，始能知觉；达于肺部，呼吸复常，始能运动。拙拟升陷汤（在第四卷）后，有友人赵厚庵自述之言可验也。由是知脑气筋不过藉大气斡旋之力，于人之能知觉、能运动者，以运用其驱使之权而已。岂与大气比哉？试再即前哲之言征之。

唐容川曰：西医知脑髓之作用，而不知脑髓之来历。所谓脑气筋，但言其去路，而不知髓有来路，所以西法无治髓之药也。不知背脊一条髓筋，乃是髓入于脑之来路。盖《内经》明言：肾藏精，精生髓。细按其道路，则以肾系贯脊而生，脊髓循上入脑，于是而为脑髓。是脑非生髓之所，乃聚髓之所，故名髓海。既聚于此，而又散走脏腑肢体以供使用。是脏腑肢体能使脑髓，而非脑髓用脏腑肢体也。

又曰：肾系贯脊，通于脊髓。肾精足则入脊化髓，上循脑而为脑髓。是脑者，精气之所会，髓足则精气能供五脏六腑之驱使，故知觉运动无不爽健。即此论观之，若其人大气充盛，肾脏充实，脑气筋亦断无自病之理也。

振颓汤

治痿废。

生黄芪六钱　知母四钱　野台参三钱　于术三钱　当归三钱
生明乳香三钱　生明没药三钱　威灵仙钱半　干姜二钱　牛膝四钱

热者，加生石膏数钱，或至两许。寒者，去知母，加乌附子数钱。筋骨受风者，加明天麻数钱。脉弦硬而大者，加龙骨、牡蛎各数钱，或更加山萸肉亦佳。骨痿废者，加鹿角胶、虎骨胶各二钱（另炖同服）。然二胶伪者甚多，若恐其伪，可用续断、菟丝子各三钱代之。手足皆痿者，加桂枝尖二钱。

痿证之大旨，当分为三端：有肌肉痹木，抑搔不知疼痒者。其人或风寒袭入经络；或痰涎郁塞经络；或风寒痰涎，互相凝结经络之间，以致血脉闭塞。而其原因，实由于胸中大气虚损。盖大气旺，则全体充盛，气化流通，风寒痰涎，皆不能为恙；大气虚，则腠理不固，而风寒易受，脉管湮淤，而痰涎易郁矣。有周身之筋拘挛，而不能伸者。盖人身之筋，以宗筋为主，而能荣养宗筋者阳明也。其人脾胃素弱，不能化谷生液，以荣养宗筋，更兼内有蕴热以铄耗之，或更为风寒所袭，致宗筋之伸缩自由者，竟有缩无伸，浸成拘挛矣。有筋非拘挛，肌肉非痹木，惟觉骨软不能履地者，乃骨髓枯涸，肾虚不能作强也。

张锡纯内科证治精华

故方中用黄芪以补大气，白术以健脾胃，当归、乳香、没药以流通血脉，灵仙以祛风消痰。恐其性偏走泄，而以人参之气血兼补者佐之。干姜以开气血之痹，知母以解干姜、人参之热，则药性和平，可久服而无弊。其阳明有实热者，加石膏以清阳明之热，仿《金匮》风引汤之义也。营卫经络有凝寒者，加附子以解营卫经络之寒，仿《金匮》近效术附汤之义也。至其脉弦硬而大，乃内风煽动，真气不固之象，故加龙骨、牡蛎以熄内风，敛真气。骨痿者加鹿角胶、虎骨胶，取其以骨补骨也。筋骨受风者，加明天麻，取其能搜筋骨之风，又能补益筋骨也。若其痿专在于腿，可但用牛膝以引之下行。若其人手足并痿者，又宜加桂枝兼引之上行。盖树之有枝，犹人之有指臂。故桂枝虽善降逆气，而又能引药力达于指臂间也。

或问：此方治痿之因热者，可加生石膏至两许，其证有实热可知。而方中仍用干姜何也？答曰：《金匮》风引汤，治热瘫痫之的方。原石膏、寒水石与干姜并用。盖二石性虽寒而味则淡，其寒也能胜干姜之热，其淡也不能胜干姜之辣。故痿证之因热者，仍可借其异常之辣味，以开气血之痹也。

玉烛汤 （附方：西人铁锈鸡纳丸、中将汤）

治妇女寒热往来，或先寒后热，汗出热解，或月事不调，经水短少。

生黄芪五钱　生地黄六钱　玄参四钱　知母四钱　当归三钱香附醋炒，三钱　柴胡一钱五分　甘草一钱五分

汗多者，以茵陈易柴胡，再加萸肉数钱。热多者，加生杭芍数钱。寒多者，加生姜数钱。

妇女多寒热往来之证，而方书论者不一说。有谓阳分虚则

头午寒，阴分虚则过午热者。夫午前阳盛，午后阳衰而阴又浸盛。当其盛时，虚者可以暂实。何以其时所现之病状，转与时成反比例也？有谓病在少阳则寒热往来，犹少阳外感之邪，与太阳并则寒，与阳明并则热者。而内伤之病原无外邪，又何者与太阳、阳明并作寒热也？有谓肝虚则乍热乍寒者。斯说也，愚曾验过。遵《本经》山茱萸主寒热之旨，单重用山萸肉（去净核）二两煎汤，服之立愈（验案在第一卷来复汤下）。然此乃肝木虚极，内风将动之候，又不可以概寻常寒热也。盖人身之气化，原与时序之气化息息相通。一日之午前，犹一岁之有春夏。而人身之阳气，即感之发动，以敷布于周身。妇女性多忧思，以致脏腑经络多有郁结闭塞之处，阻遏阳气不能外达，或转因发动而内陷，或发动不遂，其发动排挤经络，愈加闭塞，于是周身之寒作矣。迨阳气蓄极，终当愤发，而其愤发之机与抑遏之力，相激相荡于脏腑经络之间，热又由兹而生，此前午之寒，所以变后午之热也。黄芪为气分之主药，能补气更能升气，辅以柴胡之轩举，香附之宣通，阳气之抑遏者皆畅发矣。然血随气行，气郁则血必瘀，故寒热往来者，其月事恒多不调，经血恒多虚损。用当归以调之，地黄以补之，知母、元参与甘草甘苦化阴以助之，则经血得其养矣，况地黄、知母诸凉药与黄芪温热之性相济，又为燮理阴阳、调和寒热之妙品乎！

至方书有所谓日晡发热者，日晡者，申时也，足少阴肾经主令之候也。其人或肾经阴虚，至此而肾经之火乘时而动，亦可治以此汤，将黄芪减半，地黄改用一两。有经闭结为癥瘕，阻塞气化作寒热者，可用后理冲汤。有胸中大气下陷作寒热者，其人常觉呼吸短气，宜用拙拟升降汤（在第四卷）。方后治验之案，可以参观。

张锡纯内科证治精华

附方：

西人铁锈鸡纳丸：

治妇女经血不调，身体羸弱咳喘，或时作寒热甚效。方用：

铁锈、没药忌火，各一钱　金鸡纳霜、花椒各五分　共为细末，炼蜜为丸六十粒。

每服三粒至五粒

按：铁锈乃铁与氧气化合而成。人身之血，得氧气而赤。铁锈中含氧气，而又色赤似血，且嗅之兼有血腥之气，故能荣养血分，流通经脉。且人之血中，实有铁锈，以铁锈补血，更有以铁补铁之妙也。金鸡纳霜，加味小柴胡汤（在第七卷）下，曾详其药之原质及其治疟之功用。此方中亦用之者，为其善治贫血，且又能入手足少阳之经，以调和寒热也。又佐以花椒者，恐金鸡纳霜之性，偏于寒凉，而以辛热济之，使归于和平也。

附方：

东亚人有中将汤，以调妇女经脉，恒有效验。其方秘而不传。留学东亚者，曾以化验得之。门人高如璧曾开其方相寄，药品下未有分量。愚为酌定其分量，用之甚有功效，亦与东人制者等。今将其方开列于下，以备选用。

延胡索醋炒，三钱　当归六钱　官桂二钱　甘草二钱　丁香二钱山楂核醋炒，三钱　郁金醋炒，二钱　沙参四钱　续断酒炒，三钱　肉蔻赤石脂炒，三钱（去石脂不用）　苦参三钱　怀牛膝三钱

共十二味，轧作粗渣，分三剂，每用一剂，开水浸盖碗中约半点钟，将其汤饮下。如此浸服二次。至第三次用水煎服，日用一剂。数剂，经脉自调。

此方中凉热、补破、涩滑之药皆有。愚所酌分量，俾其力亦适相当。故凡妇女经脉不调证，皆可服之，而以治白带证尤效。

理冲汤

治妇女经闭不行，或产后恶露不尽，结为癥瘕，以致阴虚作热，阳虚作冷，食少劳嗽，虚证沓来。服此汤十余剂后，虚证自退。三十剂后，瘀血可尽消。亦治室女月闭血枯。并治男子劳瘵，一切脏腑癥瘕、积聚、气郁、脾弱、满闷、痞胀、不能饮食。

生黄芪三钱　党参二钱　于术二钱　生山药五钱　天花粉四钱
知母四钱　三棱三钱　莪术三钱　生鸡内金黄者三钱

用水三盅，煎至将成，加好醋少许，滚数沸服。

服之觉闷者，减去于术。觉气弱者，减三棱、莪术各一钱。泻者，以白芍代知母，于术改用四钱。热者，加生地、天冬各数钱。凉者，知母、花粉各减半，或皆不用。凉甚者，加肉桂（捣细冲服）、乌附子各二钱。瘀血坚甚者，加生水蛭（不用炙）二钱。若其人坚壮无他病，惟用以消癥瘕积聚者，宜去山药。室女与妇人未产育者，若用此方，三棱、莪术宜斟酌少用，减知母之半，加生地黄数钱，以濡血分之枯。若其人血分虽瘀，而未见癥瘕，或月信犹未闭者，虽在已产育之妇人，亦少用三棱、莪术。若病人身体羸弱，脉象虚数者，去三棱、莪术，将鸡内金改用四钱。因此药能化瘀血，又不伤气分也。迨气血渐壮，瘀血未尽消者，再用三棱、莪术未晚。若男子劳瘵，三棱、莪术亦宜少用，或用鸡内金代之亦可。

初拟此方时，原专治产后瘀血成癥瘕。后以治室女月闭血枯亦效，又间用以治男子劳瘵亦效验。大有开胃进食，扶羸起衰之功。《内经》有四乌贼骨一茹芦丸，原是男女并治，为调血补虚之良方。此方窃师《内经》之意也。从来医者调气行血，习用香附而不习用三棱、莪术。盖以其能破癥瘕，遂疑其过于猛烈，而不知能破癥瘕者，三棱、莪术之良能，非二药之性烈于香附也。愚精心考验多年，凡习用之药，皆确知其性情能力。若论耗散气血，香附犹甚于三棱、莪术。若论消磨癥瘕，十倍香附亦不及三棱、莪术也。且此方中，用三棱、莪术以消冲中瘀血，而即用参、芪诸药以保护气血，则瘀血去而气血不至伤损。且参、芪能补气，得三棱、莪术以流通之，则补而不滞，而元气愈旺。元气既旺，愈能鼓舞三棱、莪术之力以消癥瘕，此其所以效也。

一妇人，年三十余，癥瘕起于少腹，渐长而上。其当年长者稍软，隔年即硬如石，七年之间，上至心口，旁塞两胁，饮食减少，时觉昏愦。剧时昏睡一昼夜，不饮不食。屡次服药，竟分毫无效。后愚为诊视，脉虽虚弱，至数不数。许为治愈，授以此方。病人自揣其病，断无可治之理，竟置不服。次年病益进，昏睡四日不醒。愚用药救醒之，遂恳切告之曰：去岁若用愚方，病愈已久，何至危困若斯！然此病尚可为，慎勿再迟延也。仍为开前方。病人喜，信愚言。连服三十余剂，磊块皆消。惟最初所结之病根，大如核桃之巨者尚在。又加生水蛭（不用炙）一钱，服数剂痊愈。

一妇人，年二十余，癥瘕结于上脘，其大如橘，按之甚硬，时时上攻作疼，妨碍饮食。医者皆以为不可消。后愚诊视。治以此汤，连服四十余剂，消无芥蒂（方中鸡内金既善消积，又善为胃引经）。

一媪，年六旬，气弱而且郁，心腹满闷，不能饮食，一日所进谷食，不过两许。如此已月余矣。愚诊视之，其脉甚微细，犹喜至数调匀，知其可治。遂用此汤，将三棱、莪术各减一钱，连服数剂，即能进饮食。又服数剂，病遂痊愈。

奉天省议员孙益三之夫人，年四十许，自幼时有癥瘕结于下脘，历二十余年。癥瘕之积，竟至满腹。常常作疼，心中怔忡，不能饮食，求为诊治。因思此证，久而且剧，非轻剂所能疗。幸脉有根柢，犹可调治。遂投以理冲汤，加水蛭三钱。恐开破之力太过，参、芪又各加一钱，又加天冬三钱，以解参、芪之热。数剂后，遂能进食。服至四十余剂，下瘀积若干，癥瘕消有强半。益三柳河人，因有事与夫人还籍，药遂停止。阅一载，腹中之积，又将复旧，复来院求为诊治。仍照前方加减，俾其补破凉热之间，与病体适宜。仍服四十余剂，积下数块。又继服三十余剂，瘀积大下。其中或片或块且有膜甚厚，若胞形。此时身体觉弱，而腹中甚松畅。恐瘀犹未净，又调以补正活血之药，以善其后。

隔数月，益三又介绍其同邑友人王尊三之夫人，来院求为治癥瘕。自言瘀积十九年矣，满腹皆系硬块。亦治以理冲汤。为其平素气虚，将方中参芪加重，三棱、莪术减半。服数剂，饮食增加，将三棱、莪术渐增至原定分量。又服数剂，气力较壮，又加水蛭二钱，樗鸡（俗名红娘）十枚。又服二十余剂，届行经之期，随经下紫黑血块若干，病愈其半。又继服三十剂，届经期瘀血遂大下，满腹积块皆消。又俾服生新化瘀之药，以善其后。

一少年，因治吐血，服药失宜，痃癖结于少腹（在女子为癥瘕在男子为痃癖），大如锦瓜，按之甚坚硬，其上相连有如瓜蔓一条，斜冲心口，饮食减少，形体羸弱。其脉微细稍数。治以此汤，服十余剂，痃癖全消。

人之脏腑，一气贯通，若营垒连络，互为犄角，一处受攻，则他处可为之救应。故用药攻病，宜确审病根结聚之处，用对证之药一二味，专攻其处。即其处气血偶有伤损，他脏腑气血犹可为之输将贯注，亦犹相连营垒之相救应也。又加补药以为之佐使，是以邪去正气无伤损。世俗医者，不知此理，见有专确攻病之方，若拙拟理冲汤者，初不审方中用意何如，君臣佐使何如，但见方中有三棱、莪术，即望而生畏，不敢试用。自流俗观之，亦似慎重。及观其临证调方，漫不知病根结于何处，惟是混开混破。恒集若香附、木香、陈皮、砂仁、枳壳、厚朴、延胡、灵脂诸药，或十余味或数十味为一方。服之令人脏腑之气皆乱，常有病本可治，服此等药数十剂而竟至不治者。更或见有浮火虚热，而加芩、栀、蒌实之属，则开破与寒凉并用。虽脾胃坚壮者，亦断不能久服，此其贻害尤甚也。愚目击此等方，莫不直指其差谬。闻者转以愚好诋毁医辈，岂知愚心之愤惋，有不能自已者哉？

理冲丸（附方：秘传治女子干病方）

治同前证。

水蛭不用炙，一两　　生黄芪一两半　　生三棱五钱　　生莪术五钱
当归六钱　　知母六钱　　生桃仁带皮尖，六钱

上药七味，共为细末，炼蜜为丸，桐子大。开水送服二钱，早晚各一次。

仲景抵当汤、大黄䗪虫丸、百劳丸，皆用水蛭，而后世畏其性猛，鲜有用者，是未知水蛭之性也。《本经》曰：水蛭气

味咸平无毒，主逐恶血、瘀血、月闭，破癥瘕，积聚，无子，利水道。徐灵胎注云：凡人身瘀血方阻，尚有生气者易治；阻之久，则生气全消而难治。盖血既离经，与正气全不相属。投之轻药，则拒而不纳；药过峻，又转能伤未败之血，故治之极难。水蛭最善食人之血，而性又迟缓善入。迟缓则生血不伤，善入则坚积易破，借其力以消既久之滞，自有利而无害也。观《本经》之文与徐氏之注，则水蛭功用之妙，为何如哉！特是徐氏所谓迟缓善入者，人多不解其理。盖水蛭行于水中，原甚迟缓。其在生血之中，犹水中也，故生血不伤也。着人肌肉，即紧贴善入，其遇坚积之处，犹肌肉也，故坚积易消也。水蛭破瘀血，而不伤新血，徐氏之论确矣。不但此也，凡破血之药，多伤气分，惟水蛭味咸、专入血分，于气分丝毫无损，且服后腹不觉疼，并不觉开破，而瘀血默消于无形。真良药也！愚治妇女月闭癥瘕之证，其脉不虚弱者，恒但用水蛭轧细，开水送服一钱，日两次。虽数年瘀血坚结，一月可以尽消。

水蛭、虻虫皆为破瘀血之品。然愚尝单用以实验之：虻虫无效，而水蛭有效。以常理论之，凡食血之物，皆能破血。然虻虫之食血以嘴，水蛭之食血以身。其身与他物紧贴，即能吮他物之血，故其破瘀血之功独优。至破瘀血而不伤新血者，徐氏之注详矣，而犹有剩义。盖此物味咸气腐，与瘀血气味相近，有同气相求之妙。至新血虽亦味咸，却无腐气，且其质流通似水。水蛭之力，在新血之中，若随水荡漾而毫无着力之处，故不能伤新血也。

《本经》水蛭文中"无子"二字，原接上文"主"字，一气读下，言能主治妇人无子也。盖无子之病，多因血瘀冲中。水蛭善消冲中瘀血，故能治之，而不善读《本经》者恒

张锡纯内科证治精华

多误解。

友人韩厘廷治一少妇，月信不通，曾用水蛭。后有医者谓：妇人服过水蛭即终身不育，病家甚是懊悔。后厘廷闻知，向愚述之。愚曰：水蛭主治妇人无子，《本经》原有明文，何医者之昧昧也！后其妇数月即孕。至期举一男，甚胖壮。

近世方书，多谓水蛭必须炙透方可用。不然，则在人腹中能生殖若干水蛭害人，诚属无稽之谈。

曾治一妇人，经血调和，竟不产育。细询之，少腹有癥瘕一块，遂单用水蛭一两，香油炙透，为末。每服五分，日两次，服完无效。后改用生者，如前服法。一两犹未服完，癥瘕尽消。逾年，即生男矣。此后屡用生者，治愈多人，亦未有贻害于病愈后者。

或问：同一水蛭也，炙用与生用，其功效何如此悬殊？答曰：此物生于水中，而色黑（水色）、味咸（水味）、气腐（水气），原得水之精气而生。炙之则伤水之精气，故用之无效。水族之性，如龙骨、牡蛎、龟板大抵皆然。故王洪绪《证治全生集》谓用龙骨者，宜悬于井中，经宿而后用之，其忌火可知，而在水蛭为尤甚。特是水蛭不炙，为末甚难。若轧之不细，晒干再轧，或纸包置炉台上令干亦可。此须亲自检点。若委之药坊，至轧不细时，必须火焙矣。西人治火热肿疼，用活水蛭数条，置患处，覆以玻璃杯，使吮人毒血，亦良法也。

方中桃仁不去皮尖者，以其皮赤能入血分，尖乃生发之机，又善通气分。杨玉衡《寒温条辨》曾有斯说。愚疑其有毒，未敢遽信。遂将带皮生桃仁，嚼服一钱，心中安然，以后始敢连皮尖用之。至于不炒用而生用者，凡果中之仁，皆含生发之气，原可藉之以流通既败之血也。徐氏《本经百种注》

曰：桃得三月春和之气以生，而花鲜明似血。故凡血瘀、血枯之疾，不能调和畅达者，此能入于其中而和之、散之。然其生血之功少、而去瘀之功多者，盖桃核本非血类，实不能有所补益。若癥瘕皆已败之血，非生气不能流通。桃之生气在于仁，而味苦又能开泄，故能逐旧而不伤新也。夫既藉其生气以流通气血，不宜炒用可知也。若入丸剂，蒸熟用之亦可。然用时须细心检点，或说给病家检点，恐药坊间以带皮之生杏仁伪充，则有毒不可服矣。

附方：

秘传治女子干病方

红蚵螺_{榆树内红虫大如蚕，二个}　樗树_{此树如椿而味臭俗名臭椿}荚二个　人指甲_{全的}　壮年男子发_{三根}

用树荚夹蚵螺、指甲以发缠之，将发面馒头如大橘者一个，开一孔，去中瓤，俾可容药。纳药其中，仍将外皮原开下者杜孔上，木炭火煨，存性，为细末。用黄酒半斤炖开，兑童便半茶盅送服。忌腥冷、惊恐、恼怒。此方用过数次皆验，瘀血开时必吐衄又兼下血，不必惊恐，移时自愈。以治经水一次未来者尤效。

安冲汤

治妇女经水行时多而且久，过期不止或不时漏下。

白术_{炒，六钱}　生黄芪_{六钱}　生龙骨_{捣细，六钱}　生牡蛎_{捣细，六钱}　大生地_{六钱}　生杭芍_{三钱}　海螵蛸_{捣细，四钱}　茜草_{三钱}　川续断_{四钱}

友人刘干臣其长郎妇，经水行时多而且久，淋漓八九日始断，数日又复如故。医治月余，初稍见轻，继又不愈，延愚诊视。观所服方，即此安冲汤，去茜草、螵蛸。遂仍将二药加入，一剂即愈。又服一剂，永不反复。干臣疑而问曰：茜草、螵蛸治此证如此效验，前医何为去之？答曰：彼但知茜草、螵蛸能通经血，而未见《内经》用此二药雀卵为丸，鲍鱼汤送下，治伤肝之病，时时前后血也。故于经血过多之证，即不敢用。不知二药大能固涩下焦，为治崩之主药也。海螵蛸为乌贼鱼骨，其鱼常口中吐墨，水为之黑。故能补益肾经，而助其闭藏之用。

友人孙荫轩夫人，曾患此证甚剧。荫轩用微火将海螵蛸煨至半黑半黄为末，用鹿角胶化水送服，一次即愈。其性之收涩可知。茜草一名地血，可以染绛。《内经》名茹芦，即茹芦根也。蒲留仙《聊斋志异》载，有人欲乌其须，或戏授以茜草细末，其须竟成紫髯，洗之不去。其性之收涩，亦可知也。干臣又问曰：二药既收涩若此，而又能通经络者何也？答曰：螵蛸可以磋物，故能消瘀。茜草色赤似血，故能活血。且天下妙药，大抵令人难测。如桂枝能升元气，又能降逆气；山萸肉能固脱，又能通利九窍。凡若此者，皆天生使独，而不可以气形味色推求者也。曾游东海之滨，见海岸茜草蕃生。其地适有膈上瘀血者。俾剖取茜草鲜根，煮汁，日日饮之，半月而愈。

一妇人，年三十余，夫妻反目，恼怒之余，经行不止，且又甚多。

医者用十灰散加减，连服四剂不效。后愚诊视，其右脉弱而且濡。询其饮食多寡，言分毫不敢多食，多即泄泻。遂投以此汤，去黄芪，将白术改用一两。一剂血止，而泻亦愈。又服一剂，以善其后。

一妇人，年二十余，小产后数日，恶露已尽，至七八日，忽又下血。延医服药，二十余日不止。诊其脉，洪滑有力，心中热而且渴。疑其夹杂外感，询之身不觉热。又疑其血热妄行。遂将方中生地改用一两，又加知母一两。服后血不止，而热渴亦如故。因思此证，实兼外感无疑。遂改用白虎加人参汤，以山药代粳米。方中石膏重用生者三两。煎汤两盅，分两次温饮下。外感之火遂消，血亦见止。仍与安冲汤一剂，遂痊愈。又服数剂，以善其后。

固冲汤 （附方：治老妇血崩方）

治妇女血崩。

白术炒，一两　生黄芪六钱　龙骨煅，捣细，八钱　牡蛎煅，捣细，八钱　萸肉去净核，八钱　生杭芍四钱　海螵蛸捣细，四钱　茜草三钱　棕边炭二钱　五倍子轧细，五分，药汁送服

脉象热者，加大生地一两。凉者，加乌附子三钱。

从前之方，龙骨、牡蛎皆生用，其理已详于理冲丸下。此方独用煅者，因煅之则收涩之力较大，欲借之以收一时之功也。

一妇人，年三十余，陡然下血，两日不止。及愚诊视，已昏愦不语，周身皆凉，其脉微弱而迟，知其气血将脱，而元阳亦脱也。遂急用此汤，去白芍，加野台参八钱，乌附子三钱。一剂血止，周身皆热，精神亦复。仍将白芍加入，再服一剂，以善其后。

长子荫潮曾治一妇人，年四十许，骤得下血证甚剧，半日之间，即气息奄奄，不省人事。其脉右寸关微见，如水上浮麻，不分至数，左部脉皆不见。急用生黄芪一两，大火煎数沸灌之，六部脉皆出，然微细异常，血仍不止。观其形状，呼气

张锡纯内科证治精华

不能外出，又时有欲大便之意，知其为大气下陷也（大气下陷，详第四卷升陷汤下）。遂为开固冲汤方，将方中黄芪改用一两。早十一点钟，将药服下，至晚三点钟，即愈如平时。

后荫潮在京，又治一血崩证，先用固冲汤不效，加柴胡二钱，一剂即愈。足见柴胡升提之力，可为治崩要药。

或问：血崩之证，多有因其人暴怒，肝气郁结，不能上达，而转下冲肾关，致经血随之下注者，故其病俗亦名之曰气冲。兹方中多用涩补之品，独不虑于肝气郁者有妨碍乎？答曰：此证虽有因暴怒气冲而得者，然当其血大下之后，血脱而气亦随之下脱，则肝气之郁者，转可因之而开。且病急则治其标，此证诚至危急之病也。若其证初得，且不甚剧，又实系肝气下冲者，亦可用升肝理气之药为主，而以收补下元之药辅之也。

附方：

《傅青主女科》有治老妇血崩方，试之甚效。其方用：

生黄芪一两　当归一两，酒洗　桑叶十四片　三七末三钱，药汁送下

水煎服。二剂血止，四剂不再发。若觉热者，用此方宜加生地两许。

温冲汤

治妇人血海虚寒不育。

生山药八钱　当归身四钱　乌附子二钱　肉桂去粗皮，二钱，后入　补骨脂炒捣，三钱　小茴香炒，二钱　核桃仁二钱　紫石英煅研，八钱　真鹿角胶二钱另炖，同服，若恐其伪可代以鹿角霜三钱

人之血海，其名曰冲，在血室之两旁，与血室相通，上隶

于胃阳明经，下连于肾少阴经。有任脉以为之担任，督脉为之督摄，带脉为之约束。阳维、阴维、阳跷、阴跷，为之拥护，共为奇经八脉。此八脉与血室，男女皆有。在男子则冲与血室为化精之所，在女子则冲与血室实为受胎之处。《内经·上古通天论》所谓"太冲脉盛，月事以时下，故有子"者是也。是以女子不育，多责之冲脉。郁者理之，虚者补之，风袭者祛之，湿盛者渗之，气化不固者固摄之，阴阳偏胜者调剂之。冲脉无病，未有不生育者。而愚临证实验以来，凡其人素无他病，而竟不育者，大抵因相火虚衰，以致冲不温暖者居多，因为制温冲汤一方。其人若平素畏坐凉处，畏食凉物，经脉调和，而艰于生育者，即与以此汤服之。或十剂，或数十剂，遂能生育者多矣。

一妇人，自二十出嫁，至三十未育子女。其夫商治于愚。因细询其性质禀赋，言生平最畏寒凉，热时亦不敢食瓜果。其经脉则大致调和，偶或后期两三日。知其下焦虚寒，因思《本经》谓紫石英"气味甘温，治女子风寒在子宫，绝孕十年无子"。遂为拟此汤。方中重用紫石英六钱，取其性温质重，能引诸药直达于冲中，而温暖之。服药三十余剂，而畏凉之病除。后数月遂孕，连生子女。益信《本经》所谓治"十年无子"者，诚不误也。

清带汤

治妇女赤白带下。

生山药一两　生龙骨捣细，六钱　生牡蛎捣细，六钱　海螵蛸去净甲，捣，四钱　茜草三钱

单赤带，加白芍、苦参各二钱。单白带，加鹿角霜、白术

　　　　　　　　张锡纯内科证治精华

各三钱。

鹿角霜系鹿角沉埋地中，日久欲腐，掘地而得者。其性微温，为补督、任、冲三脉之要药。盖鹿角甚硬，埋久欲腐，服之转与肠胃相宜，而易得其气化也。药房鬻者，多系用鹿角煅透为霜，其性燥，不如出土者。至谓系熬鹿角胶所余之渣者，则非是。

带下为冲任之证。而名谓带者，盖以奇经带脉原主约束诸脉。冲任有滑脱之疾，责在带脉不能约束，故名为带也。然其病非仅滑脱，也若滞下。然滑脱之中，实兼有瘀滞。其所瘀滞者，不外气血，而实有因寒、因热之不同。此方用龙骨、牡蛎以固脱，用茜草、海螵蛸以化滞，更用生山药以滋真阴、固元气。至临证时，遇有因寒者，加温热之药。因热者，加寒凉之药，此方中意也。而愚拟此方，则又别有会心也。尝考《神农本经》龙骨善开癥瘕，牡蛎善消鼠瘘，是二药为收涩之品，而兼具开通之力也。又考轩岐《内经》四乌贼鱼骨—茹芦丸，以雀卵鲍鱼汤送下，治伤肝之病，时时前后血。乌贼鱼骨即海螵蛸，茹芦即茜草，是二药为开通之品，而实具收涩之力也。四药汇集成方，其能开通者，兼能收涩；能收涩者，兼能开通。相助为理，相得益彰。此中消息之妙，有非言语所能罄者。

一妇人，年二十余，患白带甚剧，医治年余不愈。后愚诊视，脉甚微弱。自言下焦凉甚。遂用此方，加干姜六钱，鹿角霜三钱，连服十剂痊愈。

又一媪年六旬，患赤白带下。而赤带多于白带，亦医治年余不愈。诊其脉，甚洪滑。自言心热头昏，时觉眩晕，已半载未起床矣。遂用此方，加白芍六钱。数剂，白带不见，而赤带如故，心热、头眩晕亦如故。又加苦参、龙胆草、白头翁各数钱。连服七八剂，赤带亦愈，而诸疾亦遂痊愈。

自拟此方以来，用治带下，愈者不可胜数，而独载此两则者，诚以二证病因寒热悬殊，且年少者用此方，反加大热之药；年老者用此方，反加苦寒之药。欲临证者，当知审证用药，不可拘于年岁之老少也。

按：白头翁不但治因热之带证甚效也。邑治东二十里，有古城址基，周十余里。愚偶登其上，见城背阴多长白头翁，而彼处居人未之识也。遂剖取其鲜根，以治血淋、溺血与大便下血之因热而得者甚效，诚良药也。是以仲景治厥阴热痢有白头翁汤也。愚感白头翁具此良材，而千百年埋没于此不见用，因作俚语以记之曰："白头翁住古城阴，埋没英材岁月深。偶遇知音来劝驾，出为斯世起疴沉。"

带证，若服此汤未能除根者，可用此汤送服秘真丹（在第二卷）一钱。

按：带下似滞下之说，愚向持此论。后观西法，亦谓大肠病则流白痢，子宫病则流白带，其理相同。法用儿茶、白矾、石榴皮、没石子等水洗之。若此证之剧者，兼用其外治之法亦可。

又其内治白带法，用没石子一两捣烂，水一斤半，煎至一斤，每温服一两，日三次，或研细作粉，每服五分，日二次亦可。又可单以之熬水洗之，或用注射器注射之。

按：没石子味苦而涩。苦则能开，涩则能敛。一药而具此两长，原与拙拟清带汤之意相合。且其收敛之力最胜，凡下焦滑脱之疾，或大便滑泻，或小便不禁，或男子遗精，或女子崩漏，用之皆效验。今之医者，多忽不知用。惜哉！

张锡纯内科证治精华

又东人中将汤，治白带亦甚效，玉烛汤下载有其方，可采用。若以治赤带，方中官桂、丁香，宜斟酌少用，苦参宜多用。

加味麦门冬汤

治妇女倒经。

干寸冬带心，五钱　野台参四钱　清半夏三钱生　山药四钱，以代粳米　生杭芍三钱　丹参三钱　甘草二钱　生桃仁带皮尖捣，二钱大枣三枚，擘开

妇女倒经之证，陈修园《女科要旨》借用《金匮》麦门冬汤，可谓特识。然其方原治"火逆上气，咽喉不利"。今用以治倒经，必略为加减，而后乃与病证吻合也。

或问：《金匮》麦门冬汤所主之病，与妇人倒经之病迥别，何以能借用之而有效验？答曰：冲为血海，居少腹之两旁。其脉上隶阳明，下连少阴。少阴肾虚，其气化不能闭藏以收摄冲气，则冲气易于上干。阳明胃虚，其气化不能下行以镇安冲气，则冲气亦易于上干。冲中之气既上干，冲中之血自随之上逆，此倒经所由来也。麦门冬汤于大补中气以生津液药中，用半夏一味，以降胃安冲。且以山药代粳米，以补肾敛冲。于是，冲中之气安其故宅，冲中之血自不上逆，而循其故道矣。特是经脉所以上行者，固多因冲气之上干。实亦下行之路，有所壅塞。观其每至下行之期，而后上行可知也。故又加芍药、丹参、桃仁以开其下行之路，使至期下行，毫无滞碍。是以其方非为治倒经而设，而略为加减，即以治倒经甚效。愈以叹经方之函盖无穷也。

按：用此方治倒经大抵皆效。而间有不效者，以其兼他

证也。

　　曾治一室女，倒经年余不愈，其脉象微弱。投以此汤。服药后甚觉短气。再诊其脉，微弱益甚。自言素有短气之病，今则益加重耳。恍悟其胸中大气，必然下陷，故不任半夏之降也。遂改用拙拟升陷汤（在第四卷）。连服十剂，短气愈，而倒经之病亦愈。

　　又一少妇，倒经半载不愈。诊其脉，微弱而迟，两寸不起。呼吸自觉短气，知其亦胸中大气下陷。亦投以升陷汤。连服数剂，短气即愈。身体较前强壮，即停药不服。其月经水即顺。逾十月，举男矣。

　　或问：倒经之证，既由于冲气、胃气上逆。大气下陷者，其气化升降之机正与之反对，何亦病倒经乎？答曰：此理甚微奥。人之大气，原能斡旋全身，为诸气之纲领。故大气常充满于胸中，自能运转胃气，使之下降；镇摄冲气，使不上冲。大气一陷，纲领不振，诸气之条贯多紊乱。此乃自然之理也。是知冲气、胃气之逆，非必由于大气下陷。而大气下陷者，实可致冲胃气逆也。致病之因既不同，用药者岂可胶柱鼓瑟哉？

寿胎丸

治滑胎。

菟丝子<small>炒熟，四两</small>　桑寄生<small>二两</small>　川续断<small>二两</small>　真阿胶<small>二两</small>

　　上药将前三味轧细，水化阿胶，和为丸，一分重（干足一分）。每服二十丸，开水送下，日再服。气虚者，加人参二两。大气陷者，加生黄芪三两（大气陷证详第四卷升陷汤下）。食少者，加炒白术二两。凉者，加炒补骨脂二两。热者，加生地二两。

张锡纯内科证治精华

菟丝无根,蔓延草木之上,而草木为之不茂,其善吸他物之气化以自养可知。胎在母腹,若果善吸其母之气化,自无下坠之虞。且男女生育,皆赖肾脏作强。菟丝大能补肾,肾旺自能荫胎也。寄生根不着土,寄生树上,又复隆冬茂盛,雪地冰天之际,叶翠子红,亦善吸空中气化之物。且其寄生于树上,亦犹胎之寄母腹中,气类相感,大能使胎气强壮,故《本经》载其能安胎。续断亦补肾之药,而其节之断处,皆有筋骨相连,大有连属维系之意。阿胶系驴皮所熬,驴历十二月始生,较他物独迟。以其迟,挽流产之速,自当有效。且其胶系阿井之水熬成,阿井为济水之伏流,以之熬胶,最善伏藏血脉,滋阴补肾,故《本经》亦载其能安胎也。至若气虚者,加人参以补气。大气陷者,用黄芪以升补大气。饮食减少者,加白术以健补脾胃。凉者,加补骨脂以助肾中之阳(补骨脂善保胎,修园曾详论之)。热者,加生地黄以滋肾中之阴。临时斟酌适宜,用之无不效者。

友人张洁泉善针灸,其夫人素有滑胎之病。是以洁泉年近四旬,尚未育麟。偶与谈及,问何以不治。洁泉谓:每次服药,皆无效验。即偶足月,产下亦软弱异常,数日而殇。此盖关于禀赋,非药力所能挽回也。愚曰:挽回此证甚易,特视用药何如耳。时其夫人受孕三四月,遂治以此方,服药两月,至期举一男,甚强壮。

按:此方乃思患预防之法,非救急之法。若胎气已动,或至下血者,又另有急救之方。

曾治一少妇,其初次有妊,五六月而坠。后又有妊,六七月间,忽胎动下血。急投以生黄芪、生地黄各二两,白术、山萸肉(去净核)、龙骨(煅捣)、牡蛎(煅捣)各一两,煎汤一大碗，顿服之。胎气遂安。将药减半，又服一剂。后举一男，强壮无恙。

和血熄风汤 （附方：黄芪桃红汤、俗传治产后风方）

治产后受风发搐。

当归一两　生黄芪六钱　真阿胶不炒，四钱　防风三钱　荆芥三钱　川芎三钱　生杭芍二钱　红花一钱　生桃仁带皮尖，钱半，捣

此方虽治产后受风，而实以补助气血为主。盖补正气即所以逐邪气，而血活者，风又自去也（血活风自去——方书成语）。若产时下血过多或发汗过多，以致发搐者，此方仍不可用，为其犹有发表之药也。当滋阴养血，以荣其筋。熄其内风，其搐自止。若血虚而气亦虚者，又当以补气之药辅之。而补气之药以黄芪为最，因黄芪不但补气，实兼能治大风也（《本经》谓黄芪主大风）。

一妇人，产后七八日发搐，服发汗之药数剂不效，询方于愚。因思其屡次发汗不效，似不宜再发其汗，以伤其津液。遂单用阿胶一两，水融化，服之而愈。

一妇人，产后十余日，周身汗出不止，且发搐。治以山萸肉（去净核）、生山药各一两，煎服两剂，汗止而搐亦愈。

东海渔家妇，产后三日，身冷无汗，发搐甚剧。时愚游海滨，其家人造寓求方。其地隔药房甚远，而海滨多产麻黄，可以采取。遂俾取麻黄一握，同鱼鳔胶一具，煎汤一大碗，乘热饮之，得汗而愈。用鱼鳔胶者，亦防其下血过多，因阴虚而发搐，且以其物为渔家所固有也。

一妇人，产后发汗过多，覆被三层皆湿透，因致心中怔忡，精神恍惚，时觉身飘飘上至屋顶。此虚极将脱，而神魂飞

张锡纯内科证治精华

越也。延愚诊视，见其汗出犹不止，六脉皆虚浮，按之即无。急用生山药、净萸肉各一两，生杭芍四钱，煎服。汗止，精神亦定。翌日，药力歇，又病而反复。时愚已旋里。病家复持方来询。为添龙骨、牡蛎（皆不用煅）各八钱，且嘱其服药数剂，其病必愈。孰意药坊中，竟谓方中药性过凉，产后断不宜用。且言此证系产后风，彼有治产后风成方，屡试屡验，怂恿病家用之。病家竟误用其方，汗出不止而脱。夫其证原属过汗所致，而再以治产后风发表之药，何异鸩毒！斯可为发汗不审虚实者之炯戒矣。

《傅青主女科》曰：产后气血暴虚，百骸少血濡养。忽然口紧牙紧，手足筋脉拘搐，类中风痫痉，虽虚火泛上有痰，皆当以末治之。勿执偏门，而用治风消痰方，以重虚产妇也。当用生化汤，加参、芪以益其气。又曰：产后妇人，恶寒恶心，身体颤动，发热作渴。人以为产后伤寒也，谁知其气血两虚，正不敌邪而然乎！大抵人之气不虚，则邪断难入。产妇失血过多，其气必大虚。气虚则皮毛无卫，邪原易入，不必户外之风来袭体也，即一举一动，风可乘虚而入。然产后之风，易入亦易出。凡有外感之邪，俱不必祛风。况产后之恶寒者，寒由内生也；发热者，热由内弱也；身颤者，颤由气虚也。治其内寒，外寒自散；治其内弱，外热自解；壮其元气，而身颤自除也。

按：傅氏之论甚超。特其虽有外感，不必祛风二句，不无可议。夫产后果有外感，原当治以外感之药，惟宜兼用补气生血之药，以辅翼之耳。若其风热已入阳明之府，表里俱热，脉象洪实者，虽生石膏亦可用。故《金匮》有竹皮大丸，治妇人乳中虚，烦乱呕逆，方中原有石膏。《神农本经》石膏治产乳，原有明文。特不宜与知母并用。又宜仿白虎加人参汤之意，重用人参，以大补元气。更以玄参代知母，始能托邪外出。则石膏之寒凉，得人参之温补，能逗留胃中，以化燥热，不至直趋下焦，而与产妇有碍也。拙拟仙露汤（在第六卷）后曾详论之，且有名医治验之案可参视。

附方：

《医林改错》治产后风，有黄芪桃红汤，方用：

生黄芪半斤　生桃仁带皮尖，三钱，捣碎　红花二钱

水煎服。

按：产后风，项背反张者，此方最效。

附方：

俗传治产后风方：

当归五钱　麻黄、红花、白术各三钱　大黄、川芎、肉桂、紫菀各二钱

水煎服。

按：此方效验异常。即至牙关紧闭，不能用药者。将齿拗开灌之，亦多愈者。人多畏其有大黄而不敢用。不知西人治产后风，亦多用破血之药。盖以产后有瘀血者多，此证用大黄以破之，所谓血活风自去也。况犹有麻、桂之辛热，归、术之补益，以调燮之乎？

滋阴清胃汤

治产后温病，阳明府实，表里俱热者。

玄参两半　当归三钱　生杭芍四钱　甘草钱半　茅根二钱

上药五味，煎汤两盅，分二次温服，一次即愈者，停后服。

产后忌用寒凉。而温热入阳明府后，又必用寒凉方解，因此医者恒多束手。不知石膏、玄参《本经》皆明载治产乳。是以热入阳明之重者，可用白虎加人参以山药代粳米汤（在第六卷），更以玄参代知母（方后有案）。其稍轻者，治以此汤，皆可随手奏效。愚用此两方，救人多矣。临证者当笃信《本经》，不可畏石膏、玄参之寒凉也。况石膏、玄参，《本经》原皆谓其微寒，并非甚寒凉之药也。

滋乳汤

治少乳。其乳少，由于气血虚或经络瘀者，服之皆有效验。

生黄芪一两　当归五钱　知母四钱　玄参四钱　穿山甲炒捣，二钱　六路通大者三枚，捣　王不留行炒，四钱

用丝瓜瓤作引，无者不用亦可。若用猪前蹄两个煮汤，用以煎药更佳。

消乳汤 （附方：治结乳肿疼兼治乳痈方）

治结乳肿疼或成乳痈。新起者，一服即消。若已作脓，服之亦可消肿止疼，俾其速溃。并治一切红肿疮疡。

知母八钱　连翘四钱　金银花三钱　穿山甲炒捣，二钱　瓜蒌切丝，五钱　丹参四钱　生明乳香四钱　生明没药四钱

在德州时，有军官张宪臣之夫人，患乳痈，肿疼甚剧。投以此汤，两剂而愈。然犹微有疼时，怂愚其再服一两剂，以消其芥蒂。以为已愈，不以为意。隔旬日，又复肿疼，复求为治疗。愚曰：此次服药不能尽消，必须出脓少许。因其旧有芥蒂未除，至今已溃脓也。后果服药不甚见效。遂入西医院中治

疗。旬日后，其疮外破一口，医者用刀阔之，以期便于敷药。又旬日，内溃益甚，满乳又破七八个口，医者又欲尽阔之使通。病人惧，不敢治，强出院还家，复求治于愚。见其各口中皆脓乳并流，外边实不能敷药。然内服汤药，助其肌肉速生，自能排脓外出，许以十日可为治愈。遂将内托生肌散（在后）作汤药服之。每日用药一剂，煎服二次，果十日痊愈。

表侄刘子醖，从愚学医，颖悟异常。临证疏方，颇能救人疾苦。曾得一治结乳肿疼兼治乳痈方：用生白矾、明雄黄、松萝茶各一钱半，共研细，分作三剂，日服一剂，黄酒送下，再多饮酒数杯更佳。此方用之屡次见效，真奇方也。若无松萝茶，可代以好茶叶。

升肝舒郁汤

治妇女阴挺。亦治肝气虚弱，郁结不舒。

生黄芪六钱　当归三钱　知母三钱　柴胡一钱五分　生明乳香三钱　生明没药三钱　川芎一钱五分

肝主筋，肝脉络阴器，肝又为肾行气。阴挺自阴中挺出，形状类筋之所结。病之原因，为肝气郁而下陷无疑也。故方中黄芪与柴胡、川芎并用，补肝（黄芪补肝之理详第四卷醒脾升陷汤下）即以舒肝，而肝气之陷者可升。当归与乳香、没药并用，养肝即以调肝，而肝气之郁者可化。又恐黄芪性热，与肝中所寄之相火不宜，故又加知母之凉润者，以解其热也。

一妇人，年三十余，患此证。用陈氏《女科要旨》治阴挺方，治之不效。因忆《傅氏女科》有治阴挺之方，其证得之产后，因平时过怒伤肝，产时又努力太过，自产门下坠一片，似筋非筋，似肉非肉，用升补肝气之药，其证可愈。遂师

　张锡纯内科证治精华

其意，为制此汤服之，数剂即见消，十剂痊愈。

一室女，年十五，因胸中大气下陷，二便觉常下坠，而小便尤甚。乃误认为小便不通，努力强便。阴中忽坠下一物，其形如桃，微露其尖，牵引腰际下坠作疼，夜间尤甚，剧时号呼不止。投以理郁升陷汤（在第四卷），将升麻加倍。二剂疼止。十剂后，其物全消。

盖理郁升陷汤，原与升肝舒郁汤相似也。

资生通脉汤

治室女月闭血枯，饮食减少，灼热咳嗽。

白术炒三钱　生怀山药一两　生鸡内金黄色的，二钱　龙眼肉六钱　山萸肉去净核，四钱　枸杞果四钱　玄参三钱　生杭芍三钱　桃仁二钱　红花钱半　甘草二钱

灼热不退者，加生地黄六钱或至一两。咳嗽者，加川贝母三钱，米壳二钱（嗽止去之）。泄泻者，去玄参，加熟地黄一两，云苓片二钱，或更酌将白术加重。服后泻仍不止者，可于服药之外，用生怀山药细末煮粥，搀入捻碎熟鸡子黄数枚，用作点心。日服两次，泻止后停服。大便干燥者，加当归、阿胶各数钱。小便不利者，加生车前子三钱（袋装），地肤子二钱或将芍药（善治阴虚小便不利）加重。肝气郁者，加生麦芽三钱，川芎、莪术各一钱。汗多者，将萸肉改用六钱，再加生龙骨、生牡蛎各六钱。

室女月闭血枯，服药愈者甚少，非其病难治，实因治之不得其法也。《内经》谓："二阳之病发心脾，有不得隐曲，在女子为不月。"夫二阳者，阳明胃腑也。胃腑有病，不能消化饮食。推其病之所发，在于心脾。又推其心脾病之所发，在于

有不得隐曲（凡不能自如者，皆为不得隐曲）。盖心主神，脾主思，人有不得隐曲，其神思郁结，胃腑必减少酸汁（化食赖酸汁，欢喜则酸汁生者多，忧思则酸汁生者少），不能消化饮食，以生血液，所以在女子为不月也。夫女子不月，既由于胃腑有病，不能消化饮食。治之者，自当调其脾胃，使之多进饮食，以为生血之根本。故方中用白术以健胃之阳，使之䐃动有力（饮食之消亦仗胃有䐃动）。山药、龙眼肉以滋胃之阴，俾其酸汁多生。鸡内金原含有酸汁，且能运化诸补药之力，使之补而不滞。血虚者必多灼热，故用玄参、芍药以退热。又血虚者，其肝肾必虚，故用萸肉、枸杞以补其肝肾。甘草为补脾胃之正药，与方中萸肉并用，更有酸甘化阴之妙。桃仁、红花为破血之要品，方中少用之，非取其破血，欲藉之以活血脉、通经络也。至方后附载因证加减诸药，不过粗陈梗概。至于证之变更多端，尤贵临证者，因时制宜耳。

沧州城东，曹庄子曹姓女，年十六岁，天癸犹未至，饮食减少，身体羸瘦，渐觉灼热。其脉五至，细而无力。治以资生通脉汤。服至五剂，灼热已退，饮食加多。遂将方中玄参、芍药各减一钱，又加当归、怀牛膝各三钱。服至十剂，身体较前胖壮，脉象亦大有起色。又于方中，加樗鸡（俗名红娘虫）十枚。服至七八剂，天癸遂至。遂减去樗鸡，再服数剂，以善其后。

奉天大南关马氏女，自十四岁月事已通，至十五岁秋际，因食瓜果过多，泄泻月余方愈。从此，月事遂闭。延医诊治，至十六岁季夏，病浸增剧。其父原籍辽阳，时充奉天兵工厂科长。见愚所著《衷中参西录》，因求为诊治。其身形羸弱异常，气息微喘，干嗽无痰，过午潮热，夜间尤甚，饮食减少，大便泄泻。其脉数，近六至，微细无力。俾先用生怀山药细末八钱，水调煮作粥。又将熟鸡子黄四枚，捻碎搀粥中，再煮一两沸，空心时服。服后须臾，又服西药百布圣二瓦，以助其消化。每日如此两次，用作点心。服至四日，其泻已止。又服数日，诸病亦稍见轻。遂投以资生通脉汤，去玄参加生地黄五钱，川贝三钱。连服十余剂，灼热减十分之八，饮食加多，喘嗽亦渐愈。遂将生地黄换作熟地黄，又加怀牛膝五钱。服至十剂，自觉身体爽健，诸病皆无，惟月事犹未见。又于方中加䗪虫（即土鳖虫，背多横纹者真，背光滑者非是）五枚、䗪鸡十枚。服至四剂，月事已通。遂去䗪虫、䗪鸡，俾再服数剂，以善其后。

甘肃马姓，寓天津英租界安居里，有女十七岁，自十六岁秋际，因患右目生内障，服药不愈，忧思过度，以致月闭，自腊月服药，直至次年孟秋月底不愈。其兄向为陆军团长，时赋闲家居，喜涉阅医书。见愚新出版五期《衷中参西录》，极为推许。遂来寓问询，求为诊治。其人体质瘦弱，五心烦热，过午两颧色红，灼热益甚，心中满闷，饮食少许，即停滞不下，夜不能寐，脉博五至，弦细无力。为其饮食停滞，夜不能寐，投以资生通脉汤，加生赭石（研细）四钱，熟枣仁三钱。服至四剂，饮食加多，夜已能寐，灼热稍退。遂去枣仁，减赭石一钱，又加地黄五钱，丹皮三钱。服药十剂，灼热大减。又去丹皮，将龙眼肉改用八钱，再加怀牛膝五钱。连服十余剂，身体浸壮健。因其月事犹未通下，又加䗪虫五枚、䗪鸡十枚。服至五剂，月事已通。然下者不多。遂去䗪鸡、地黄，加当归五钱，俾服数剂，以善其后。

医论选录

论心病治法

心者，血脉循环之枢机也。心房一动，则周身之脉一动，是以心机亢进，脉象即大而有力，或脉搏更甚数；心脏麻痹，脉象即细而无力，或脉搏更甚迟。是脉不得其平，大抵由心机亢进与心脏麻痹而来也。于以知心之病虽多端，实可分心机亢进、心脏麻痹为二大纲。

今试先论心机亢进之病。有因外感之热炽盛于阳明胃腑之中，上蒸心脏致心机亢进者。其脉象洪而有力，或脉搏加数，可用大剂白虎汤以清其胃；或更兼肠有燥粪、大便不通者，酌用大、小承气汤以涤其肠，则热由下泻，心机之亢进者自得其平矣。

有下焦阴分虚损，不能与上焦阳分相维系，其心中之君火恒至浮越妄动，以致心机亢进者。其人常苦眩晕，或心疼、目胀、耳鸣，其脉象上盛下虚，或摇摇无根，至数加数，宜治以加味左归饮。方用：大熟地、大生地、生怀山药各六钱，甘枸杞、怀牛膝、生龙骨、生牡蛎各五钱，净萸肉三钱，云苓片一钱。此壮水之源以制浮游之火，心机之亢者自归于和平矣。

有心体之阳素旺，其胃腑又积有实热，复上升以助之，以致心机亢进者。其人脉虽有力，而脉搏不数，五心恒作灼热，宜治以咸寒之品（《内经》谓热淫于内治以咸寒），若朴硝、太阴玄精石及西药硫苦，皆为对证之药（每服少许，日服三次久久自愈）。盖心体属火，味之咸者属水，投以咸寒之品，足以寒胜热、水胜火也。

又人之元神藏于脑，人之识神发于心。识神者，思虑之神也。人常思虑，其心必多热。以人之神明属阳，思虑多者其神之阳常常由心发露，遂致心机因热亢进，其人恒多迷惑，其脉多现滑实之象。因其思虑所生之热恒与痰涎互相胶漆，是以其脉滑而有力也，可用大承气汤（厚朴宜少用），以清热降痰，再加赭石（生赭石两半轧细同煎）、甘遂（甘遂一钱研细调药汤中服）以助其清热降痰之力。药性虽近猛烈，实能稳建奇功，而屡试屡效也。

又有心机亢进之甚者，其鼓血上行之力甚大，能使脑部之血管至于破裂。《内经》所谓"血之与气，并走于上"之大厥也，亦即西人所谓脑充血之险证也。推此证之原因，实由肝木之气过升，肺金之气又失于肃降，则金不制木，肝木之横恣遂上干心脏，以致心机亢进。若更兼冲气上冲，其脉象之弦硬有力更迥异乎寻常矣。当此证之初露朕兆时，必先脑中作疼，或间觉眩晕，或微觉半身不利，或肢体有麻木之处。宜思患预防，当治以清肺、镇肝、敛冲之剂，更重用引血下行之药辅之。连服十余剂或数十剂，其脉象渐变柔和，自无意外之患。向因此证方书无相当之治法，曾拟得建瓴汤一方，屡次用之皆效。即不能治之于预，其人忽然昏倒，须臾能自苏醒者，大抵脑中血管未甚破裂，急服此汤，皆可保其性命。连服数剂，其头之疼者可以痊愈。即脑中血管不复充血，其从前少有破裂之处亦可自愈，而其肢体之痿废者亦可徐徐见效。方载本卷前篇论中，原用铁锈水煎药，若刮取铁锈数钱，或多至两许，与药同煎服更佳。

有非心机亢进而有若心机亢进者，怔忡之证是也。心之本体原长发动，以运行血脉。然无病之人初不觉其动也，惟患怔忡者则时觉心中跳动不安。盖人心中之神明，原以心中之气血为凭依，有时其气血过于虚损，致神明失其凭依，虽心机之动照常，原分毫未尝亢进，而神明恒若不任其震撼者。此其脉象多微细，或脉搏兼数。宜用山萸肉、酸枣仁、怀山药诸药品以保合其气；龙眼肉、熟地黄、柏子仁诸药以滋养其血；更宜用生龙骨、牡蛎、朱砂（研细送服）诸药以镇安其神明。气分虚甚者可加人参，其血分虚而且热者可加生地黄。

有因心体肿胀，或有瘀滞，其心房之门户变为窄小，血之出入致有激荡之力，而心遂因之觉动者。此似心机亢进，而亦非心机亢进也。其脉恒为涩象，或更兼迟。宜治以拙拟活络效灵丹（方载三期第四卷，系当归、丹参、乳香、没药各五钱）加生怀山药、龙眼肉各一两，共煎汤服。或用节菖蒲三两，远志二两，共为细末，每服二钱，红糖冲水送下，日服三次，久当自愈。因菖蒲善开心窍，远志善化瘀滞（因其含有稀盐酸），且二药并用，实善调补心脏。而送以红糖水者，亦所以助其血脉流通也。

至心脏麻痹之原因，亦有多端，治法亦因之各异。

如伤寒温病之白虎汤证，其脉皆洪大有力也，若不即时投以白虎汤，脉洪大有力之极，又可渐变为细小无力。此乃由心机亢进而转为心脏麻痹。病候至此，极为危险。宜急投以大剂白虎加人参汤，将方中人参加倍，煎汤一大碗，分数次温饮下，使药力相继不断，一日连服二剂，庶可挽回。若服药后仍无效，宜用西药斯独落仿斯丁儿四瓦，分六次调温开水服之，

张锡纯内科证治精华

每两点钟服一次。服至五六次，其脉渐起，热渐退，可保无虞矣。盖外感之热，传入阳明，其热实脉虚者，原宜治以白虎加人参汤（是以伤寒汗吐下后用白虎汤时皆加人参）。然其脉非由实转虚也，至其脉由实转虚，是其心脏为热所伤而麻痹，已成坏证。故用白虎加人参汤时宜将人参加倍，助其心脉之跳动，即可愈其心脏之麻痹也。至西药斯独落仿斯实为强壮心脏之良药，原为实芰答里斯之代用品，其性不但能强心脏，且善治脏腑炎证，凡实芰答里斯所主之证皆能治之，而其性又和平易用，以治心脏之因热麻痹者，诚为至良之药。

有心脏本体之阳薄弱，更兼胃中积有寒饮溢于膈上，凌逼心脏之阳，不能用事。其心脏渐欲麻痹，脉象异常微细，脉搏异常迟缓者，宜治以拙拟理饮汤（方载三期第三卷，系干姜五钱，于白术四钱，桂枝尖、茯苓片、炙甘草各二钱，生杭芍、广橘红、川厚朴各钱半。病剧者加黄芪三钱）。连服十余剂，寒饮消除净尽，心脏之阳自复其初，脉之微弱迟缓者亦自复其常矣（此证间有心中觉热，或周身发热。或耳鸣欲聋种种反应象，须兼看理饮汤后所载治愈诸案，临症诊断自无差误）。

有心脏为传染之毒菌充塞以至于麻痹者，霍乱证之六脉皆闭者是也。治此证者，宜治其心脏之麻痹，更宜治其心脏之所以麻痹。则兴奋心脏之药，自当与扫除毒菌之药并用，如拙拟之急救回生丹、卫生防疫宝丹是也（二方皆载于第六卷论霍乱治法篇中）。此二方中用樟脑所升之冰片，是兴奋心脏以除其麻痹也；二方中皆有朱砂、薄荷冰，是扫除毒菌以治心脏之所以麻痹也。是以无论霍乱之因凉因热，投之皆可奏效也（急救回生丹药性微凉以治因热之霍乱尤效，至卫生防疫宝丹其性温用凉，无论病因凉热用之皆有捷效）。

有心中神明不得宁静，有若失其凭依，而常惊悸者。此其现象若与心脏麻痹相反，若投以西药麻醉之品如臭剥、抱水诸药，亦可取效于一时。而究其原因，实亦由心体虚弱所致。惟投以强心之剂，乃为根本之治法。当细审其脉，若数而兼滑者，当系心血虚而兼热，宜用龙眼肉、熟地黄诸药补其虚，生地黄、玄参诸药泻其热，再用生龙骨、牡蛎以保合其神明，镇靖其魂魄，其惊悸自除矣。其脉微弱无力者，当系心气虚而莫支，宜用参、术、芪诸药以补其气，兼用生地黄、玄参诸滋阴药以防其因补生热，更用酸枣仁、山萸肉以凝固共神明、收敛其气化，其治法与前条脉弱怔忡者大略相同。特脉弱怔忡者，心机之发动尤能照常，而此则发动力微，而心之本体又不时颤动，犹人之力小任重而身颤也，其心脏之弱似较怔忡者尤甚矣。

有其惊悸恒发于夜间，每当交睫甫睡之时，其心中即惊悸而醒，此多因心下停有痰饮。心脏属火，痰饮属水，火畏水迫，故作惊悸也。宜清痰之药与养心之药并用，方用二陈汤加当归、菖蒲、远志，煎汤送服朱砂细末三分，有热者加玄参数钱。自能安枕稳睡而无惊悸矣。

论脑充血之原因及治法

脑充血病之说倡自西人，而浅见者流恒讥中医不知此病，其人盖生平未见《内经》者也。尝读《内经》至《调经论》，有谓"血之与气，并走于上，则为大厥，厥则暴死，气反则生，不反则死"云云，非即西人所谓脑充血之证乎？所有异者，西人但言充血，《内经》则谓血之与气并走于上。盖血必随气上升，此为一定之理。而西人论病，皆得之剖解之余，是以但见血充脑中，而不知辅以理想以深究病源，故但名为脑充血也。至《内经》所谓"气反则生，不反则死"者，盖谓此证幸有转机，其气上行之极，复反而下行，脑中所充之血应亦随之下行，故其人可生；若其气上行不反，升而愈升，血亦随之，充血愈充，脑中血管可至破裂，所以其人死也。

又《内经·厥论篇》谓"巨阳之厥则肿首，头重不能行，发为眴（眩也）仆"；"阳明之厥，面赤而热，妄言妄见"；"少阳之厥，则暴聋颊肿而热"，诸现象皆脑充血证也。推之，秦越人治虢太子尸厥，谓"上有绝阳之络，下有破阴之纽"者，亦脑充血证也。特是古人立言简括，恒但详究病源，而不细论治法。然既洞悉致病之由，即自拟治法不难也。

愚生平所治此证甚多，其治愈者，大抵皆脑充血之轻者，不至血管破裂也。今略举数案于下，以备治斯证者之参考。

在奉天曾治一高等检察厅科员，年近五旬，因处境不顺，兼办稿件劳碌，渐觉头疼，日浸加剧，服药无效，遂入西人医院。治旬日，头疼不减，转添目疼。又越数日，两目生翳，视物不明，来院求为诊治。其脉左部洪长有力。自言脑疼彻目，目疼彻脑，且时觉眩晕，难堪之情，莫可名状。脉证合参，知系肝胆之火挟气血上冲脑部。脑中血管因受冲激而膨胀，故作疼；目系连脑，脑中血管膨胀不已，故目疼生翳且眩晕也。因晓之曰："此脑充血证也。深考此证之原因，脑疼为目疼之根；而肝胆之火挟气血上冲，又为脑疼之根。欲治此证，当清火、平肝、引血下行，头疼愈而目疼、生翳及眩晕自不难调治矣。"遂为疏方：用怀牛膝一两，生杭芍、生龙骨，生牡蛎、生赭石各六钱，玄参、川楝子各四钱，龙胆草三钱，甘草二钱，磨取铁锈浓水煎药。服一剂，觉头目之疼顿减，眩晕已无。即方略为加减，又服两剂，头疼、目疼痊愈，视物亦较真。其目翳原系外障，须兼外治之法。为制磨翳药水一瓶，日点眼上五六次，徐徐将翳尽消。

又在沧州治一赋闲军官，年过五旬，当军旅纵横之秋，为地方筹办招待所，应酬所过军队，因操劳过度，且心多抑郁，遂觉头疼。医者以为受风，投以表散之药，疼益甚，昼夜在地盘桓且呻吟不止。诊其脉象弦长，左部尤重按有力，知其亦系肝胆火盛，挟气血而上冲脑部也，服发表药则血愈上奔，故疼加剧也。为疏方大致与前方相似，而于服汤药之前，俾先用铁锈一两煎水饮之，须臾即可安卧，不作呻吟。继将汤药服下，竟周身发热，汗出如洗，病家疑药不对证。愚思之，恍悟其故。因谓病家曰："此方与此证诚有龃龉，然所不对者几微之间耳。盖肝为将军之官，中寄相火，骤用药敛之、镇之、泻之，而不能将顺其性，其内郁之热转挟所寄之相火起反动力也，即原方再加药一味，自无斯弊。遂为加茵陈二钱；服后遂不出汗，头疼亦大轻减。又即原方略为加减，连服数剂痊愈。

夫茵陈原非止汗之品（后世本草且有谓其能发汗者）。而于药中加之，汗即不再出者，诚以茵陈为青蒿之嫩者，采于孟春，得少阳发生之气最早，与肝胆有同气相求之妙。虽其性凉能泻肝胆，而实善调和肝胆，不复使起反动力也。

又在沧州治一建筑工头，其人六十四岁，因包修房屋失利，心甚懊忱。于旬日前即觉头疼，不以为意。一日晨起至工所，忽仆于地，状若昏厥，移时苏醒，左手足遂不能动，且觉头疼甚剧。医者投以清火通络之剂，兼法王勋臣补阳还五汤之义，加生黄芪数钱，服后更觉脑中疼如锥刺难忍，须臾求为诊视。其脉左部弦长，右部洪长，皆重按甚实。询其心中，恒觉发热。其家人谓其素性嗜酒，近因心中懊忱，益以烧酒浇愁，饥时恒以酒代饭。愚曰："此证乃脑充血之剧者。其左脉之弦长，懊侬所生之热也；右脉之洪长，积酒所生之热也。二热相并，挟脏腑气血上冲脑部，脑部中之血管若因其冲激过甚而破裂，其人即昏厥不复醒。"今幸昏厥片时苏醒，其脑中血管当不至破裂，或其管中之血隔血管渗出，或其血管少有罅隙，出血少许而复自止。其所出之血著于司知觉之神经则神昏；著于司运动之神经则痿废。此证左半身偏枯，当系脑中血管所出之血伤其司左边运动之神经也。医者不知致病之由，竟投以治气虚偏枯之药，而此证此脉岂能受黄芪之升补乎！此所以服药后而头疼益剧也。遂为疏方，亦约略如前。为其右脉亦洪实，因于方中加生石膏一两，亦用铁锈水煎药。服两剂，头疼痊愈，脉已和平，左手足已能自动。遂改用当归、赭石、生杭芍、玄参、天冬各五钱，生黄芪、乳香、没药各三钱，红花一钱，连服数剂，即扶杖能行矣。

方中用红花者，欲以化脑中之瘀血也。为此时脉已和平，头已不痛，可受黄芪之温补，故方中少用三钱，以补助其正气，即借以助归、芍、乳、没以流通血脉，更可调玄参、天冬之寒凉，俾约性凉热适均，而可多服也。

上所录三案，用药大略相同，而皆以牛膝为主药者，诚以牛膝善引上部之血下行，为治脑充血证无上之妙品。此愚屡经试验而知，故敢公诸医界。而用治此证，尤以怀牛膝为最佳。

论脑贫血治法 （附：脑髓空治法）

脑贫血者，其脑中血液不足，与脑充血之病正相反也。其人常觉头重目眩、精神昏愦，或面黄唇白，或呼吸短气，或心中怔忡。其头与目或间有作疼之时，然不若脑充血者之胀疼，似因有收缩之感觉而作疼。其剧者亦可猝然昏仆，肢体颓废或偏枯。其脉象微弱，或至数兼迟。西人但谓脑中血少，不能荣养脑筋，以致脑失其司知觉、司运动之机能。然此证但用补血之品，必不能愈。《内经》则谓："上气不足，脑为之不满。"此二语实能发明脑贫血之原因，并已发明脑贫血之治法。

盖血生于心、上输于脑（心有四血脉管通脑），然血不能自输于脑也。《内经》之论宗气也，谓宗气"积于胸中，以贯心脉，而行呼吸"，由此知胸中宗气，不但为呼吸之中枢，而由心输脑之血脉管亦以之为中枢。今合《内经》两处之文参之，知所谓上气者，即宗气上升之气也。所谓"上气不足，脑为之不满"者，即宗气不能贯心脉以助之上升，则脑中气血皆不足也。然血有形而气无形，西人论病皆从实验而得，故言血而不言气也。因此知脑贫血治法固当滋补其血，尤当峻补其胸中宗气，以血助其上行。持此以论古方，则补血汤重用黄芪以补气，少用当归以补血者，可为治脑贫血之方矣。今录其方于下，并详论其随证宜加之药品。

生箭芪一两　当归三钱

呼吸短气者，加柴胡、桔梗各二钱。不受温补者，加生地、玄参各四钱。素畏寒凉者，加熟地六钱，干姜三钱。胸有寒饮者，加干姜三钱，广陈皮二钱。

按：《内经》"上气不足，脑为不满"二语，非但据理想象也，更可实征诸囟门未合之小儿。《灵枢·五味篇》谓"大气抟于胸中，赖谷气以养之。谷不入半日则气衰，一日则气少"。大气即宗气也（理详首卷大气诠中）。观小儿慢惊风证，脾胃虚寒，饮食不化，其宗气之衰可知；更兼以吐泻频频，虚极风动，其宗气不能助血上升以灌注于脑更可知。是以小儿得此

　　　　　　　　　　　　　　张锡纯内科证治精华

证者，其囟门无不塌陷。此非"上气不足，脑为不满"之明征乎？时贤王勉能氏谓"小儿慢惊风证，其脾胃虚寒，气血不能上朝脑中。既有贫血之病，又兼寒饮填胸，其阴寒之气上冲脑部，激动其脑髓神经，故发痫痉"，实为通论。

又方书谓真阴寒头疼证，半日即足损命。究之，此证实兼因宗气虚寒，不能助血上升，以致脑中贫血乏气，不能御寒，或更因宗气虚寒之极而下陷，呼吸可至顿停，故至危险也（理亦参观大气诠自明）。审斯，知欲治此证，拙拟回阳升陷汤（方在三期第四卷处方编中系生箭芪八钱，干姜、当归各四钱，桂枝尖三钱，甘草一钱）可为治此证的方矣。若细审其无甚剧之实寒者，宜将干姜减半，或不用亦可。

又《内经》论人身有四海，而脑为髓海。人之色欲过度者，其脑髓必空，是以内炼家有还精补脑之说，此人之所共知也。人之脑髓空者，其人亦必头重目眩，甚或猝然昏厥，知觉运动俱废，因脑髓之质原为神经之本源也。其证实较脑贫血尤为紧要。治之者，宜用峻补肾经之剂，加鹿角胶以通督脉。督脉者何？即脊梁中之脊髓袋，上通于脑，下通命门，更由连命门之脂膜而通于胞室，为副肾脏，即为肾脏化精之处（论肾须取广义，命门、胞室皆为副肾，西人近时亦知此理，观本书首篇论中可知）。鹿角生脑后督脉上，故善通督脉。患此证者果能清心寡欲，按此服药不辍，还精补脑之功自能收效于数旬中也。

论癫狂失心之原因及治法

人之元神在脑，识神在心。无病之人识神与元神息息相通，是以能独照庶务，鉴别是非，而毫无错谬。乃有时元神、识神相通之路有所隔阂，其人之神明艰险，失其所用，恒至颠倒是非，狂妄背戾，而汩没其原来之知觉。此何故也？盖脑中之元神，体也；心中识神，用也。人欲用其神明，则自脑达心；不用其神明，则仍由心归脑。若其心脑之间有所隔阂，则欲用其神明，而其神明不能由脑达心，是以神明顿失其所司。而究其隔阂者果为何物，则无非痰涎凝滞而已。

盖人之神明属阳而性热。凡其人心中有不释然，或忧思，或忿怒，或用心过度，其神明常存于心中，必致其心中生热，灼耗水饮，而为胶痰，其甚或成顽痰。此痰随心血上行，最易凝滞于心脑相通之路。其凝滞之甚者，元神与识神即被其隔阂而不相通矣。

是以愚治此证，其脉甚洪实者，恒投以大剂承气汤，而重用赭石辅之。大黄可用至一两，生赭石可用至二两，名之为荡痰汤。其证极重者，又恒用所煎汤药送服甘遂细末一钱，名之为荡痰加甘遂汤。其方皆载于第三期三卷，兹不复详论。

惟近在天津，治河东李公楼刘姓女子，得失心病，然有轻时，每逢大便干燥时则加剧。遂俾用生赭石细末，每服三钱，日两次。连服月余，大便之干燥除，而病亦遂愈矣。诚以赭石重坠之性，能引其隔阂元神、识神之痰涎下行也。

又愚在籍时，曾治一室女，得失心病甚剧，不知服药，其家人又不欲强灌之。遂俾用以朴硝当盐，置于其所日用饮食中。月余，其病亦愈。

盖朴硝味咸性寒，原为心经对宫之药，故大能清心经之热，而其开通消化之力，又善清顽痰、胶痰，是以服之亦立见功效也。因其方简便易用，遂载于三期书中。后医界同仁亦用此方有效，致书相告者数处焉。由斯观之，若遇癫狂失心之剧者，又不妨两方并作一方用。

特是上所论者，皆癫狂失心之实证也。有其人上盛下虚，其下焦之真阴真阳不相维系，又加肝风内动为引，陡然痰火上奔，致迷乱其本性者，其治法详于三期三卷中，且附载有治愈之案，可参观也。

论肺病治法 （附：犀黄丸、清金二妙丹、三妙丹）

肺病西人名为都比迦力，谓肺脏生有坚粒如砂，久则溃烂相连。即东人所谓肺结核，方书所谓肺痈也。盖中医不能剖解，当其初结核时，实无从考验。迨至三期之时，所结之核已溃烂相连，至于咳吐脓血，乃始知为肺上生痈。岂知肺胞之上焉能生红肿高大之痈？不过为肺体之溃烂而已。然肺病至于肺体溃烂，西人早诿为不治，而古方书各有治法，用之亦恒获效。其故何哉？盖以西人之治病，惟治局部，但知理其标，而不知清其本。本既不清，标亦终归不治耳。愚临证四十余年，治愈肺病甚伙，即西人诿为不治者，亦恒随手奏效。此无他，亦惟详审病因，而务为探本穷源之治法耳，故今者论治肺病，不以西人之三期立论。而以病因立论。爰细列其条目于下：

肺病之因，有内伤、外感之殊。然无论内伤、外感，大抵皆有发热之证，而后酿成肺病，诚以肺为娇脏，且属金，最畏火刑故也。有如肺主皮毛，外感风邪，有时自皮毛袭入肺脏，阻塞气化，即暗生内热；而皮毛为风邪所束，不能由皮毛排出碳气，则肺中不但生热，而且酿毒。肺病即由此起点。

其初起之时，或时时咳嗽，吐痰多有水泡；或周身多有疼处，舌有白苔；或时觉心中发热，其脉象恒浮而有力。可先用西药阿斯必林一瓦，白糖冲水送下，俾周身得汗。继用玄参、天花粉各五钱，金银花、川贝母各三钱，硼砂八分（研细分两次送服），粉甘草细末三钱（分两次送服），煎汤服。再每日用阿斯必林一瓦，分三次服，白糖水送下，勿令出汗。此三次中或一次微有汗者亦佳。如此服数日，热不退者，可于汤药中加生石膏七八钱；若不用石膏，或用汤药送服西药安知歇貌林半瓦亦可。

若此时不治，病浸加剧，吐痰色白而黏，或带腥臭，此时亦可先用阿斯必林汗之。然恐其身体虚弱，不堪发汗。宜用生怀山药一两或七八钱，煮作茶汤，送服阿斯必林半瓦，俾服后微似有汗即可。仍用前汤药送服粉甘草细末、三七细末各一钱，煎渣时再送服二药如前。仍兼用阿斯必林三分瓦之一（合中量八厘八毫），白糖冲水送下；或生怀山药细末四五钱，煮茶汤送下，日两次。其嗽不止者，可用山药所煮茶汤送服川贝细末三钱；或用西药几阿苏四瓦，薄荷冰半瓦，调以粉甘草细末，以适可为丸为度（几阿苏是稀树脂，掺以甘草末始可为丸），为丸桐子大，每服三丸，日再服。此药不但能止嗽，且善治肺结核（薄荷冰味宜辛凉，若其味但辛辣而不凉者，可用好朱砂钱半代之）。至阿斯必林，亦善治肺结核，而兼能发汗，且能使脉之数者变为和缓，是以愚喜用之，惟其人常自出汗者不宜服耳。至山药之性，亦最善养肺，以其含蛋白质甚多也，然忌炒，炒之则枯其蛋白质矣。煮作茶汤，其味微酸。欲其适口可少调以白糖，或柿霜皆可。若不欲吃茶汤者，可用生山药片，将其分量加倍，煮取清汤，以代茶汤饮之。

若当此时不治，以后病又加剧，时时咳吐脓血。此肺病已至三期，非寻常药饵所能疗矣，必用中药极贵重之品，若徐灵胎所谓用清凉之药以清其火，滋润之药以养其血，滑降之药以

张锡纯内科证治精华

祛其痰，芳香之药以通其气，更以珠黄之药解其毒，金石之药填其空。兼数法而行之，屡试必效。

又邑中曾钧堂孝廉，精医术，尝告愚曰："治肺痈惟林屋山人《证治全生集》中犀黄丸最效，余用之数十年，治愈肺痈甚多。"后愚至奉天，遇肺痈咳吐脓血，服他药不愈者，俾于服汤药之外兼服犀黄丸，果如曾君所言，效验异常。三期第二卷清凉华盖饮后有案，可参观。至所服汤药，宜用前方加牛蒡子、瓜蒌仁各数钱以泻其脓，再送服三七细末二钱以止其血。至于犀黄丸配制及服法，皆按原书，兹不赘。

有外感伏邪伏膈膜之下，久而入胃。其热上熏肺脏，以致成肺病者，其咳嗽吐痰始则稠黏，继则腥臭。其舌苔或白而微黄。其心中燥热，头目昏眩。脉象滑实，多右胜于左。宜用生石膏一两，玄参、花粉、生怀山药各六钱，知母、牛蒡子各三钱，煎汤送服甘草、三七细末如前。再用阿斯必林三分瓦之一，白糖水送服，日两次。若其热不退，其大便不滑泻者，石膏可以加重。

曾治奉天大西边门南徐姓叟肺病，其脉弦长有力，迥异寻常。每剂药中用生石膏四两，连服数剂，脉始柔和。

由斯观之，药以胜病为准，其分量轻重，不可预为限量也。若其脉虽有力而至数数者，可于前方中石膏改为两半，知母改为六钱，再加潞党参四钱。盖脉数者其阴分必虚，石膏、知母诸药虽能退热，而滋阴仍非所长。辅之以参，是仿白虎加人参汤之义，以滋其真阴不足（凉润之药得人参则能滋真阴），而脉之数者可变为和缓也，若已咳嗽吐脓血者，亦宜于服汤药外兼服犀黄丸。

至于肺病由于内伤，亦非一致。有因脾胃伤损，饮食减少，土虚不能生金，致成肺病者。盖脾胃虚损之人，多因肝木横恣，侮克脾土，致胃中饮食不化精液，转多化痰涎，溢于膈上，黏滞肺叶作咳嗽，久则伤肺，此定理也。且饮食少则虚热易生，肝中所寄之相火，因肝木横恣，更挟虚热而刑肺。于斯，上焦恒觉烦热，吐痰始则黏滞，继则腥臭，胁下时或作疼。其脉弦而有力，或弦而兼数，重按不实。方用生怀山药一两，玄参、沙参、生杭芍、柏子仁炒不去油各四钱，金银花二钱，煎汤送服三七细末一钱，西药百布圣二瓦。汤药煎渣时，亦如此送服。若至咳吐脓血，亦宜服此方，兼服犀黄丸。或因服犀黄丸，减去三七亦可，至百布圣，则不可减去，以其大有助脾胃消化之力也。然亦不必与汤药同时服，每于饭后迟一句钟服之更佳。

有因肾阴亏损而致成肺病者。盖肾与肺为子母之脏，子虚必吸母之气化以自救，肺之气化即暗耗；且肾为水脏，水虚不能镇火，火必妄动而刑金。其人日晚潮热，咳嗽，懒食，或干咳无痰，或吐痰腥臭，或兼喘促，其脉细数无力。方用生山药一两，大熟地、甘枸杞、柏子仁各五钱，玄参、沙参各四钱，金银花、川贝各三钱，煎汤送服甘草、三七细末如前。若咳吐脓血者，去熟地，加牛蒡子、蒌仁各三钱，亦宜兼服犀黄丸。若服药后脉之数者不能渐缓，亦可兼服阿斯必林，日两次，每次三分瓦之一。盖阿斯必林之性既善治肺结核，尤善退热，无论虚热实热，其脉象数者服之，可使其至数渐缓。然实热服之，汗出则热退，故可服至一瓦。若虚热，不宜出汗，但可解肌，服后或无汗，或微似有汗，方能退热，故一瓦必须分三次服。若其人多汗者，无论虚热实热，皆分毫不宜。若其人每日出汗者，无论其病因为内伤、外感、虚热、实热，皆宜于

张锡纯内科证治精华

所服汤药中加生龙骨、生牡蛎、净山萸肉各数钱，或研服好朱砂五分，亦可止汗。盖以汁为心液，朱砂能凉心血，故能止汗也。

有其人素患吐血、衄血，阴血伤损，多生内热；或医者用药失宜，强止其血，俾血瘀经络亦久而生热，以致成肺病者。其人必心中发闷、发热，或有疼时，廉于饮食，咳嗽短气，吐痰腥臭，其脉弦硬，或弦而兼数。方用生怀山药一两，玄参、天冬各五钱，当归、生杭芍、乳香、没药各三钱，远志、甘草、生桃仁（桃仁无毒，宜带皮生用，因其皮红能活血也。然须明辨其果为桃仁，不可误用带皮杏仁）各二钱，煎汤送服三七细末钱半，煎渣时亦送服钱半。盖三七之性，不但善止血，且善化瘀血也。若咳吐脓血者，亦宜于服汤药之外兼服犀黄丸。

此论甫拟成，法库门生万泽东见之。谓此论固佳，然《衷中参西录》三期肺病门，师所拟之清金益气汤、清金解毒汤二方尤佳，何以未载？愚曰："二方皆有黄芪，东省之人多气盛，上焦有热，于黄芪恒不相宜，是以未载。"泽东谓："若其人久服蒌仁、杏仁、苏子、橘红诸药以降气利痰止嗽，致肺气虚弱，脉象无力者，生常投以清金益气汤；若兼吐痰腥臭者，投以清金解毒汤，均能随手奏效。盖东省之人虽多不宜用黄芪，而经人误治之证，又恒有宜用黄芪者。然宜生用，炙用则不相宜耳。"愚闻泽东之言，自知疏漏。爰将两方详录于下，以备治肺病者之采用。

清金益气汤

治肺脏虚损，尪羸少气，劳热咳嗽，肺痿失音，频吐痰涎，一切肺金虚损之病，但服润肺宁嗽之药不效者。方用：

生地黄五钱　生黄芪、知母、粉甘草、玄参、沙参、牛蒡

子各三钱　川贝二钱

清金解毒汤

治肺脏结核，浸至损烂，咳吐脓血，脉象虚弱者。方用：

生黄芪、生滴乳香、生明没药、粉甘草、知母、玄参、沙参、牛蒡子各三钱　川贝细末、三七细末各二钱（二末和匀分两次另送服）

若其脉象不虚者，宜去黄芪，加金银花三四钱。

或问：桔梗能引诸药入肺，是以《金匮》治肺痈有桔梗汤。此论肺病者方何以皆不用桔梗？答曰：桔梗原提气上行之药，肺病者多苦咳逆上气，恒与桔梗不相宜，故未敢加入方中。若其人虽肺病而不咳逆上气者，亦不妨斟酌用之。

或问：方书治肺痈，恒于其将成未成之际，用皂荚丸或葶苈大枣汤泻之，将肺中之恶浊泻去，而后易于调治。二方出自《金匮》，想皆为治肺良方。此论中皆未言及，岂其方不可采用乎？答曰：二方之药性近猛烈，今之肺病者多虚弱，是以不敢轻用。且二方泻肺，治肺实作喘原是正治；至泻去恶浊痰涎，以防肺中腐烂，原是兼治之证。其人果肺实作喘且不虚弱者，葶苈大枣汤愚曾用过数次，均能随手奏效。皂荚丸实未尝用，因皂荚性热，与肺病之热者不宜也。至欲以泻浊防腐，似不必用此猛烈之品。若拙拟方中之硼砂、三七及乳香、没药，皆化腐生新之妙品也。况硼砂善治痰厥。曾治痰厥半日不醒，用硼砂四钱，水煮化灌下，吐出稠痰而愈。由斯知硼砂开痰泻肺之力，固不让皂荚、葶苈也。所可贵者，泻肺脏之实，即以清肺金之热，润肺金之燥，解肺金之毒（清热润燥解毒皆硼砂所长）；人但知口中腐烂者漱以硼砂则愈（冰硼散善治口疮），而不知其治肺中之腐烂亦犹治口中之腐烂也。且拙制有安肺宁嗽丸，方用硼砂、嫩桑叶、儿茶、苏子、粉甘草各一两，共为细末，炼蜜为丸，三钱重，早晚各服一丸。治肺郁痰火作嗽，肺结核作嗽。在奉天医院用之数年，屡建奇效。此丸药中实亦硼砂之功居多也。

或问：古有单用甘草四两煎汤治肺痈者。今所用治肺病诸方中，其有甘草者皆为末送服，而不以之入煎者何也？答曰：甘草最善解毒泻热，然生用胜于熟用。因生用则其性平，且具有开通之力。拙著四期《衷中参西录》中《甘草解》，言之甚详。熟用则其性温，实多填补之力，故其解毒泻热之力，生胜于熟。夫炙之为熟，水煮之亦为熟，若入汤剂是仍煎熟用矣，不若为末服之之为愈也。且即为末服，又须审辨。盖甘草轧细颇难，若轧之不细，而用火炮焦再轧，则生变为熟矣，是以用甘草末者，又宜自监视轧之。

再者，愚在奉时，曾制有清金二妙丹。方用粉甘草细末二两，远志细末一两，和匀，每服钱半，治肺病劳嗽，甚有效验。肺有热者，可于每二妙丹一两中加好朱砂细末二钱，名为清肺三妙丹，以治肺病结核、咳嗽不止，亦极有效。然初服三四次时，宜少加阿斯必林，每次约加四分瓦之一，或五分瓦之一；若汗多，可不加也。

或问：西人谓肺病系杆形之毒菌传染，故治肺病以消除毒菌为要务；又谓呼吸之空气不新鲜易成肺病，故患此病者宜先移居新鲜空气之中，则病易愈。今论中皆未言及，其说岂皆无足取乎？答曰：西人之说原有可取。然数十人同居一处，或独有一人肺病，其余数十人皆不病；且即日与肺病者居，仍传染者少，而不传染者多，此又作何解也？古语云："木必先腐，而后虫生。"推之于人，何莫不然。为其人先有此病因，而后其病乃乘虚而入。愚为嫌西人之说肤浅，故作深一层论法，更研究深一层治法。且亦以西人之说皆印于人之脑中，无烦重为表白也。矧上所用之药，若西药之几阿苏、阿斯必林、薄荷冰原可消除毒菌；即中药之朱砂及犀黄丸亦皆消除毒菌之要药，非于西说概无所取也。

总论喘证治法

俗语云：喘无善证。诚以喘证无论内伤外感，皆为紧要之证也。然欲究喘之病因，当先明呼吸之枢机何脏司之。喉为气管，内通于肺，人之所共知也。而吸气之入，实不仅入肺，并能入心、入肝、入冲任，以及于肾。何以言之？气管之正支入肺，其分支实下通于心，更透膈而下通于肝（观肺心肝一系相连可知）。由肝而下，更与冲任相连，以通于肾。藉曰不然，何以妇人之妊子者，母呼而子亦呼，母吸而子亦吸乎？呼吸之气若不由气管分支通于心肝，下及于冲任与肾，何以子之脐带其根蒂结于冲任之间，能以脐承母之呼吸之气，而随母呼吸乎？是知肺者，发动呼吸之机关也。喘之为病，《本经》名为吐吸，因吸入之气内不能容，而速吐出也。其不容纳之故，有由于肺者，有由于肝肾者。试先以由于肝肾者言之：

肾主闭藏，亦主翕纳，原所以统摄下焦之气化，兼以翕纳呼吸之气，使之息息归根也。有时肾虚不能统摄其气化，致其气化膨胀于冲任之间，转挟冲气上冲。而为肾行气之肝木（方书谓肝行肾之气），至此不能疏通肾气下行，亦转随之上冲。是以吸入之气未受下焦之翕纳，而转受下焦之冲激。此乃喘之所由来，方书所谓肾虚不纳气也。当治以滋阴补肾之品，而佐以生肝血、镇肝气及镇冲、降逆之药。方用大怀熟地、生怀山药

张锡纯内科证治精华

各一两，生杭芍、柏子仁、甘枸杞、净萸肉、生赭石细末各五钱，苏子、甘草各二钱。热多者可加玄参数钱。汗多者可加生龙骨、生牡蛎各数钱。

有肾虚不纳气，更兼元气虚甚，不能固摄，而欲上脱者。其喘逆之状恒较但肾虚者尤甚，宜于前方中去芍药、甘草，加野台参五钱，萸肉改用一两，赭石改用八钱。服一剂喘见轻，心中觉热者，可酌加天冬数钱。或用拙拟参赭镇气汤亦可（方载三期第二卷，系野台参、生杭芍各四钱，生赭石、生龙骨、生牡蛎、净萸肉各六钱，生怀山药、生芡实各五钱，苏子二钱）。

有因猝然暴怒，激动肝气、肝火，更挟冲气上冲，胃气上逆，迫挤肺之吸气不能下行作喘者，方用川楝子、生杭芍、生赭石细末各六钱，厚朴、清夏、乳香、没药、龙胆草、桂枝尖、苏子、甘草各二钱，磨取铁锈浓水煎服。

以上三项作喘之病因，由于肝肾者也，而其脉象，则有区别。肝虚不纳气者，脉多细数；阴虚更兼元气欲脱者，脉多上盛下虚；肝火、肝气挟冲气、胃气上冲者，脉多硬弦而长。审脉辨证，自无差误也。

至喘之由于肺者，因肺病不能容纳吸入之气。其证原有内伤、外感之殊。试先论肺不纳气之由于内伤者。一阖一辟，呼吸自然之机关也。至问其所以能呼吸者，固赖胸中大气（亦名宗气）为之斡旋，又赖肺叶具有活泼机能，以遂其阖辟之用。乃有时肺脏受病，肺叶之阖辟活泼者变为易阖难辟，而成紧缩之性。暑热之时，其紧数稍缓，犹可不喘；一经寒凉，则喘立作矣。此肺痿之证，多发于寒凉之时也，宜用生怀山药轧细，每用两许煮作粥，调以蔗白糖，送服西药百布圣七八分。盖肺叶紧缩者，以其中津液减少，血脉凝滞也。有山药、蔗糖以润之（山药含蛋白质甚多故善润），百布圣以化之（百布圣为小猪小牛之胃液制成故善化），久当自愈。其有顽痰过盛者，可再用硼砂细末二分，与百布圣同送服，若外治，灸其肺腧穴亦有效，可与内治之方并用。若无西药百布圣处，可代以生鸡内金细末三分。其化痰之力较百布圣尤强。

有痰积胃中，更溢于膈上，浸入肺中，而作喘者。古人恒用葶苈大枣泻肺汤或十枣汤下之，此乃治标之方，究非探本穷源之治也。拙拟有理痰汤，载于三期第三卷（方系生芡实一两，清半夏四钱，黑脂麻三钱，柏子仁、生杭芍、茯苓片、陈皮各二钱）连服十余剂，则此证之标本皆清矣。至方中之义，原方下论之甚详，兹不赘。

若其充塞于胸膈胃腑之间，不为痰而为饮，且为寒饮者（饮有寒热，热饮脉滑，其人多有神经病；寒饮脉弦细，概言饮为寒者非是）。其人或有时喘，有时不喘，或感受寒凉病即反复者，此上焦之阳分虚也，宜治以《金匮》苓桂术甘汤，加干姜三钱，厚朴、陈皮各钱半，俾其药之热力能胜其寒，其饮自化而下行，从水道出矣。

又有不但上焦之阳分甚虚，并其气分亦甚虚，致寒饮充塞于胸中作喘者。其脉不但弦细，且甚微弱，宜于前方中加生箭芪五钱，方中干姜改用五钱。

壬戌秋，台湾医士严坤荣为其友问二十六七年寒饮结胸，时发大喘，极畏寒凉，曾为开去此方（方中生箭芪用一两，干姜用八钱，非极虚寒之证不可用此重剂），连服十余剂痊愈。方中所以重用黄芪者，以其能补益胸中大气。俾大气壮旺，自能运化寒饮下行也。

上所论三则，皆内伤喘证之由于肺者也。

328

至外感之喘证，大抵皆由于肺。而其治法，实因证而各有所宜。人身之外表，卫气主之，卫气本于胸中大气，又因肺主皮毛，与肺脏亦有密切之关系。有时外表为风寒所束，卫气不能流通周身，以致胸中大气无所输泄，骤生膨胀之力，肺悬胸中，因受其排挤而作喘；又因肺与卫气关系密切，卫气郁而肺气必郁，亦可作喘。此《伤寒论》麻黄汤所主之证，多有兼喘者也。然用麻黄汤时，宜加知母数钱，汗后方无不解之虞。至温病亦有初得作喘者，宜治以薄荷叶、牛蒡子各三钱，生石膏细末六钱，甘草二钱，或用麻杏甘石汤方亦可。然石膏万勿煅用，而其分量又宜数倍于麻黄（石膏可用至一两，麻黄治此证多用不过二钱）。此二证之喘同而用药迥异者，因伤寒之脉浮紧，温病之脉洪滑也。

有外感之风寒内侵，与胸间之水气凝滞，上迫肺气作喘者。此《伤寒论》小青龙汤证也，当必效《金匮》之小青龙加石膏法，且必加生石膏至两许，用之方效。又此方加减定例：喘者去麻黄，加杏仁。而愚用此方治喘时，恒加杏仁，而仍用麻黄一钱；其脉甚虚者，又宜加野台参数钱。三期第五卷载有更定后世所用小青龙汤分量，可参观也。又第五卷中载有拙拟从龙汤方，治服小青龙汤后喘愈而仍反复者。方系用生龙骨、生牡蛎各一两，杭芍五钱，清半夏、苏子各四钱，牛蒡子三钱，热者酌加生石膏数钱，用之曾屡次奏效。上所论两则，治外感作喘之大略也。

有其人素有劳疾喘嗽，少受外感即发，此乃内伤外感相并作喘之证也。宜治以拙拟加味越婢加半夏汤（方载三期五卷，系麻黄二钱、生怀山药、生石膏各五钱，寸冬四钱，清半夏、牛蒡子、玄参各三钱，甘草钱半，大枣三枚，生姜三片）。因其内伤外感相并作喘，故所用之药亦内伤外感并用。

特是上所论之喘，其病因虽有内伤、外感，在肝肾、在肺之殊，约皆不能纳气而为吸气难，即《本经》所谓吐吸也。乃有其喘不觉吸气难而转觉呼气难者，其病因由于胸中大气虚而下陷，不能鼓动肺脏以行其呼吸，其人不得不努力呼吸以自救。其呼吸迫促之形状有似乎喘，而实与不纳气之喘有天渊之分。设或辨证不清，见其作喘，复投以降气纳气之药，则凶危立见矣，然欲辨此证不难也。盖不纳气之喘，其剧者必然肩息（肩上耸也）；大气下陷之喘，纵呼吸有声，必不肩息，而其肩益下垂。即此二证之脉论，亦迥不同。不纳气作喘者，其脉多数，或尺弱寸强；大气下陷之喘，其脉多迟而无力，尺脉或略胜于寸脉。察其状而审其脉，辨之固百不失一也，其治法当用拙拟升陷汤，以升补其胸中大气，其喘自愈。方载第一卷大气诠中，并详载其随证宜加之药。

有大气下陷作喘，又兼阴虚不纳气作喘者，其呼吸皆觉困难，益自强为呼吸而呈喘状。其脉象微弱无力，或脉搏略数，或背发紧而身心微有灼热。宜治以生怀山药一两，玄参、甘枸杞各六钱，生箭芪四钱，知母、桂枝尖各二钱，煎汤服。方中不用桔梗、升、柴者，恐与阴虚不纳气有碍也。上二证之喘，同中有异，三期第四卷升陷汤后皆治有验案，可参观也。

又有肝气、胆火挟冲胃之气上冲作喘。其上冲之极，至排挤胸中大气下陷，其喘又顿止，并呼吸全无，须臾忽又作喘，而如斯循环不已者，此乃喘证之至奇者也。

曾治一少妇，因夫妻反目得此证，用桂枝尖四钱，恐其性热，佐以带心寸冬三钱，煎汤服下即愈。因读《本经》，桂枝能升大气兼能降逆气。用之果效如影响。

张锡纯内科证治精华

夫以桂枝一物之微，而升陷降逆两擅其功，此诚天之生斯使独也。然非开天辟地之圣神发之，其孰能知之？原案载三期第二卷参赭镇气汤下，可参观。

论肝病治法 （附：新拟和肝丸）

肝为厥阴，中见少阳，且有相火寄其中，故《内经》名为将军之官，其性至刚也。为其性刚，当有病时恒侮其所胜，以致脾胃受病，至有胀满、疼痛、泄泻种种诸证。因此，方书有平肝之说，谓平肝即所以扶脾。若遇肝气横恣者，或可暂用，而不可长用。因之肝应春令，为气化发生之始，过平则人身之气化必有所伤损也。

有谓肝于五行属木，木性原善条达，所以治肝之法当以散为补（方书谓肝以敛为泻、以散为补）。散者，即升发条达之也。然升散常用，实能伤气耗血，且又暗伤肾水，以损肝木之根也。

有谓肝恶燥喜润。燥则肝体板硬，而肝火肝气即妄动；润则肝体柔和，而肝火肝气长宁静。是以方书有以润药柔肝之法。然润药屡用，实与脾胃有碍，其法亦可暂用而不可长用。然则治肝之法将恶乎宜哉？

《内经》谓："厥阴不治，求之阳明。"《金匮》谓："见肝之病，当先实脾。"先圣后圣，其揆如一。此诚为治肝者之不二法门也。惜自汉唐以还，未有发明其理者。独至黄坤载，深明其理。谓："肝气宜升，胆火宜降。然非脾气之上行，则肝气不升；非胃气之下行，则胆火不降。"旨哉此言！诚窥《内经》《金匮》之精奥矣。

由斯观之，欲治肝者，原当升脾降胃，培养中宫，俾中宫气化敦厚，以听肝木之自理。即有时少用理肝之药，亦不过为调理脾胃剂中辅佐之品。所以然者，五行之土，原能包括金、木、水、火四行；人之脾胃属土，其气化之敷布，亦能包括金、木、水、火诸脏腑。所以脾气上行，则肝气自随之上升；胃气下行，则胆火自随之下降也。

又《内经》论厥阴治法，有"调其中气，使之和平"之语。所谓调其中气者，即升脾降胃之谓也；所谓使之和平者，即升脾调胃而肝气自和平也。至仲景著《伤寒论》，深悟《内经》之旨，其厥阴治法有吴茱萸汤。厥阴与少阳脏腑相依，乃由厥阴而推之少阳治法，有小柴胡汤。二方中之人参、半夏、大枣、生姜、甘草，皆调和脾胃之要药也。且小柴胡汤以柴胡为主药，而《本经》谓其主肠胃中结气，饮食积聚，寒热邪气，推陈致新。三复《本经》之文，则柴胡实亦为阳明胃腑之药，而兼治少阳耳。欲治肝胆之病者，曷弗祖《内经》而师仲景哉！

独是肝之为病，不但不利于脾，举凡惊痫、癫狂、眩晕、脑充血诸证，西人所谓脑气筋病者，皆与肝经有涉。盖人之脑气筋发源于肾，而分派于督脉，系淡灰色之细筋。肝原主筋，肝又为肾行气，故脑气筋之病，实与肝脏有密切之关系也。治此等证者，当取五行金能制木之理，而多用五金之品以镇之：如铁锈、铅灰、金银箔、赭石（赭石铁氧化合亦含有金属）之类；而佐以清肝、润肝之品，若羚羊角、青黛、芍药、龙胆草、牛膝（牛膝味酸入肝，善引血火下行，为治脑充血之要药。然须重用方见奇效）诸药。俾肝经风定火熄，而脑气筋亦自循其常度，不至有种种诸病也。若目前不能速愈者，亦宜调补脾胃之药佐之，而后金属及寒凉之品可久服无弊。且诸证多系挟有痰涎，脾胃之升降自若，而痰涎自消也。

又有至要之证，其病因不尽在肝，而急则治标，宜先注意于肝者，元气之虚而欲上脱者是也。其病状多大汗不止，或少止复汗，而有寒热往来之象；或危极至于戴眼，不露黑睛；或无汗而心中摇摇，需人按住，或兼喘促。此时宜重用敛肝之品，使肝不疏泄，即能堵塞元气将脱之路。迨至汗止，怔忡、喘促诸疾暂愈，而后徐图他治法。宜重用山茱萸净肉至二两（《本经》山萸肉主治寒热即指此证）敛肝即以补肝；而以人参、赭石、龙骨、牡蛎诸药辅之。拙著三期第一卷来复汤后载有此法挽回垂绝之证数则，可参阅也。

究之，肝胆之为用，实能与脾胃相助为理。因五行之理，木能侮土，木亦能疏土也。

曾治有饮食不能消化，服健脾暖胃之药百剂不效，诊其左关太弱，知系肝阳不振。投以黄芪（其性温升，肝木之性亦温升，有同气相求之义，故为补肝之主药）一两，桂枝尖三钱，数剂而愈。

又治黄疸，诊其左关特弱。重用黄芪煎汤，送服《金匮》黄疸门硝石矾石散而愈。

若是者，皆其明征也。且胆汁入于小肠，能助小肠消化食物，此亦木能疏土之理。盖小肠虽属火，而实与胃腑一体相连，故亦可作土论。胆汁者，原由肝中回血管之血化出，而注之于胆，实得甲乙木气之全，是以在小肠中能化胃中不能化之食，其疏土之效愈捷也。又西人谓肝中为回血管会合之处，或肝体发大，或肝内有热，各管即多凝滞壅胀。由斯知：疏达肝郁之药，若柴胡、川芎、香附、生麦芽、乳香、没药皆可选用，而又宜佐以活血之品，若桃仁、红药、樗鸡、䗪虫之类，且又宜佐以泻热之品。然不可骤用大凉之药，恐其所瘀之血得凉而凝，转不易消散。宜选用连翘、茵陈、川楝子、栀子（栀子为末烧酒调敷，善治跌打处青红肿痛，能消瘀血可知）诸药，凉而能散，方为对证。

又近闻孙总理在京都协和医院养病，西人谓系肝痈，须得用手术割洗敷药。及开而视之，乃知肝体木硬，非肝痈也。由斯知中医所用柔肝之法，当为对证治疗。

至柔肝之药，若当归、芍药、柏子仁、玄参、枸杞、阿胶、鳖甲皆可选用，而亦宜用活血之品佐之。而活血药中尤以三七之化瘀生新者为最紧要之品，宜煎服汤药之外，另服此药细末日三次，每次钱半或至二钱，则肝体之木硬者，指日可柔也。

又《内经》谓："肝苦急，急食甘以缓之。"所谓苦急者，乃气血忽然相并于肝中，致肝脏有急迫难缓之势，因之失其常司。当其急迫之时，肝体亦或木硬，而过其时又能复常。故其治法，宜重用甘缓之药以缓其急，其病自愈，与治肝体长此木硬者有异。

曾阅《山西医志》廿四期：有人过服燥热峻烈之药，骤发痉厥，角弓反张，口吐血沫。时贤乔尚谦遵《内经》之旨，但重用甘草一味，连煎服，数日痊愈。可谓善读《内经》者矣。

然此证若如此治法仍不愈者，或加以凉润之品，若羚羊角、白芍，或再加镇重之品，若朱砂（研细送服）、铁锈，皆可也。

新拟和肝丸

治肝体木硬，肝气郁结，肝中血管闭塞，及肝木横恣侮克脾土。其现病或胁下胀疼，或肢体串疼，或饮食减少、呕哕、吞酸，或噫气不除，或呃逆连连，或头疼目胀、眩晕、痉痫，种种诸证。

粉甘草细末，五两　生杭芍细末，三两　青连翘细末，三两　广肉桂去粗皮细末，两半　冰片细末，三钱　薄荷冰细末，四钱　片朱砂细末，三两

上药七味，将前六味和匀，水泛为丸，梧桐子大，晾干（不宜晒），用朱砂为衣，勿余剩。务令坚实光滑，始不走味。每天饭后一点钟服二十粒至三十粒，日再服。病急剧者，宜空心服；或于服两次之后，临睡时又服一次更佳。若无病者，但以为健胃消食药。则每饭后一点钟服十粒即可。

数年来，肝之为病颇多，而在女子为尤甚。医者习用香附、青皮、枳壳、延胡开气之品，及柴胡、川芎升气之品，连连服之，恒有肝病未除，元气已弱，不能支持，后遇良医，亦殊难为之挽救。若斯者，良可慨也。

此方用甘草之甘以缓肝；芍药之润以柔肝；连翘以散其气分之结（尝单用以治肝气郁结有殊效）；冰片、薄荷冰以通其血管之闭（香能通窍，辛能开瘀，故善通血管）；肉桂以抑肝木之横恣（木得桂则枯，故善平肝）；朱砂以制肝中之相火妄行（朱砂内含真汞，故能镇肝中所寄之相火）。且合之为丸，其味辛香甘美，能醒脾健胃，使饮食加增。又其药性平和，在上能清，在下能温（此药初服下觉凉，及行至下焦则又变为温性）。故凡一切肝之为病，服他药不愈者，徐服此药，自能奏效。

论黄疸有内伤外感及内伤外感之兼证
并详治法（附：硝石矾石散新方）

黄疸之证，中说谓脾受湿热，西说谓胆汁滥行。究之，二说原可沟通也。黄疸之载于书者，原有内伤、外感两种，试先

以内伤者言之。

内伤黄疸，身无热而发黄，其来以渐：先小便黄，继则眼黄，继则周身皆黄，饮食减少，大便色白，恒多闭塞，乃脾土伤湿（不必有热）而累及胆与小肠也。盖人身之气化由中焦而升降，脾土受湿，升降不能自如以敷布其气化，而肝胆之气化遂因之湮瘀（黄坤载谓肝胆之升降由于脾胃确有至理）。胆囊所藏之汁亦因之湮瘀而蓄极妄行，不注于小肠以化食，转溢于血中而周身发黄。是以仲景治内伤黄疸之方，均是胆脾兼顾。试观《金匮》黄疸门，其小柴胡汤显为治少阳胆经之方无论矣。他如治谷疸之茵陈蒿汤，治酒疸之栀子大黄汤，一主以茵陈，一主以栀子。非注重清肝胆之热，俾肝胆消其炎肿而胆汁得由正路以入于小肠乎？

至于治女劳疸之硝石矾石散，浮视之似与胆无涉，深核之实亦注重治胆之药。何以言之？硝石为焰硝，亦名火硝，性凉而味辛，得金之味；矾石为皂矾，又名青矾、绿矾（矾石是皂矾，不是白矾，解在三期第三卷审定《金匮》硝石矾石散下），系硫酸与铁化合，得金之质。肝胆木盛，胆汁妄行，故可借含有金味金质之药以制之（皂矾色青味酸尤为肝胆专药）。彼訾中医不知黄疸之原因在于胆汁妄行者，其生平未见仲景之书，即见之而亦未能深思也。

特是《金匮》治内伤黄疸，虽各有主方。而愚临证经验以来，知治女劳疸之硝石矾石散不但治女劳疸甚效，即用以治各种内伤黄疸，亦皆可随手奏效。惟用其方时，宜随证制宜而善为变通耳。

按：硝石矾石散原方，用硝石、矾石等分为散，每服方寸七（约重一钱），大麦粥送下。其用大麦粥者，所以调和二石之性，使之与胃相宜也（大麦初夏即熟，得春令发生之气最多，不但调胃又善调和肝胆）。至愚用此方时，为散药难服，恒用炒熟大麦面，或小麦面亦可，与二石之末等分，和水为丸，如五味子大。每服二钱，随证择药之相宜者，数味煎汤送下（因药中已有麦面为丸，不必再送以大麦粥）。其有实热者，可用茵陈、栀子煎汤送服；有食积者，可用生鸡内金、山楂煎汤送服；大便结者，可用大黄、麻仁煎汤送服；小便闭者，可用滑石、生杭芍煎汤送服；恶心呕吐者，可用赭石、青黛煎汤送服；左脉沉而无力者，可用生黄芪、生姜煎汤送服；右脉沉而无力者，可用白术、陈皮煎汤送服；其左右之脉沉迟而弦、且心中觉凉、色黄黯者，附子、干姜皆可加入汤药之中；脉浮有外感者，可先用甘草煎汤，送服西药阿斯必林一瓦，出汗后再用甘草汤送服丸药。又凡服此丸药而嫌其味劣者，皆可于所服汤药中加甘草数钱以调之。

至内伤黄疸证皆宜用此丸者，其原因有数端。脾脏为湿所伤者，其膨胀之形有似水母。尝见渔人得水母，敷以矾末，所含之水即全然流出。因此散中有矾石，其控治脾中之水，亦犹水母之敷以矾末也。又黄疸之证，西人谓恒有胆石阻塞胆囊之口，若尿道之有淋石也。硝石、矾石并用，则胆石可消。又西人谓小肠中有钩虫亦可令人成黄疸。硝石、矾石并用，则钩虫可除。此所以用此统治内伤黄疸，但变通其送服之汤药，皆可随手奏效也。

至外感黄疸，约皆身有大热。乃寒温之热，传入阳明之腑，其热旁铄，累及胆脾；或脾中素有积湿，热入于脾，与湿合，其湿热蕴而生黄，外透肌肤而成疸；或胆中所寄之相火素炽，热入于胆，与火并，其胆管因热肿闭，胆汁旁溢，混于血中，亦外现成疸。是以仲景治外感黄疸有三方，皆载于《伤寒论》阳明篇：一为茵陈蒿汤，二为栀子柏皮汤，三为麻黄连翘赤小豆汤，皆胆脾并治也。

且统观仲景治内伤、外感黄疸之方，皆以茵陈蒿为首方。诚以茵陈蒿为青蒿之嫩者，其得初春生发之气最早，且性凉色青，能入肝胆，既善泻肝胆之热，又善达肝胆之郁，为理肝胆最要之品，即为治黄疸最要之品。然非仲景之创见也，《本经》茵陈蒿列为上品，其主治之下早明言之矣。以西人剖验后知之病因，早寓于中华五千年前开始医学之中也。

至愚生平治外感黄疸，亦即遵用《伤寒论》三方。而于其热甚者，恒于方中加龙胆草数钱。又用麻黄连翘赤小豆汤时，恒加滑石数钱。诚以《伤寒论》古本连翘作连轺，系连翘之根，其利小便之力原胜于连翘，今代以连翘，恐其利水之力不足，故加滑石以助之。至赤小豆，宜用作饭之赤小豆，断不可误用相思子。至于奉天药房，皆用相思子亦名红豆者为赤小豆，误甚。若其证为白虎汤或白虎加人参汤证及三承气汤证，而身黄者，又恒于白虎承气中，加茵陈蒿数钱。其间有但用外感诸方不效者，亦可用外感诸方煎汤，送服硝石矾石散。

黄疸之证又有先受外感未即病，迨酿成内伤而后发现者。

岁在乙丑，客居沧州，自仲秋至孟冬，一方多有黄疸证。其人身无大热，心中满闷，时或觉热，见饮食则恶心，强食之恒作呕吐。或食后不能下行，剧者至成结证。又间有腹中觉凉，食后饮食不能消化者。愚共治六十余人，皆随手奏效。其脉左似有热，右多郁象，盖其肝胆热而脾胃凉也。原因为本年季夏阴雨连旬，空气之中所含水分过度。人处其中，脏腑为湿所伤。肝胆属木，禀少阳之性，湿郁久则生热；脾胃属土，禀太阴之性，湿郁久则生寒，此自然之理也。为木因湿郁而生热，则胆囊之口肿胀，不能输其汁于小肠以化食，转溢于血分，色透肌表而发黄。为土因湿郁而生寒，故脾胃火衰，不能熟腐水谷、运转下行，是以恒作胀满，或成结证。

为疏方：用茵陈、栀子、连翘各三钱，泻肝胆之热，即以消胆囊之肿胀；厚朴、陈皮、生麦芽（麦芽生用不但能开胃且善舒肝胆之郁）各二钱，生姜五钱开脾胃之郁，即以祛脾胃之寒；茯苓片、生薏米、赤小豆、甘草各三钱，泻脏腑之湿，更能培土以胜湿，且重用甘草即以矫茵陈蒿之劣味也（此证闻茵陈之味多恶心呕吐，故用甘草调之）。服一剂后，心中不觉热者，去栀子，加生杭芍三钱，再服一剂；若仍不能食者，用干姜二钱以代生姜；若心中不觉热转觉凉者，初服即不用栀子，以干姜代生姜；凉甚者，干姜可用至五六钱；呕吐者，加赭石六钱或至一两；服后吐仍不止者，可先用开水送服赭石细末四五钱，再服汤药；胃脘、肠中结而不通者，用汤药送服牵牛（炒熟）头末三钱，通利后即减去。如此服至能进饮食，即可停药。黄色未退，自能徐消。此等黄疸，乃先有外感内伏，酿成内伤，当于《伤寒》、《金匮》所载之黄疸以外，另为一种矣。

或问：医学具有科学性质，原贵征实，即议论之间，亦贵确有实据。仲景治黄疸虽云胆脾并治，不过即其所用之药揣摩而得。然尝考之《伤寒论》谓"伤寒脉浮而缓，手足自温，是为系在太阴，太阴者，身当发黄"，是但言发黄证由于脾也。又尝考之《金匮》谓"寸口脉浮而缓，浮则为风，缓则为痹，痹非中风，四肢苦烦，脾色必黄，瘀热以行"，是《金匮》论黄疸亦责重脾也。夫古人立言，原多浑括；后世注疏，宜为详解。当西医未来之先，吾中华方书之祖述仲景者，亦有显然谓黄疸病由于胆汁溢于血中者乎？答曰：有之。明季喻嘉言著《寓意草》，其论钱小鲁嗜酒成病，谓胆之热汁满而溢于外，以渐渗于经络，则身目俱黄，为酒疸之病云云，岂非显然与西说相同乎？夫西人对于此证必剖验而后知，喻氏则未经剖验而已知。非喻氏之智远出西人之上，诚以喻氏最深于《金匮》、《伤寒》，因熟读仲景之书，观其方中所用之药而有所会心也。由斯观之，愚谓仲景治黄疸原胆脾并治者，固非无稽之谈也。

论胃病噎膈治法及反胃治法 （附：变质化瘀丸）

噎膈之证，方书有谓贲门枯干者，有谓冲气上冲者，有谓痰瘀者，有谓血瘀者。愚向谓此证系中气衰弱，不能撑悬贲门，以致贲门缩如藕孔（贲门与大小肠一气贯通，视其大便如羊矢，其贲门、大、小肠皆缩小可知），痰涎遂易于壅滞，因痰涎壅，滞冲气更易于上冲，所以不能受食。向曾拟参赭培气汤一方，仿仲景旋覆代赭石汤之义，重用赭石至八钱，以开胃镇冲，即以下通大便（此证大便多艰），而即用人参以驾驭之，俾气化旺而流通，自能撑悬贲门，使之宽展，又佐以半夏、知母、当归、天冬诸药，以降胃、利痰、润燥、生津，用之屡见效验。遂将其方载于《衷中参西录》中，并详载用其方加减治愈之医案数则，以为一己之创获也。迨用其方既久，效者与不效者参半，又有初用其方治愈，及病又反复，再服其方不效者，再三踌躇，不得其解，亦以为千古难治之证，原不能必其痊愈也。

后治一叟，年近七旬，住院月余，已能饮食，而终觉不脱然。迨其回家年余，仍以旧证病故，濒危时吐出脓血若干。乃恍悟从前之不能脱然者，系贲门有瘀血肿胀也，当时若方中加破血之药，或能痊愈。

盖愚于瘀血致噎之证，素日未有经验，遂至忽不留心。今既自咎从前之疏忽，遂于此证细加研究，而于瘀血致噎之理，尤精采前哲及时贤之说以发明之。庶再遇此证，务拔除其病根，不使愈后再反复也。

吴鞠通曰：噎食之为病，阴衰于下，阳结于上，有阴衰而累及阳结者，治在阴衰；有阳结而累及阴衰者，治在阳结。其得病之由，多由怒郁日久，致令肝气横逆；或酒客中虚，土衰木旺，木乘脾则下泄或嗳气，下泄久则阴衰，嗳气久则阳结。嗳气不除，久成噎食，木克胃则逆上阻胸，食不得下，以降逆镇肝为要。其夹痰饮而阳结者则善呕反胃，一以通阳结、补胃体为要。亦有肝郁致瘀血，亦有发瘕致瘀血，再有误食铜物而致瘀血者．虽皆以化瘀血为要，然肝郁则以条畅木气，兼之活络；肝逆则降气镇肝；发瘕须用败梳菌；铜物须用荸荠。病在上脘，丝毫食物不下者，非吐不可。亦有食膈，因食受大惊大怒，在上脘者吐之，在下脘者下之。再如单方中咸韭菜卤之治瘀血；牛乳之治胃燥；五汁饮之降胃逆；牛转草之治胃槁；虎肚丸之治胃弱；狮子油之开锢结；活鸡血之治老僧趺坐，精气不得上朝泥丸官，以成舍利，反化为顽白骨，结于胃脘。盖鸡血纯阴能化纯阳之顽结也；狗尿粟、狗宝以浊攻浊而又能补土。诸方不胜纪，何今人非用枳实、厚朴以伤残气化，即用六味之呆腻哉？

杨素园曰：噎膈一证，昔人多与反胃混同立说。其实反胃乃纳而复出，与噎膈之毫不能纳者迥异，即噎与膈亦自有辨解，噎则原纳谷而喉中梗塞，膈则全不纳谷也。至其病原，昔人分为忧、气、恚、食、寒，又有饮膈、热膈、虫膈，其说甚纷。叶天士则以阴液下竭，阳气上结，食管窄隘使然。其说原本《内经》，最为有据。徐洄溪以为瘀血、顽痰、逆气阻隔胃气，其已成者无法可治。其义亦精，然以为阴竭而气结，何虚劳证阴亏之极而阳不见其结？以为阴竭而兼忧愁思虑，故阳气结而为瘀，则世间患此者大抵贪饮之流，尚气之辈，乃毫不知忧，而忧愁抑郁之人反不患此。此说之不可通者也，以为瘀血、顽痰、逆气阻伤胃气似矣。然本草中行瘀、化痰、降气之品，不一而足，何以已成者竟无法可治？此又说之不可通者也。

予乡有治此证者，于赤日之中缚病人于柱，以物撬其口，抑其舌，即见喉中有物如赘瘤然，正阻食管。以利刃锄而去之，出血甚多。病者困顿，累日始愈。

又有一无赖，垂老患此。其人自恨极，以紫藤鞭柄探入喉以求速死，呕血数升，所患竟愈。

此二者虽不足为法，然食管中的系有形之物阻扼其间，而非无故窄隘也明矣。予意度之，此证当由肝过于升，肺不能降，血之随气而升堵，历久遂成有形之瘀。此与失血异证同源，其来也暴，故脱然而为吐血；其来也缓，故留连不出而为噎膈。汤液入胃，已过病所，必不能去有形之物。其专治此证之药，必其性专入咽喉，而力能化瘀解结者也。

昔金溪一书贾患此，向予乞方，予茫无以应。思韭菜上露善治噤口痢，或可旁通其意。其人亦知医，闻之甚悦，遂煎千金苇茎汤加入韭露一半，时时小啜之，数日竟愈。

上所引二则，吴氏论噎膈之治法，可谓博矣；杨氏发明噎膈之病因，可谓精矣。而又皆注重瘀血之说，似可为从前所治之曳亦有瘀血之确证，而愚于此案，或从前原有瘀血，或以后

342

变为瘀血，心中仍有游移。何者？以其隔年余而后反复也。迨辛酉孟夏，阅天津《卢氏医学报》百零六期，谓胃癌由于胃瘀血，治此证者兼用古下瘀血之剂，屡屡治愈，又无再发之厄，觉胸中疑团顿解。盖此证无论何因，其贲门积有瘀血者十之七八。其瘀之重者，非当时兼用治瘀血之药不能愈；其瘀之轻者，但用开胃降逆之药，瘀血亦可些些消散，故病亦可愈。而究之，瘀血之根蒂未净，是以有再发之厄也，明乎此理，知卢君之言可为治噎膈之定论矣。卢君名谦，号抑甫，兼通中西医学，自命为医界革命家，尝谓今业医者当用西法断病，用中药治病，诚为不磨之论。

总核以上三家之论，前二家所论破瘀血之药，似不能胜病。至卢抑甫谓宜兼用古下瘀血之方，若抵当汤、抵当丸、下瘀血汤，大黄䗪虫丸诸方，可谓能胜病矣。而愚意以为欲治此证，必中西之药并用，始觉有把握。盖以上诸方，治瘀血虽有效，以消瘤赘，恐难见效。西医名此证为胃癌，所谓癌者，因其处起凸，若山之有岩也。其中果函有瘀血，原可用消瘀血之药消之。若非函有瘀血，但用消瘀血之药，即不能消除。夫人之肠中可生肠蕈，肠蕈即瘤赘也，肠中可生瘤赘，即胃中亦可生瘤赘。而消瘤赘之药，惟西药沃剥即沃度加留谟最效。此其在变质药中独占优胜之品也，今愚合中西药品，拟得一方于下，以备试用：

旱三七细末一两　桃仁炒熟细末一两　硼砂细末六钱　粉甘草细末四钱　西药沃剥十瓦　百布圣二十瓦

上药六味调和，炼蜜为丸，二钱重。名为变质化瘀丸，服时含化，细细咽津。

今拟定治噎膈之法，无论其病因何如，先服参赭培气汤两三剂，必然能进饮食。若以后愈服愈见效，七八剂后，可于原方中加桃仁、红花各数钱，以服至痊愈为度。若初服见效，继服则不能递次见效者，可于原方中加三棱二钱，䗪虫钱半；再于汤药之外，每日口含化服变质化瘀丸三丸或四丸，久久当有效验。若其瘀血已成溃疡，而脓未尽出者，又宜投以山甲、皂刺、乳香、没药、花粉、连翘诸药，以消散之。

又此证之脉若见滑象者，但服参赭培气汤必愈，而服过五六剂后，可用药汤送服三七细末一钱，煎渣服时亦如此。迨愈后，自无再发之厄矣。

又王孟英谓：以新生小鼠新瓦上焙干，研末，温酒冲服，治噎膈极有效。盖鼠之性能消癥瘕，善通经络，故以治血瘀贲门成噎膈者极效也。

又有一人患噎膈，偶思饮酒，饮尽一壶而脱然病愈。验其壶中，有蜈蚣一条甚巨，因知其病愈非由于饮酒，实由于饮煮蜈蚣之酒也。闻其事者质疑于愚。此盖因蜈蚣消肿疡，患者必因贲门瘀血成疮致噎，故饮蜈蚣酒而顿愈也。欲用此方者，可用无灰酒数两（白酒、黄酒皆可，不宜用烧酒）煮全蜈蚣三条饮之。

总论破瘀血之药，当以水蛭为最，然此物忌炙，必须生用之方有效。乃医者畏其猛烈，炙者犹不敢用，则生者无论矣，不知水蛭性原和平，而具有善化瘀血之良能，拙著药物学讲义中论之甚详。若服以上诸药而病不愈者，想系瘀血凝结甚固。当于服汤药、丸药之外，每用生水蛭细末五分，水送服，日两次。若不能服药末者，可将汤药中䗪虫减去，加生水蛭二钱。

上所录者，登《上海中医杂志》之文也，至第五期杂志出，载有唐家祥君《读张君论噎膈》一篇，于拙论深相推许，并于反胃之证兼有发明。爰录其原文于下，以备参考。

附录：

唐君登医志原文：读杂志第四期张锡纯君论治噎膈，阐发玄微。于此证治法，别开径面，卓见明言，实深钦佩。及又读侯宗文君（西医）反胃论（见第三中学第二期杂志中），谓病原之重要者，乃幽门之发生胃癌，妨碍食物入肠之道路。初时胃力尚佳，犹能努力排除障碍，以输运食物于肠；久而疲劳，机能愈弱，病势益进，乃成反胃，中医谓火虚。证之生理：食物入胃，健康者由胃液消化而入肠，乃或吸收，或排出，一旦胃液缺乏，则积食不化。是火虚之言亦良确，顾积食亦可下泻，何为必上逆而反胃。所言甚当，其论噎膈，以食道癌为主因，与卢氏胃癌说相符，二证之病原既同，治法亦同矣。然则张君之论，其理可通于反胃也。

上引西医之论反胃，言其原因同于噎膈，可以治噎膈之法治之，固属通论。然即愚生平经验以来，反胃之证原有两种：有因幽门生癌者；有因胃中虚寒兼胃气上逆、冲气上冲者。其幽门生癌者，治法原可通于噎膈；若胃中虚寒兼气机冲逆者，非投以温补胃腑兼降逆镇冲之药不可。且即以胃中生癌论：贲门所生之癌多属瘀血，幽门所生之癌多属瘤赘。瘀血由于血管凝滞，瘤赘由于腺管肥大，治法亦宜各有注重。宜于参赭培汤中加生鸡内金三钱，三棱二钱，于变质化瘀丸中加生水蛭细末八钱，再将西药沃剥改作十五瓦，蜜为丸，桐子大，每服三钱，日服两次。而后幽门所生之癌，若为瘤赘，可徐消；即为瘀血，亦不难消除。

又治噎膈便方：用昆布二两洗净盐；小麦二合，用水三大盏，煎至小麦烂熟，去渣，每服不拘时，饮一小盏；仍取昆布不住口含两三片咽津，极效。

按：此方即用西药沃度加留谟之义也。盖西药之沃度加留谟原由海草烧灰制出。若中药昆布、海藻、海带皆含有沃度加留漠之原质者也。其与小麦同煮服者，因昆布味咸、性凉，久服之恐与脾胃不宜，故加小麦以调补脾胃也。此方果效，则人之幽门因生瘤赘而反胃者，用之亦当有效也。

论胃气不降治法

阳明胃气以息息下行为顺。为其息息下行也，即时时藉其下行之力，传送所化饮食达于小肠，以化乳糜；更传送所余渣滓，达于大肠，出为大便。此乃人身气化之自然，自飞门以至魄门，一气运行而无所窒碍者也。乃有时胃气不下行而转上逆，推其致病之由，或因性急多怒，肝胆气逆上干；或因肾虚不摄，冲中气逆上冲，而胃受肝胆冲气之排挤，其势不能下行，转随其排挤之力而上逆。迨至上逆习为故常，其下行之能力尽失，即无他气排挤之时，亦恒因蓄极而自上逆。于斯，饮食入胃，不能传送下行，上则为胀满，下则为便结，此必然之势也。而治之者，不知其病因在胃腑之气上逆不下降，乃投以消胀之药，药力歇而胀满依然；治以通便之剂，今日通而明日如故，久之兼证歧出，或为呕哕，或为呃为逆，或为吐衄，或胸膈烦热，或头目眩晕，或痰涎壅滞，或喘促咳嗽，或惊悸不寐。种种现证，头绪纷繁，则治之愈难。即间有知其致病之由在胃气逆而不降者，而所用降胃之药若半夏、苏子、蒌仁、竹茹、厚朴、枳实诸品，亦用之等于不用也。而愚数十年经验以来，治此证者不知凡几，知欲治此证，非重用赭石不能奏效也。盖赭石对于此证，其特长有六：其重坠之力能引胃气下行，一也；既能引胃气下行，更能引胃气直达肠中，以通大便，二也；因其饶有重坠之力，兼能镇安冲气，使不上冲，三也；其原质系铁氧化合，含有金气，能制肝木之横恣，使其气不上干，四也；为其原质系铁氧化合，更能引浮越之相火下行（相火有电气，此即铁能引电之理），而胸膈烦热、头目眩晕自除，五也；其力能降胃通便，引火下行，而性非寒凉开破，分毫不伤气分，因其为铁氧化合转能有益于血分，（铁氧化合同于铁锈，故能补血中之铁锈）六也。是以愚治胃气逆而不降之证，恒但重用赭石，即能随手奏效也。

丙寅季春，愚自沧州移居天津。有南门外郭智庵者，年近三旬，造寓求，。自言心中常常满闷，饮食停滞胃中不下，间有呕吐之时，大便非服通利之品不行，如此者年余，屡次服药无效，至今病未增剧，因饮食减少则身体较前赢弱矣。诊其脉，至数如常，而六部皆有郁象。因晓之曰："此胃气不降之证也，易治耳。但重用赭石，数剂即可见效也。"为疏方：用生赭石细末一两，生怀山药、炒怀山药各七钱，全当归三钱，生鸡内金二钱，厚朴、柴胡各一钱。嘱之曰："此药煎汤，日服一剂，服至大便日行一次，再来换方。"

时有同县医友曰纶李君在座，亦为诊其脉，疑而问曰："凡胃气不降之病，其脉之现象恒弦长有力。今此证既系胃气不降，何其六脉皆有郁象，而重按转若无力乎？"答曰："善哉问也！此中颇有可研究之价值。盖凡胃气不降之脉，其初得之时，大抵皆弦长有力。以其病因多系冲气上冲，或更兼肝气上干。冲气上冲，脉则长而有力；肝气上干，脉则弦而有力；肝冲并见，脉则弦长有力也。然其初为肝气、冲气之所迫，其胃腑之气不得不变其下行之常而上逆。迨其上逆既久，因习惯而成自然，即无他气冲之干之，亦恒上逆而不能下行。夫胃居中焦，实为后天气化之中枢。故胃久失其职，则人身之气化必郁，亦为胃久失其职，则人身之气化又必虚，是以其脉之现象亦郁而且虚也。为其郁也，是以重用赭石以引胃气下行，而佐以厚朴以通阳（叶天士谓厚朴多用则破气少用则通阳），鸡内金以化积，则郁者可开矣；为其虚也，是以重用山药生熟各半，取其能健脾兼能滋胃（脾湿胜不能健运，宜用炒山药以健之；胃液少不能化食，宜用生山药以滋之），然后能受开郁之药，而无所伤损。用当归者，取其能生血兼能润便补虚，即以开郁也。用柴胡者，因人身之气化左宜升、右宜降。但重用镇降之药，恐有妨于气化之自然，故少加柴胡以宣通之，所以还其气化之常也。"曰纶闻之，深韪愚言。

后其人连服此药八剂，大便日行一次，满闷大减，饮食加多。遂将赭石改用六钱，柴胡改用五分，又加白术钱半，连服十剂痊愈。

阅旬日，曰纶遇有此证，脉亦相同，亦重用赭石治愈。觌面时向愚述之，且深赞愚审证之确，制方之精，并自喜其医学有进步也。

论肾弱不能作强治法 （附：强肾方药——鹿角胶、生鸡子黄、强肾瑞莲丸、胡桃仁、枸杞、紫稍花）

《内经》谓："肾者，作强之官，伎巧出焉。"盖肾之为用，在男子为作强，在女子为伎巧，然必男子有作强之能，而后女子有伎巧之用也。是以欲求嗣续者，固当调养女子之经血，尤宜补益男子之精髓，以为作强之根基。彼方书所载助肾之药，若海马、獭肾、蛤蚧之类，虽能助男子一时之作强，实

张锡纯内科证治精华

皆为伤肾之品，原不可以轻试也。惟鹿茸方书皆以为补肾之要品，然只能补肾中之阳，久服之亦能生弊。惟用鹿角所熬之胶，《本经》谓之白胶，其性阴阳俱补，大有益于肾脏。是以白胶在《本经》列为上品，而鹿茸只列于中品也。

曾治一人，年近五旬，左腿因受寒作疼。教以日用鹿角胶三钱含化服之（鹿角胶治左腿疼，理详三期第四卷活络效灵丹下）。阅两月，复觌面。其人言服鹿角胶半月，腿已不疼，然自服此药后，添有兴阳之病，因此辍服。愚曰："此非病也，乃肾脏因服此而壮实也"。观此，则鹿角胶之为用可知矣。若其人相火衰甚，下焦常觉凉者，可与生硫黄并服（三期第八卷载有服生硫黄法可参观）。鹿角胶仍含化服之。又每将饭之先，服生硫黄末三分，品验渐渐加多，以服后移时微觉温暖为度。

又肾之为体，非但左右两枚也。肾于卦为坎，坎上下皆阴，即肾左右之两枚也；其中画为阳，即两肾中间之命门也，《难经》谓命门之处，男以藏精，女以系胞，胞即胞室，与肾系同连于命门。西人之生理新发明家谓其处为副肾髓质，又谓其处为射精之机关，是中西之说同也。又谓副肾髓质之分泌素名副肾碱，而鸡子黄中实含有此物，可用以补副肾碱之缺乏。此说愚曾实验之，确乎可信。方用：生鸡子黄两三枚，调开水服之，勿令熟，熟则勿效。又愚曾拟一强肾之方，用：建莲子去心为末，焙熟，再用猪、羊脊髓和为丸，桐子大，每服二钱，日两次，常服大有强肾之效，因名其方为强肾瑞莲丸。盖凡物之有脊者，其脊中必有一袋，即督脉也。其中所藏之液，即脊髓，亦即西人所谓副肾碱，所以能助肾脏作强；且督脉上袋上通于脑。凡物之角与脑相连，鹿角最大，其督脉之强可知。是用鹿角胶以补肾，与用猪羊脊髓以补肾，其理同也。

又肾主骨。人之骨称骸骨，谓犹果之有核也。果核之大者，莫过于胡桃，是以胡桃仁最能补肾。人之食酸齼齿者，食胡桃仁即愈，因齿牙为骨之余，原肾主之，故有斯效。此其能补肾之明征也。古方以治肾经虚寒，与补骨脂并用，谓有木火相生之妙（胡桃属木补骨脂属火）。若肾经虚寒，泄泻、骨痿、腿疼，用之皆效，真佳方也。

又枸杞亦为强肾之要药，故俗谚有"隔家千里，勿食枸杞"之语。然素有梦遗之病者不宜单服久服，以其善兴阳也，惟与山萸肉同服，则无斯弊。

又紫稍花之性，人皆以为房术之药，而不知其大有温补下焦之功。凡下焦虚寒泄泻，服他药不愈者，恒服紫稍花即能愈，其能大补肾中元气可知。久久服之，可使全体强壮。至服之上焦觉热者，宜少佐以生地黄，然宜作丸散，不宜入汤剂煎服。

曾治一人，年过四旬，身形羸弱，脉象细微，时患泄泻，房事不能作强。俾用紫稍花为末，每服二钱半，日两次，再随便嚼服枸杞子五六钱。两月之后，其身形遽然强壮，泄泻痿废皆愈。再诊其脉，亦大有起色，且从前觉精神脑力日浸衰减，自服此药后，则又觉日浸增加矣。

答人问泌尿道路

人之饮入于胃，上下四旁敷布以灌溉濡润诸脏腑，而其灌溉濡润之余，除化气、化汗之外，皆下归于膀胱而为小便，是以胃者小便之源，膀胱小便之委，犹黄河之播为九河，其下又同为逆河也。今特即管见所及，缕析条分，以列于下。

《内经》谓："饮入于胃，游溢精气，上输于脾，脾气散

张锡纯内科证治精华

精，上归于肺，通调水道，下输膀胱。"盖胃中之食，必得水气濡润始能酿为精液。经不曰精液而曰精气者，言精液之中含有气化也。此精液既成之后，可于脾胃相连之处（《内经》谓脾胃相连以膜），输入脾中，藉脾气之散，以上达于肺，复由肺下降，以灌溉诸脏腑。而当其下降之时，即分泌水饮之含有废质者，循三焦之脂膜以下归膀胱。

又《内经》谓："食气入胃，散精于肝，淫气于筋。"所谓精者，亦水饮与食气酝酿而成。盖胃有肝膈大筋与之相连，而饮食所化之精液，遂得缘筋上之脂膜，以输于肝，分润诸筋（肝主筋故能自肝分润之）。而其含废质之水饮，遂循肝系下注，缘下焦脂膜归于膀胱。

二节经文虽有饮入于胃、食入于胃之不同，究之皆饮与食化合之精液，由肝脾以散布于周身也。

又《内经》谓："食气入胃，浊气归心，淫精于脉。"盖浊气者，即水气含有食物之精液者也。所谓淫精于脉者，以心主脉也。此即西人所谓微丝血管能吸胃中水饮之理。盖水饮被微丝血管吸去，随血脉之循环以注于心，助心酿成血中明水，以养赤白血轮。而所余之水亦多含有废质，由回血管下行至肾，由肾漉过，归于膀胱。

又《内经》谓："胃之大络，名虚里，贯鬲络肺。"按虚里之络为胃腑通于胸肺之道路。其贯鬲也，胃中谷气可缘之上升以养胸中大气；其络肺也，胃中水气可缘之上升以润肺化气。此由中焦如沤，以成上焦如雾也，迨至雾气润泽，复化为水而下注，循三焦以归于膀胱，则又下焦如渎矣。此与脾气散精节，所谓通调水道下归膀胱者，其分泌之道路同也。

又饮食入胃以后，经胃中酸汁（似稀盐酸）酝酿，化为稀糜，输于小肠，其中原多含水气，迨至此水助小肠酿成乳糜汁后，已归无用，即从乳糜管中透出，循下焦脂膜以归于膀胱。上共六则，泌尿之道路大约不外此矣。

或问：王勋臣言胃腑幽门之左寸许，有一门名津门，津门上有一管名津管，其处胃体甚厚，四围靠挤缩小，所以水能出而食不能出。观子所著《衷中参西录》中，亦间取王氏之说。今论泌尿道路而独未言及津门，岂王氏之说难确信欤？答曰：津门之说，《内经》未言，西人剖解家亦未尝言。愚曾用猪胃扎其下口，满注以酒，复扎其上口，煮烂熟作药用，未见其酒外出，其无显然出水之门可知。夫物之胃无显然出水门户，自能消水，而人之胃必显然有出水门户，始能消水，是人胃体质之粗疏，转不若物胃之精妙矣。又西人剖解之初，偶见胃有穿孔者，当时以为致死之由，后乃知为胃中酸汁所化。因酸汁之性，能化死肉，不能化活肉，故人生前之胃不畏酸汁，而死后之胃畏酸汁也。由是而论，王氏所言之津门，焉知非为酸汁所化之孔乎？

或问：西人合信氏谓，饮入于胃，被胃中微丝血管吸去，引入回血管，过肝入心，以布于周身，自肺达出为汽，自肤渗出为汗，余入膀胱为溺。今子则谓水饮过肝后无事入心，而即可由肝下达膀胱，果何所据而云然乎？答曰：《内经》谓：肝热病者，小便先黄。又谓肝壅，两胠（胁也）满，卧则惊悸，不得小便。且芍药为理肝之主药，而最善利小便。又肝木气躁，小便之气亦躁。是皆其明征也。况肝脉原下络阴器，连于下焦。由是观之，是水饮由胃入肝，原可直达于膀胱也。且西人谓回血管之尾与肾中溺管相接，回血管之水即用此透过肾脏，达于膀胱。夫回血管中水饮，若过肝之后皆上行入心，而实无自心复下行之回血管（凡回血管皆自他经收回心部），水饮又何能由之达于肾乎？是知水饮由回血管入肾者，必其过肝之后，未尽随上行之回血管归心，而即随自肝下行之回血管归肾也。盖西人此段议论原属约略未详之词，愚特于其未详者代为阐发耳。

论鼻渊治法（附：丝瓜蔓汤）

《内经》谓"胆移热于脑，则辛频、鼻渊。"频者，鼻通脑之径路也。辛频，则频中觉刺激也。鼻渊者，鼻流浊涕如渊之不竭也。盖病名鼻渊，而其病灶实在于频，因频中黏膜生炎，有似腐烂，而病及于脑也。其病标在上，其病本则在于下。故《内经》谓系胆之移热。而愚临证品验以来，知其热不但来自胆经，恒有来自他经者。而其热之甚者，又恒来自阳明胃腑。胆经之热，大抵由内伤积热而成。胃腑之热，大抵由伏气化热而成。

临证者若见其脉象弦而有力，宜用药清其肝胆之热，若胆草、白芍诸药，而少加连翘、薄荷、菊花诸药辅之，以宣散其热，且以防其有外感拘束也。若见其脉象洪而有力，宜用药清其胃腑之热，若生石膏、知母诸药，亦宜少加连翘、薄荷、菊花诸药辅之。且浊涕常流，则含有毒性，若金银花、甘草、花粉诸药，皆可酌加也。若病久阴虚，脉有数象者，一切滋阴退热之药皆可酌用也。

后世方书治此证者，恒用苍耳、辛夷辛温之品，此显与经旨相背也。夫经既明言为胆之移热，则不宜治以温药可知。且明言辛频鼻渊，不宜更用辛温之药助其频益辛，更可知矣。即使证之初得者，或因外感拘束，宜先投以表散之药，然只宜辛凉而不可用辛温也。是以愚遇此证之脉象稍浮者，恒先用西药阿斯必林瓦许汗之，取其既能解表又能退热也。拙著四期《衷中参西录·石膏解》中，载有重用生石膏治愈此证之案数则，可以参观。

又此证便方：用丝瓜蔓煎汤饮之，亦有小效。若用其汤当水，煎治鼻渊诸药，其奏效当尤捷也。

详论咽喉证治法 （附：加减八味地黄汤、敛阴泻肝汤、消肿利咽汤）

医界春秋社征咽喉科专稿，因撰此论以应之。咽喉之证，有内伤、外感，或凉或热，或虚或实，或有传染或无传染之殊。今试逐条详论之于下。

伤寒病恒兼有咽喉之证。《阳明》第二十节云："阳明病但头眩，不恶寒，故能食而咳，其人必咽痛。若不咳者，咽亦不痛。"

按：此节但言咽痛，未言治法。乃细审其文义，是由太阳初传阳明，胃腑之热犹未时（是以能食）。其热兼弥漫于胸中（胸中属太阳当为阳明病连太阳），上熏肺脏，所以作咳。更因咳而其热上窜，所以咽痛。拟治以白虎汤，去甘草，加连翘、川贝母。

伤寒《少阴篇》第三节："病人脉阴阳俱紧，反汗出者，亡阳也，此属少阴，法当咽痛。"此节亦未列治法。

按：少阴脉微细，此则阴阳俱紧，原为少阴之变脉。紧脉原不能出汗，因其不当出汗者而反自汗，所以知其亡阳。其咽痛者，无根之阳上窜也。拟用大剂八味地黄汤，以芍药易丹皮，再加苏子、牛膝，收敛元阳，归根以止汗，而咽痛自愈也。

　　　　🏵 张锡纯内科证治精华

加减八味地黄汤

大怀熟地一两　净萸肉一两　生怀山药八钱　生杭芍三钱 大云苓片二钱　泽泻钱半　乌附子二钱　肉桂去粗皮后入，二钱　怀 牛膝三钱　苏子炒研，二钱

煎汤盅半，分两次温服。

《少阴篇》第三十节云："少阴病，下利，咽痛，胸满， 心烦者，猪肤汤主之。"

按：此证乃少阴之热弥漫于三焦也。是以在上与中，则为 咽痛烦满，因肾中真阴不能上升与阳分相济，所以多生燥热 也；在下则为下利，因脏病移热于腑，其膀胱瘀滞，致水归大 肠而下利也。至治以猪肤汤者，以猪为水畜，其肤可熬胶，汁 液尤胜，原能助肾阴上升与心阳调剂，以化燥热。而又伍以白 蜜之凉润，小粉之冲和，熬之如粥，服后能留恋于肠胃，不致 随下利泻出，自能徐徐敷布其气化，以清三焦弥漫之热也。

《少阴篇》第三十一节云："少阴病二三日，咽痛者，可 与甘草汤。不差者，与桔梗汤。"此亦少阴病之热者也。用甘 草汤，取其能润肺利咽，而其甘缓之性又能缓心火之上炎，则 上焦之燥热可消也。用桔梗汤者，取其能升提肾中之真阴，俾 阴阳之气互相接续，则上焦之阳自不浮越以铄肺熏咽，且其上 达之力又善散咽喉之郁热也。

按：后世治咽喉证者皆忌用桔梗，然果审其脉为少阴病之 微细脉，用之固不妨也。况古所用之桔梗皆是苦桔梗，其性能 升而兼能降，实具有开通之力也。

《少阴篇》第三十二节云："少阴病，咽中伤，生疮，不 能言语，声不出者，苦酒汤主之。"

按：少阴之脉，原络肺，上循喉咙，是以《少阴篇》多

兼有咽喉之病。至治以苦酒汤，唐氏谓苦酒与半夏同用，可使咽中之疮速破，苦酒即今之醋。醋调生半夏末外敷原可消疮，不必皆攻之使破也。至张氏注谓"鸡卵壳坚白似金，故能入肺"，亦颇近理。惟陈古愚谓"所用生半夏破如枣核大十四枚，则鸡子壳中不能容"。尝阅古本，谓将半夏一枚破为十四枚则又未免太少，且如枣核大四字亦无交代。以愚意测之，枣核当为枣仁之误，若谓如枣仁大十四枚，则鸡卵壳中容之有余矣。又古人用半夏，汤洗七次即用，故半夏下注有"洗"字。若今之制半夏用于此方，必然无效。如畏其有毒不敢用，可将生半夏破作数瓣，以水煮之，或换水煮两三次，尝之不甚辛辣，然后入药亦可。

《厥阴篇》第九节云："伤寒先厥后发热，下利必自止，而反汗出，咽中痛，其喉为痹。"

按：此节之咽痛，以多汗亡阴也，与《少阴篇》之汗出亡阳者原互相对照。

盖其人之肝脏蕴有实热，因汗出过多，耗其阴液，其热遂上窜，郁于咽中而作痛，故曰其咽为痹。痹者，热与气血凝滞不散也。仲师当日未言治法，而愚思此证当用酸敛之药以止其汗，凉润之药以复其液，宣通之药以利其咽，汇集为方，庶可奏功。爰将所拟之方详录于下：

敛阴泻肝汤

生杭芍两半　天花粉一两　射干四钱　浙贝母四钱，捣碎　酸石榴一个，连皮捣烂

同煎汤一盅半，分两次温服下。

上所录伤寒兼咽喉病者六节，伤寒中之咽喉证大略已备。而愚临证多年，知伤寒兼病咽喉又有出于六节之外者。试举治

　张锡纯内科证治精华

验之案一则明之。

愚在奉时，治一农业学校朱姓学生，患伤寒三四日，蜷卧昏昏似睡，间作谵语，呼之眼微开，舌上似无苔，而舌皮甚干，且有黑斑，咽喉疼痛，小便赤而热，大便数日未行，脉微细兼沉，心中时觉发热，而肌肤之热度如常。此乃少阴伤寒之热证，因先有伏气化热，乘肾脏虚损而窜入少阴，遏抑肾气不能上达，是以上焦燥热而舌斑咽痛也；其舌上有黑斑者，亦为肾虚之现象。至其病即属热而脉微细者，诚以脉发于心，肾气因病不能上达与心相济，其心之跳动即无力。此所以少阴伤寒无论或凉或热，其脉皆微细也。遂为疏方：

生石膏细末二两　　生怀山药一两　　大潞参六钱　　知母六钱
甘草二钱

先用鲜茅根二两煮水，以之煎药，取清汤三盅。每温服一盅，调入生鸡子黄一枚。服药一次后，六脉即起；服至二次，脉转洪大；服至三次，脉象又渐和平，精神亦复，舌干咽痛亦见愈。翌日，即原方略为加减，再服一剂，诸病痊愈。

按：上所用之方，即本期六卷《鼠疫门》中坎离互根汤。方之细解详于本方后，兹不赘。

至于温病，或温而兼疹，其兼咽喉证者尤多，方书名其证为烂喉痧。其证多系有传染之毒菌，治之者，宜注意清其温热，解其疹毒，其咽喉之证亦易愈。试举治验之案以明之。

戊辰在津，有第一中学教员宋志良君素喜阅拙著。孟夏时，其长子慕濂患温疹兼喉证。医者皆忌重用凉药。服其药数剂，病转增剧，继延愚为诊视。其脉洪长有力，纯乎阳明胃腑蕴有实热。其疹似靥未靥，视其咽喉两旁红，微有烂处，心中自觉热甚，小便短赤，大便三日未行。为开大剂白虎汤，加连翘四钱，薄荷叶钱半以托疹外出。方中石膏重用生者四两，恐药房中以煅者充之，嘱取药者视其将大块生石膏捣细，且带一小块来视其果系生石膏否。迨药取至，其小块果为生白膏，而细面灰白，乃系煅者。究问其故，是预制为末，非当面捣细者。愚因渭志良曰："石膏煅用，性同鸩毒。若用至一两，即足误人性命。可向杂货铺中买生者，自制细用之。"于是依愚言办理。将药煎汤三盅，分三次温饮下，病大见愈，而脉仍有力，咽喉食物犹疼。继又用原方，先取鲜白茅根二两煮水以煎药，仍分三次服下，尽剂而愈，大便亦通下。

后其次子亦患温疹喉证，较其兄尤剧。仍治以前方，初次即用茅根汤煎药，药方中生石膏初用三两，渐加至五两始愈。

继其幼女年七岁，亦患温疹喉证，较其两兄尤重。其疹周身成一个，肉皮皆红（俗谓此等疹皆不能治愈）。亦治以前方，为其年幼，方中生石膏初用二两，后加至六两，其热稍退而喉痛不减，其大便六日未行。遂单用净芒硝俾淬水服下，大便即通，其热大减，喉痛亦愈强半。再诊其脉，虽仍有力，实有浮而还表之象，遂用西药阿斯必林一瓦，因病机之外越而助其出汗。果服后周身得汗，霍然痊愈。志良因告愚曰："余从前有子女四人，皆因此证而殇。今此子女三人，服先生药完全得愈，始知医术之精，洵有夺命之权也。"

按：温疹之证，西人名为猩红热，有毒菌传染，原不易治，而兼咽喉证者，治之尤难。仲景所谓"阳毒之为病，面赤斑斑如锦纹，咽喉痛，唾脓血"者，当即此证。近世方书中名为烂喉痧，谓可治以《伤寒论》麻杏甘石汤，然麻杏甘石汤中石膏之分量，原为麻黄之二倍。若借用其方，则石膏之分量当十倍于麻黄（石膏一两麻黄一钱）。其热甚者，石膏之分量又当二十倍于麻黄（石膏二两麻黄一钱），然后用之无弊。本期第五卷中曾详论之。近闻友人杨达夫言：有名医精于伤寒，偶患喉证，自治以麻杏甘石汤，竟至不起。想其所用之分量皆按原方而未尝为之通变也。使其早见拙论，又何至有此失乎？

又治沧州友人董寿山，年过三旬，初则感冒发颐，继则渐肿而下延至胸膺，服药无效。时当中秋节后，淋雨不止，因病势危急，冒雨驱车迎愚。既至见其颔下连项，壅肿异常，抚之，硬而且热，色甚红，纯是一团火毒之气，下肿已至心口。其牙关不开，咽喉肿疼，自牙缝进水半日，必以手掩口，十分用力始能下咽。且痰涎填满胸中，上至咽喉，并无容水之处，进水少许，必换出痰涎一口，且觉有气自下上冲，常作呃逆。其脉洪滑而长，重按有力，一分钟约近九十至，大便数日未行。愚曰："此俗所称虾蟆瘟也。其毒热炽盛，盘踞阳明之腑，若火之燎原。必重用生石膏清之，乃可缓其毒热之势。"从前医者在座，谓曾用生石膏一两，毫无功效。愚曰："石膏乃微寒之药，《本经》原有明文，仅用两许，何能清此炽盛之热毒。"遂为疏方，用：

生石膏四两　清半夏四钱　金线重楼三钱　连翘二钱　射干二钱

煎服后，觉药停胸间不下，其热与肿似有益增之势，知其证兼结胸，火热无下行之路，故益上冲也。幸药房即在本村，复急取生石膏四两，赭石三两，又煎汤服下。仍觉停于胸间，又急取赭石三两，蒌仁二两，芒硝八钱，又煎汤饮下，胸中仍不开通。此时咽喉益肿，再饮水亦不能下咽，病家惶恐无措，愚晓之曰："余所以连次亟亟用药者，正为此病肿势浸长，恐稍缓则药不能进。今其胸中既贮如许多药，断无不下行之理。

药下行则结开便通，毒火随之下降，而上焦之肿热必消矣。"

时当晚十点钟至夜半，觉药力下行。黎明，下燥粪若干，上焦肿热觉轻，水浆可进，晨饭时牙关亦微开，服茶汤一碗。午后肿热又渐增，抚其胸，热又烙手，脉仍洪实，意其燥粪必未尽下，遂投以大黄四钱，芒硝五钱。又下燥粪，兼有溏粪，病遂大愈，而肿处之硬者仍不甚消，胸间抚之犹热，脉象亦仍有余热。又用生石膏四两，金银花、连翘各五钱，煎汤一大碗，分数次温饮下，日服一剂，三日痊愈。寿山从此愤志学医，今已成名医矣。

按：此病实温疫（疫有寒温两种，而寒者甚少），确有传染至猛至烈之毒菌，是以难治。

又按：此证当二次用药时，若加硝、黄于药中，早通其大便，或不至以后如此危险。而当时阅历未深，犹不能息息与病机相赴也。

又有白喉证，其发白或至腐烂，西人名为实夫的历，实为传染病之一端。其证大抵先有蕴热，则易受传染，为其证内伤为重，宜用凉润滋阴清火之品，而忌用表散之剂。然用辛凉之药以散其火郁，若薄荷、连翘诸药固所不忌也。《白喉忌表抉微》中之养阴清肺汤、神仙活命汤二方，原为治白喉良方。而神仙活命汤中宜加连翘三钱，热甚者可将方中生石膏加倍，或加两倍；若大便不通者，大黄、芒硝皆可酌加。

白喉之病，又恒有与烂喉痧相并者。

辛未仲春，天津法租界瑞云里沈姓学生，年十六岁，得温疹兼喉痧证。其得病之由，因其身体甚胖，在体育场中游戏努力过度，周身出汗，为风所袭。初微觉恶寒头疼，翌日表里俱壮热，咽喉闷疼。延医服药，病未见轻，喉中疼闷似加剧，周身又复出疹，遂延愚为诊治。其肌肉甚热，出疹甚密，连无疹之处其肌肉亦发红色，诚西人所谓猩红热也。其心中亦自觉热甚，其喉中扁桃处皆有红肿，其左边有如榆荚一块发白。自谓不惟饮食疼难下咽，即呼吸亦甚觉有碍。其脉左右皆洪滑有力，一分钟九十八至。愚为刺其少商出血，复为针其合谷，又为拟一清咽、表疹、泻火之方俾服之。

生石膏捣细，二两　玄参六钱　天花粉六钱　射干三钱　牛蒡子捣细，三钱　浙贝母捣碎，三钱　青连翘三钱　鲜茅根三钱，无鲜茅根可代以鲜芦根　甘草钱半　粳米三钱

共煎汤两大盅，分两次温服下。翌日，复为诊视，其表里之热皆稍退，脉象之洪滑亦稍减，疹出又稍加多，前三日未大便，至此则通下一次。再视其喉，其红肿似加增，其白处则大如钱矣。病人自谓："此时饮水必须努力始能下咽，呼吸之滞碍似又加剧。"愚曰："此为极危险之候，非刺患处出血不可。"遂用圭式小刀尖于喉左右红肿之处各刺一长口，放出紫血若干，呼吸骤觉顺利。继再投以清热、消肿、托表疹毒之剂，病遂痊愈。

又《灵枢·痈疽》篇谓："痈发嗌中，名曰猛疽，猛疽不治，化为脓，脓不泻，塞咽，半日死。"

按：此证即后世所谓截喉痈。初起时，咽喉之间红肿甚剧，宜用消疮之药散之，兼用扁针刺之使多出血。若待其脓成而后泻之，恐不容待其成脓即有危险也。

消肿利咽汤

天花粉一两　连翘四钱　金银花四钱　丹参三钱　射干三钱　玄参三钱　乳香二钱　没药二钱　炙山甲钱半　薄荷叶钱半

脉象洪实者加生石膏一两，小便不利者加滑石六钱，大便

不通者加大黄三钱。咽喉之证，热者居多，然亦间有寒者。

愚在籍时有姻家刘姓童子，年逾十龄，咽喉肿疼，胸中满闷堵塞，剧时呼吸停顿，两目上翻，身躯后挺。然细审其所以呼吸停顿者，非因咽喉堵塞，实因胸膈堵塞也。诊其脉，微细而迟。其心中常觉发凉，有时其凉上冲，而不能息，而现目翻身挺之象，即脉审证，知系寒痰结胸无疑。其咽喉肿疼者，寒痰充溢于上焦，迫其心肺之阳上浮也。为拟方：

生赭石细末一两　干姜、乌附子各三钱　厚朴、陈皮各钱半

煎服一剂，胸次顿觉开通，咽喉肿疼亦愈强半。又服两剂，痊愈。

又咽喉两旁微高处，西人谓之扁桃腺。若红肿，西人谓之扁桃腺炎。若其处屡次红肿，渐起疙瘩，服清火药则微消，或略有感冒，或稍有内热复起者，此是扁桃腺炎已有根蒂，非但服药所能愈，必用手术割去之，再投以清火消肿之药，始能除根。若不割去，在幼童可累其身体之发达。

又《金匮》谓妇人咽中如有炙脔（吐之不出，吞之不下，俗谓之梅核气病），此亦咽喉证之一也。

按：此证注疏家谓系痰气阻塞咽喉之中，然此证实兼有冲气之冲也。原方半夏厚朴汤主之，是以半夏降冲，厚朴开气，茯苓利痰，生姜、苏叶以宣通其气化。愚用此方时，恒加赭石数钱，兼针其合谷，奏效更速（此证不但妇人，男子亦间有之）。

附录：

前哲治喉奇案一则。忆愚少时，出诊邻县庆云，见案头多书籍，中有记事闲书，载有名医某（书与医皆忘其名）外出，偶歇巨第门旁，其门中人出入甚忙迫。询之，言其家只有少年公子一人，患喉证奄奄一息，危在目前，急为备其身后事，故忙

张锡纯内科证治精华

迫也。医者谓：此证我善治，虽至危亦能挽救，可为传达。其人闻言而入。须臾，宅主出，肃客入。视病人，见其脖项肿甚剧，闭目昏昏似睡，呼之不应，牙关紧闭，水浆亦不入。询其家人，知不食将周旬矣。医者遂俾其家人急煮稠粥一盆，晾半温，待其病人愈后服之，又令备细木棍数条及斧锯之嘱。其家人皆窃笑，以为斯人其疯癫乎！医者略不瞻顾，惟用锯与斧将木棍截短，一端削作鸭嘴形，且催将所煮之粥盛来视凉热可食否。遂自尝之曰："犹热，可少待。"乃徐用所制鸭嘴之最细薄者撬病人齿，齿少启，将鸭嘴填入。须臾，又填以略粗略厚之鸭嘴，即将初次所填者抽出。如此填抽至五次，其口可进食矣。而骤以制鸭嘴所锯之木屑投病人喉中。其家人见之大惊，欲加恶声。病人遂大咳连连，须臾吐脓血碗余，遂能言，呼饥，进以所备粥，凉热适口，连进数碗。举家欢喜感谢，因问："病至如此，先生何以知犹可救？"答曰："病者六脉有根而洪紧，洪者为热，紧者为毒。且其脖项肿热，因喉生痈毒，为日已多，又确知其痈已溃脓。然咽喉肿满，药不能入，以针透脓，不知自吐，亦所出有限，不能救眼前之急，故深思而得此法。尝见咳之剧者，能将肺咳破吐血，况喉中已熟之疮疡乎？此所谓医者意也。惟仁人君子始可以学医，为其能费尽苦心以救人也。"病家乃大叹服。

按：此案用法甚奇，又若甚险。若预先言明，病家未必敢用。然诊断确实，用之自险而能稳也。

论结胸治法

结胸之证，有内伤外感之殊。内伤结胸，大抵系寒饮凝于贲门之间，遏抑胃气不能上达，阻隔饮食不能下降，当用干姜八钱，赭石两半，川朴、甘草各三钱开之。其在幼童，脾胃阳虚，寒饮填胸，呕吐饮食成慢惊，此亦皆寒饮结胸证，可治以庄在田《福幼编》逐寒荡惊汤。若用其方，寒痰仍不开，呕吐仍不能止者，可将方中胡椒倍用二钱。若非寒饮结胸，或为顽痰结胸，或为热痰结胸者，阻塞胸中之气化不能升降，甚或有碍呼吸，危在目前，欲救其急，可用硼砂四钱开水融化服之，将其痰吐出。其为顽痰者，可再用瓜蒌仁二两，苦葶苈三钱（袋装）煎汤饮之，以涤荡其痰。其为热痰者，可于方中加芒硝四钱。

有胸中大气下陷，兼寒饮结胸者，其证尤为难治。

曾治一赵姓媪，年近五旬，忽然昏倒不语，呼吸之气大有滞碍，几不能息。其脉微弱而迟。询其生平，身体羸弱，甚畏寒凉，恒觉胸中满闷，且时常短气，即其素日资禀及现时病状以互勘病情。其为大气下陷兼寒饮结胸无疑，然此时形势，将成痰厥。住在乡村，取药无及，遂急用胡椒二钱，捣碎，煎两三沸，澄取清汤灌下。须臾，胸中作响，呼吸顿形顺利。继用干姜八钱，煎汤一盅，此时已自能饮下。须臾，气息益顺，精神亦略清爽，而仍不能言，且时作呵欠，十余呼吸之顷，必发太息。知其寒饮虽开，大气之陷者犹未复也，遂投以拙拟回阳升陷汤（方在三期第四卷，系生箭芪八钱，干姜六钱，当归四钱，桂枝尖三钱，甘草一钱）。服数剂，呵欠与太息皆愈，渐能言语。

按：此证初次单用干姜开其寒饮，而不敢佐以赭、朴诸药以降下之者，以其寒饮结胸又兼大气下陷也。设若辨证不清而误用之，必至凶危立见，此审证之当细心也。

至于外感结胸，伤寒与温病皆有。伤寒降早可成结胸，温病即非降早亦可成结胸，皆外感之邪内陷与胸中痰饮互相胶漆

❀ 张锡纯内科证治精华

也。无论伤寒温病，其治法皆可从同。若《伤寒论》大陷胸汤及大陷胸丸，俱为治外感结胸良方，宜斟酌病之轻重浅深，分别用之。至拙拟之荡胸汤（载三期六卷，系瓜蒌仁新炒者捣细二两，生赭石细末二两，苏子六钱，病剧者加芒硝五钱，煎盅半徐徐饮下），亦可斟酌加减，以代诸陷胸汤丸。

又有内伤结胸与外感结胸相并，而成一至险之结胸证者。

在奉天时曾治警务处科长郝景山，年四十余，心下痞闷堵塞，饮食不能下行，延医治不效。继入东人医院，治一星期，仍然无效，浸至不能起床，吐痰腥臭，精神昏愦。再延医诊视，以为肺病已成，又兼胃病，不能治疗，其家人惶恐无措。适其友人斐云峰视之，因从前曾患肠结证，亦饮食不能下行，经愚治愈，遂代为介绍，迎愚诊治。其脉左右皆弦，右部则弦而有力，其舌苔白厚微黄。抚其肌肤发热，问其心中亦觉热，思食凉物，大便不行者已四五日。自言心中满闷异常，食物已数日不进，吐痰不惟腥臭，且又觉凉。愚筹思再四，知系温病结胸。然其脉不为洪而有力，而为弦而有力，且所吐之痰臭而且凉者何也？盖因其人素有寒饮，其平素之脉必弦，其平素吐痰亦必凉（平素忽不自觉，今因病温咽喉发热觉痰凉耳）。因有温病之热与之混合，所以脉虽弦而仍然有力，其痰虽凉而为温病之热熏蒸，遂至腥臭也。为疏方，用：

蒌仁、生赭石细末各一两　玄参、知母各八钱　苏子、半夏、党参、干姜各四钱

煎汤冲服西药硫苦四钱。一剂胸次豁然，可进饮食，右脉较前柔和，舌苔变白，心中犹觉发热，吐痰不臭，仍然觉凉。遂将原方前四味皆减半，加当归三钱。服后大便通下，心中益觉通豁，惟有时觉有凉痰自下发动，逆行上冲，周身即出汗。

遂改用：赭石、党参、干姜各四钱半夏、白芍各三钱川朴、五味、甘草各二钱细辛一钱连服数剂，寒痰亦消矣。

按： 此证原寒饮结胸与温病结胸相并而成，而初次方中但注重温病结胸，惟生姜一味为治寒饮结胸之药。因此二病之因一凉一热，原难并治。若将方中之生姜改为干姜，则温病之热必不退。至若生姜之性虽热，而与凉药并用，实又能散热，迫至温病热退，然后重用干姜以开其寒饮。此权其病势之缓急先后分治，而仍用意周匝，不至顾此失彼，是以能循序奏效也。

论痢证治法 （附：加味益元散、开胃资生丹）

唐容川曰"《内经》云：'诸呕吐酸，暴注下迫，皆属于热'，下迫与吐酸同言，则知其属于肝热也。仲景于下利后重、便脓血者，亦详于厥阴篇中，皆以痢属肝经也。盖痢多发于秋，乃肺金不清，肝木遏郁。肝主疏泄，其疏泄之力太过，则暴注里急，有不能待之势。然或大肠开通，则直泻下矣。乃大肠为肺金之腑，金性收涩，秋日当令，而不使泻出，则滞塞不得快利，遂为后重。是以治痢者，开其肺气、清其肝火，则下痢自愈。"

按： 此论甚超妙，其推详痢之原因及治痢之法皆确当。愚今特引申其说，复为详悉言之。盖木虽旺于春，而其发荣滋长实在于夏，故季夏六月为未月。未者，木重叶也。言木至此，旺之极也。而肝脏属木，故于六月亦极旺。肝木过旺而侮克脾土，是以季夏多暴注下泻之证，而痢证甚少，因肺金犹未当令，其收涩之力甚微也。即其时偶有患痢者，亦多系湿热酿成，但利湿清热，病即可愈。是以六一散为治暑痢之定方，而非所论于秋日之痢也。迫至已交秋令，金气渐伸，木气渐敛，人之脏腑原可安于时序之常，不必发生痢证也。惟其人先有蕴热，则肝木乘热恣肆，当敛而不敛。又于饮食起居间感受之寒凉，肺金乘寒凉之气，愈施其肃降收涩之权，则金木相犯，交迫于肠中，而痢作矣。是知痢之成也，固由于金木相犯，而金木之相犯，实又因寒火交争之力以激动之也。

若唐氏所谓开肺清肝，原为正治之法，然只可施于病之初起，非所论于痢病之已深也。且统观古今治痢之方，大抵皆用之于初期则效，用之于末期则不效。今特将痢证分为数期，详陈其病之情状及治法于下。

痢之初得也，时时下利脓血，后重，腹疼，而所下脓则甚稠，血则甚鲜，腹疼亦不甚剧。脉之滑实者，可用小承气汤加生杭芍四钱、甘草二钱下之。盖方中朴、实原可开肺；大黄、芍药又善清肝；且厚朴温而黄，芍凉，更可交平其寒热，以成涤肠荡滞之功；加甘草者，取其能调胃兼能缓肝，即以缓承气下降之力也。其脉按之不实者，可治以拙拟化滞汤（方载三期痢疾门，系生杭芍一两，当归、山楂各六钱，莱菔子五钱，甘草、生姜各二钱）。方中之意：用芍药以泄肝之热；甘草以缓肝之急；莱菔子以开气分之滞；当归、山楂以化血分之滞；生姜与芍药并用又善调寒热之互相凝滞；且当归之汁液最滑，痢患滞下而以当归滑之，其滞下愈而痢自愈也。

若当此期不治，或治以前方而仍不愈，或迁延数旬或至累月，其腹疼浸剧，所下者虽未甚改色，而间杂以脂膜，其脉或略数或微虚，宜治以拙拟燮理汤（方载三期痢疾门，系生怀山药八钱，生杭芍六钱，金银花五钱，牛蒡子、甘草各两钱，黄连、肉桂各钱半）。方中之意：黄连、肉桂（煎时后入）等分并用，能交阴阳于顷刻，以化其互争，实为燮理阴阳之主药，即为解寒火凝滞之要品。况肉桂原善平肝，黄连原善厚肠，二药相助为理，则平肝不失于热，厚肠不失于凉；又佐以芍药、甘草，善愈腹疼，亦即善解寒火凝滞也；用山药者，下痢久则阴分必亏，山药之多液，可滋脏腑之真阴，且下痢久则气化不固，山药之益气，更能固下焦之气化也；用金银花、牛蒡子者，因所下者杂以脂膜，肠中似将腐烂。二药善解疮疡热毒，即可预防肠中腐烂也。其脉象若有实热，或更兼懒进饮食者，宜用此药汤送服去皮鸦胆子三十粒。

痢证虽因先有积热后为凉迫而得，迨其日久，又恒有热无凉，犹伤于寒者之转病热也。所以此方虽黄连、肉桂等分并用，而肉桂之热究不敌黄连之凉。况重用白芍以为黄连之佐使，见其脉象有热者，又以之送服鸦胆子仁。是此汤为燮理阴阳之剂，而实则清火之剂也。愚生平用此方治愈之人甚多，无论新痢、久痢皆可用。铁岭医士田聘卿，用此方治愈痢证多人，曾登《绍兴医报》声明。

乙丑春在沧州，遇沧州城南宜卿白君，非业医而好阅医书。言其族弟年三十余，患痢近一年，百药不效，浸至卧床不起。为开此方授之，服三剂痊愈。

用上方虽新痢、久痢皆可奏效，而其肠中大抵未至腐烂也。乃有腹中时时切疼后重，所下者多如烂炙，杂以脂膜，是其肠中已腐烂矣，当治以拙拟通变白头翁汤（方载三期痢疾门，系生山药一两，白头翁、生杭芍各四钱，秦皮、生地榆、三七各三钱，鸦胆子去皮六十粒，甘草二钱，先用白糖水送服三七、鸦胆子一半，再将余药煎服，至将药煎渣时，仍先用白糖水送服三七、鸦胆子余一半）。方中之意：用白头翁、秦皮、芍药、生地榆以清热；三七、鸦胆子以化瘀生新，治肠中腐烂；而又重用生山药以滋其久耗之

张锡纯内科证治精华

津液，固其已虚之气化，所以奏效甚捷也。

愚在奉时，有陆军团长王剑秋君下痢甚剧，住东人南满医院中两旬无效，曾以此方治愈。其详案载此方之后，可考也。

至素有鸦片嗜好者，无论其痢之初得及日久，皆宜治以此方，用之屡建奇功。至地榆，方书多炒炭用之，而此方生用者，因生用性凉，善保人之肌肤，使不因热溃烂。是以被汤火伤肌肤者，用生地榆为末，香油调敷立愈。痢之热毒侵入肠中肌肤，久至腐烂，亦犹汤火伤人肌肤至溃烂也，此地榆之所以生用也。至白头翁汤原方，原白头翁、秦皮与黄连、黄柏并用，方中药品若此纯用苦寒者，诚以其方本治厥阴热痢，原挟有伤寒实热。今用以治痢久肠中腐烂，故不得不为变通也。

上之痢证，又可治以拙拟生化丹（方载三期痢疾门，系金银花一两，生杭芍六钱，粉甘草三钱，三七细末三钱，鸦胆子去皮六十粒）。为其虚甚，加生怀山药一两。先用白糖水送服三七、鸦胆子各一半，再将余四味煎汤服。至煎渣服时，仍先用白糖水送服所余之三七、鸦胆子，再煎服汤药。盖痢证至此，西人谓之肠溃疡，不可但以痢治，宜半从疮治，是以用金银花、粉甘草以解疮家之热毒；三七、鸦胆子以化瘀生新；而鸦胆子味至苦，且有消除之力（捣膏能点疣），又可除痢证传染之毒菌；用芍药泄肝火，以治痢之本病；又恐其痢久伤阴，及下焦气化不固，是以又重用生山药以滋阴液、固气化，此所以投之必效也（第三期本方后载有医案可参观）。当愚初拟此方时，犹未见西人肠溃疡之说，及后见西书，其所载治法，但注重肠溃疡，而不知兼用药清痢之本源，是以不如此方之效也。

又有下痢日久，虚热上蒸，饮食减少，所下者形如烂炙，杂以脂膜，又兼腐败之色，腥臭异常，腹中时时切疼益甚者，此腹中生机将断，其为病尤重矣。宜治以前方，再加潞党参、天门冬各三钱。此用参以助其生机，即用天冬以调济参之热也。

又有因素伤烟色，肾经虚惫，复下痢日久，肠中欲腐烂，其下焦之气化愈虚脱而不能固摄者，宜治以拙拟三宝粥（方载三期痢疾门，系生怀山药细末一两煮作粥，送服去皮鸦胆子五十粒、三七细末二钱）。方中之意：用三七、鸦胆子以治肠中之腐烂；用山药粥以补下焦之虚脱也。

戊午中秋，愚初至奉天，有铁岭少年李济臣者，素有嗜好，又多内宠。患痢四十余日，屡次延医服药而病势浸增，亦以为无药可医矣。后愚诊治，其脉细弱而数，两尺重按即无。所下者脓血相杂，或似烂炙，亦间有见好粪之时。治以三宝粥方，服后两点钟腹疼一阵，下脓血若干。其家人疑药不对证。愚曰："非也，肠中瘀滞下尽则愈矣。"俾再用白糖水送服鸦胆子仁五十粒。时已届晚九点钟，一夜安睡，至明晨大便不见脓血矣。后俾用山药粥送服鸦胆子仁二十粒，连服数次，将鸦胆子仁递减至六七粒。不惟病愈，身体亦渐强壮矣。闻济臣愈后，其举家欣喜之余，又忽痛哭；因济臣之尊翁（本溪湖煤矿总办）于前一岁因痢病故，今因济臣得救而愈，转悲从前之未遇良医而枉死也。

由斯知药果对证，诚有夺命之权也。

又有下痢或赤、或白、或赤白参半，后重腹疼，表里俱觉发热，服凉药而热不退，痢亦不愈，其脉确有实热者。此等痢证原兼有外感之热，其热又实在阳明之府，非少阴篇之桃花汤所能愈，亦非厥阴篇之白头翁汤所能愈也，惟治以拙拟通变白虎加人参汤则随手奏效（方载三期痢疾门，系生石膏二两，生杭芍

　　　　张锡纯内科证治精华

八钱，生怀山药六钱，野台参五钱，甘草二钱，煎汤两盅，分三次温饮下）。痢证身热不休，服清火药而热亦不休者，方书多谓为不治。然治果对证，其热焉有不休之理？此诚因外感之热邪随痢深陷，永无出路，以致痢为热邪所助，日甚一日，而永无愈期。治以此汤，以人参助石膏能使深陷之热邪徐徐上升外散，消散无余；加以芍药、甘草以理后重腹疼；生山药以滋阴固下。连服数剂，热退而痢亦遂愈。方中之药原以芍药代知母，生山药代粳米，与白虎加人参汤之原方犹相仿佛，故曰通变白虎加人参汤也。愚生平用此方治愈此等痢证甚多，第三期本方后载有数案可参观也。

按：此外感之热与痢相并，最为险证。尝见东人志贺洁著有《赤痢新论》，大为丁仲佑君所推许。然其中载有未治愈之案二则。

一体温至三十八度七分，脉搏至百一十至，神识蒙昏，言语不清，舌肿大干燥，舌苔剥离。显然夹杂外感之实热可知，乃东人不知以清其外感实热为要务，而惟日注射以治痢之血清，竟至不救。

其二，发剧热，夜发躁狂之举动，后则时发谵语，体温达四十度二分。此又显然有外感之大热也，案中未载治法，想其治法，亦与前同，是以亦至不救。

设此二证若治以拙拟之通变白虎加人参汤，若虑病重药轻，可将两剂并作一剂，煎汤四五茶杯，分多次徐徐温饮下，病愈不必尽剂，其热焉有不退之理？大热既退，痢自随愈。而东人见不及此者，因东人尽弃旧日之中学，而专尚西学也。盖中西医学原可相助为理，而不宜偏废。吾国果欲医学之振兴，固非沟通中西不可也。

上所论之痢证乃外感之热已入阳明之府者也。然痢证初得，恒有因外感束缚而激动其内伤者，临证者宜细心体察。果其有外感束缚也，宜先用药解其外感，而后治痢；或加解表之药于治痢药中；或用治痢药煎汤送服西药阿斯必林瓦许，亦可解表。设若忽不加察，则外感之邪随痢内陷，即成通变白虎加人参汤所主之险证，何如早治为愈也。

痢证虽为寒热凝滞而成，而论者多谓白痢偏寒，赤痢偏热。然此为痢证之常，而又不可概论也。今试举治愈之两案以明之。

同庄张申甫表兄之夫人，年近六旬，素多疾病。于季夏晨起，偶下白痢，至暮十余次。秉烛后，忽周身大热，昏不知人，循衣摸床，呼之不应。其脉洪而无力，肌肤之热烙手。知其痢因伤暑而成，且多病之身不禁暑热之熏蒸，所以若是昏沉也，急用生石膏三两，野台参四钱，煎汤一大碗，俾徐徐温饮下。至夜半，尽剂而醒。诘朝煎渣再服，热退痢亦遂愈。此纯系白痢而竟若是之热也。

又奉天陆军连长何阁臣，年三十许，因初夏在郑州驻防多受潮湿，患痢数月不愈。至季秋还奉，病益加剧，下多紫血，杂以脂膜，间似烂炙，腹中时时切疼。或授以龙眼肉包鸦胆子仁方，服之益增重，来院求为诊治。其脉微弱而沉，左脉几不见。俾用生硫黄细末搀熟麦面少许作丸，又重用生山药、熟地黄、龙眼肉煎汤送服。日两次，每次服硫黄约有七八分，服至旬余始愈。此纯系赤痢而竟若是之寒也。

又有前后连两次病痢，其前后寒热不同者，为细诊其脉，前后迥异，始能用药各得其宜，无所差误。今复举两案于下以征明之。

张锡纯内科证治精华

岁己巳，在德州，有卢雅雨公曾孙女，适桑园镇吴姓，年五十六岁，于季夏下痢赤白，延至仲冬不愈。延医十余人，服药百剂，皆无效验。其弟卢月潭，素通医学，偶与愚观面谈及，问还有治否。答曰："此病既可久延岁月，并非难治之证，但视用药何如耳。"月潭因求往视。其脉象微弱，至数略数，饮食减少，头目时或眩晕，心中微觉烦热，便时下坠作疼，惟不甚剧，所下者赤白参半，间有脂膜相杂。询其生平，下焦畏凉。是以从前服药，略加温补，上即烦热；略为清解，下即泄泻也。乃为初次拟得三宝粥方治之。药虽偏于凉，而有山药粥以补其下焦，服后必不至泄泻。上午服一剂，病觉轻。至晚间又服一剂，其病遂愈。后旬日，因登楼受凉，其痢陡然反复，日下十余次，腹疼剧于从前。其脉象微弱如前，而至数不数。俾仍用山药粥送服生硫黄细末三分，亦一日服二次。病大见愈，脉象亦较前有力。翌晨又服一次，心微觉热，又改用三宝粥方，一剂而愈。

　　又愚在奉天时，有二十七师炮兵第一营营长刘铁山，于初秋得痢证甚剧。其痢脓血稠黏，脉象弦细，重诊仍然有力，治以通变白头翁汤，两剂痊愈。隔旬余，痢又反复，自用原方治之，病转增剧，复来院求诊。其脉弦细兼迟，不任循按。知其已成寒痢，所以不受原方也，俾用生怀山药细末煮粥，送服小茴香细末一钱、生硫黄细末四分，数次痊愈。

　　上所治二案，皆前病痢则热，后病痢则寒者也，而治之者随病机之转移，而互治以凉热之药，自能随手奏效。至于第一案，初次用凉药治愈，后用热药治之将愈，而又以凉药收功。此又在临证时细心研究，息息与病机相符也。

　　又有痢证，上热下凉，所用之药宜上下分途，以凉治上，以热治下者。

曾治天津张姓媪，年近五旬，于孟秋患痢，两旬不愈，所下者赤痢杂以血水，后重腹疼。继则痢少泻多、亦兼泻血水，上焦烦热，噤口不食，闻食味即恶心欲呕，头目眩晕，不能起床。其脉关前浮弦，重诊不实，两尺则微弱无根，一息五至。病人自觉心中怔忡，精神恍惚，似难支持，此乃虚极将脱之兆也。遂急用净萸肉、生怀山药各一两，大熟地、龙眼肉、白龙骨各五钱，生杭芍、云苓片、炙甘草各二钱，俾煎汤两盅，分两次温服下。初服一次，心神即觉安稳。尽剂后，少进饮食，泻痢亦少止。又即原方加生地黄四钱，炙甘草改用三钱，煎汤两盅，分两次温服下。每服一次送服生硫黄细末二分半，日服一剂，数日痊愈。

至于暑天热痢，宜治以六一散，前已言之。然南方之暑热兼湿，用六一散诚为至当；北方之暑热恒不兼湿，且有兼燥之时。若用六一散时，原当有所变通。愚尝拟得一方，用之甚效。方用滑石、生石膏各五钱，朱砂、粉甘草细末各二钱，薄荷冰一分，共和匀，每服二钱，开水送下。热甚痢剧者，一日可服五六次。名之曰加味益元散，盖以六一散加朱砂为益元散，兹则又加石膏、薄荷冰也。

按： 暑热之痢恒有噤口不食者，而治以加味益元散，即可振兴其食欲。若非暑热之痢而亦不思饮食者，宜用朱砂、粉甘草细末等分，少加薄荷冰，每服一钱，竹茹煎汤送下，即可思食。盖此等证多因肝胆之火挟胃气上逆，其人闻食味即恶心欲呕，所以不能进食。用朱砂以降胃镇肝，甘草以和胃缓肝，竹茹以平其逆气，薄荷冰以散其郁热，所以服之即效也。因此方屡次奏功，遂名之曰开胃资生丹。

张锡纯内科证治精华

又有当暑热之时，其肝胆肠胃先有蕴热，又更奔走作劳于烈日之中，陡然下痢，多带鲜血，其脉洪大者，宜治以大剂白虎汤，煎数盅，分数次温饮下，每次送服鸦胆子仁三十粒。若其脉虽洪大而按之虚者，宜治以大剂白虎加人参汤，送服鸦胆子仁。

又有痢久清阳下陷者，即胸中大气因痢下陷也。其病情，常觉下坠腹疼（此气分下陷迫其下焦腹疼），或痢或泻，多带虚气，呼吸短气，或兼有寒热往来。其脉象迟弱者，宜治以拙拟升陷汤（方载三期第四卷，系生箭芪六钱，知母三钱，柴胡、桔梗各钱半，升麻一钱），去知母，加生怀山药六钱，白头翁三钱。盖原方之意，原用生箭芪以升补胸中大气，而以柴胡、桔梗、升麻之善升清阳者以辅之，更加知母以调剂黄芪之热也。兹因下焦泻痢频频，气化不固，故以白头翁易知母，而更以山药辅之。因知母之性寒而滑，白头翁之性凉而涩。其凉也，能解黄芪之热；其涩也，能固气化之脱。且为治痢要药，伍以山药，又为止泻之要药也。

又方书中论痢证，有所谓奇恒痢者，言其迥异乎恒常之痢也。愚于此证未见过，特录前哲之说以补之。

张隐庵曰："奇恒痢证，三阳并至，三阴莫当，九窍皆塞，阳气旁溢，咽干，喉塞痛，并于阴则上下无常，薄为肠澼。其脉缓小迟涩，血温身热者死，热见七日者死。盖因阳气偏剧，阴气受伤，是以脉小沉涩。此证急宜用大承气汤泻阳养阴，缓则不救。若不知奇恒之因，见脉气平缓而用平易之剂，必至误事。"

陈修园曰："嘉庆戊午，夏泉王孝廉患痢七日，忽于寅卯之交声微哑，谵语，半刻即止，酉刻死。七月，榕城叶广文观凤之弟患同前证来延。言伊弟患痢不甚重，饮食如常，惟早晨咽微疼，如见鬼状，午刻即止。时届酉刻，告以不必往诊，令其速回看视，果于酉戌之交死。此皆奇恒痢也，若早投以大承气汤，犹可挽回。"

细审隐庵、修园所言奇恒痢之病状病情，知当系少阴热痢。盖冬伤于寒未即发，或他时所受之寒未即发，伏于三焦脂膜之中，久而化热，下陷于少阴。若在冬令，则为少阴伤寒（此少阴伤寒之热证，初得之即宜治以凉药者也）；若在他时，则为少阴温病（即温病中其热甚实而脉反细者）。若再有肝火乘之，可纯下青色之水，宜急用大承气汤下之，《伤寒论》有明文也。盖乙癸同源，肾热而肝亦恒热。当此少阴病热之时，肝肾之火相并，可迫胆汁妄行而下青水，即可累肠中生炎下利脓血。下青水者宜治以大承气汤，下脓血者亦宜治以大承气汤，固可比例而知也。况修园所遇之两证，皆年在戊午，天干为火运，地支又为少阴司天，肾中之火必旺（司天者可主一岁之令，不但主上半年，况其病发于秋，而其病根多伏于夏）。至七月，则阳明燥金在泉，热而且燥，其热愈甚。前证未详病发何月，而后证之发则在于七月也。至二证之危皆在酉时者，燥金正旺之时也。隐庵谓：此病之危，在于七日。修园所录二案，亦一死于七日，因火之数生于二而成于七也。

特是隐庵之论奇恒痢虽甚确，然仍系浑同言之，须代为剖析，其理始明。盖浑曰三阳并至，其脉象当浮大，何以反沉而小乎？浑曰三阴莫当，凡阳盛阴虚者，脉搏必数何以其脉之沉小者又复兼涩，涩非近于迟乎？惟确知其系少阴热痢（少阴有寒痢桃花汤所主之证是也），其可疑之处自涣然冰释。盖少阴之热证，因伏气之热下陷，耗其真阴，致肾中阴气不能上潮与心中

　　　　　张锡纯内科证治精华

阳气相济，则心脉之跳动必无力。是以少阴之病无论或凉或热，其脉皆微细。此证之脉小沉涩，与少阴病之脉微细者同也。少阴之病因阴气不上潮，其上焦多生燥热，致咽痛，咽中伤生疮。此证之咽干、微痛、微哑，与少阴病之咽痛、咽中伤生疮者同也。至其所谓偶发谵语，如见鬼状者，诚以少阴病因阴阳之气不相接续，所以多兼烦躁。其烦躁之极，言语状态或至狂妄，而仍与阳明大热、谵语不省人事者不同，是以旋发而旋止也。夫少阴病原多险证，以其阴阳之气果分毫不相接续，其危险即可生于顷刻之间。而奇恒痢证又加以肝胆之火，与伏气下陷之热相助为虐，是以较他少阴证尤险。隐庵谓治以大承气汤，乃急下之以存真阴也。若下后而真阴不能自复，其脉仍不起，热仍不退者，拟以大剂白虎加人参汤，去粳米，代以生怀山药一两，煎汤数盅，分数次徐徐温饮下，自当脉起热退，而痢亦遂愈也。方中之义：用白虎汤以清肝肾之热；而山药以滋肾中真阴，兼可代粳米调胃，协同甘草以缓白虎之下趋。其滋肾之力又能协同仁参以助阴气之上潮。其阴阳之气互相接续，脉之跳动自然舒畅，脏腑之郁热亦即随脉外透矣。

又东人志贺洁《赤痢新论》谓，热带之地有阿米巴赤痢。阿米巴之现状，为球形或为椭圆之结核，与寻常赤痢菌之为杆状者不同，其外有包，为玻璃透明形，其内结之核为血球，间有脓球。取新便下之混血黏液一滴置玻璃片上，加以生理的食盐水，更以小玻璃片轻复其上，以显微镜视之，若有假足之伸缩助其活动，即为阿米巴赤痢之原虫。其剧者，痢中混有坏疽溃疡片，而带有腐肉样之臭气，或为污泥色。至其证状之经过，与慢性赤痢大略相似。其身体大率无过热之温度，或迟至累年累月而犹可支持者。此证治法，宜日服甘汞十分瓦之三

（当分三次服），连服七八日，但须注意于中毒状，稍发现中毒形状宜速停。又可服硫黄半瓦，一日三次。又宜用金鸡纳霜为注肠剂，惟不可即用浓厚之液。最初当用五千倍之溶液，继乃可用至千倍水者，数日后则用至五百倍水者。

观东人此段议论，可谓于痢证研究甚细。愚未至热带，所以未治过阿米巴痢，然彼又云间有传至温带者，而愚生平所治之痢，若彼所述阿米巴之状况者亦恒有之，而但用自所制诸方亦皆治愈。其中有阿米巴痢与否，原难决定，以后再遇此等证当亦用其法验之。至彼谓阿米巴痢当治以硫黄，而愚生平治痢原恒有用硫黄之时，非因见其书而始知用硫黄也。

诸痢之外，又有所谓休息痢者。其痢大抵皆不甚重而不易除根，治愈恒屡次反复，虽迁延日久而犹可支持，有若阿米巴痢之轻者，至累年累月不愈而犹可支持也。或此等痢即阿米巴痢欤？须待后实验。然其所以屡次反复者，实因有原虫伏于大小肠曲折之处，是以愈而复发。惟用药除净其原虫，则不反复矣。至除之之法：证之近于热者，可用鸦胆子仁，以治痢之药佐之；近于凉者，可用硫黄末，而以治痢之药佐之。再者，无论或热或凉，所用药中皆宜加木贼一钱，为其性善平肝，又善去肠风止血，故后世本草谓其善治休息痢也。其脾胃不健壮者，又宜兼用健补脾胃之药以清痢之上源，自能拔除病根也。

又有非因痢之毒菌未净，实因外感之热潜伏未净，而成休息痢者。

邑中诸生王荷轩，年六十七岁，于中秋得痢证，医治二十余日不效。后愚诊视，其痢赤白胶滞，下行时觉肠中热而且干，小便亦觉发热，腹疼下坠，并迫其脊骨尽处亦下坠作疼，且时作眩晕，其脉洪长有力，舌有白苔甚厚。愚曰："此外感

张锡纯内科证治精华

之热挟痢毒之热下迫，故现种种病状，非治痢兼治外感不可。"投以通变白虎加人参汤，两剂诸病皆愈。诊其脉，犹有余热，拟再用石膏清之。病家疑年高之人，石膏不可屡服，愚亦应聘他往。后二十余日，痢复作，延他医治疗，于治痢药中杂以甘寒濡润之品，致外感之余热永留不去，其痢虽愈而屡次反复。延至明年仲夏，反复甚剧，复延愚诊治，其脉象病证皆若从前。因谓之曰："去岁若肯多服生石膏数两，何至有以后屡次之反复，今不可再留邪矣。"仍投以通变白虎加人参汤。连服三剂痊愈，而脉亦和平，自此永不反复。

痢证又有日下痢频频，其肠中仍有燥结，必去其燥结而痢始愈者。此固属罕见之证，而治痢者实不可不知也。

表弟刘昌绪，年二十四岁，于中秋下痢，脓血稠黏，一日十五六次，腹疼后重甚剧。治以化滞汤，连服两剂，下痢次数似少减，而后重腹疼如旧。细诊其脉，尺部重按甚实，疑其肠有结粪。投以小承气汤加生杭芍数钱，下燥粪长约四寸，后重腹疼顿愈十之八九。再与以化滞汤一剂，病若失。

治痢最要药品，其痢之偏热者，当以鸦胆子为最要之药；其痢之偏寒者，当以硫黄为最要之药，以此二药皆有消除痢中原虫之力也。此二种药，上所录方案中已屡言之，今再详细论之。

鸦胆子，一名鸭蛋子，为其形椭圆若鸭卵也。大如梧桐子，外有黑硬皮，其味极苦，实为苦参所结之子，药行中亦有名为苦参子者，服时须去其硬皮。若去皮时其中仁破者，即不宜服，因破者服后易消，其苦味遽出，恒令人呕吐；是以治痢成方，有用龙眼肉包鸦胆子仁囫囵吞服者；药房中秘方，有将鸦胆子仁用益元散为衣，名之为菩提丹者，是皆防其入胃即化出其苦味也。若以西药房中胶囊盛之吞服，虽破者亦可用。其性善凉血止血，兼能化瘀生新。凡痢之偏于热者，用之皆有捷效，而以治下鲜血之痢、泻血水之痢则尤效。

岁在壬寅，有沧州友人滕玉可，设教于邻村。其年过五旬，当中秋时下赤痢甚剧，且多鲜血，服药二十余日无效。适愚他出新归，过访之，求为诊治。其脉象洪滑，知其纯系热痢。彼时愚虽深知鸦胆子之功效，而犹以为苦参子系通行共知之名。因谓之曰："此易治。买苦参子百余粒，去皮，拣其仁之成实者，每服六十粒，白糖水送下，两次即愈矣。"翌日，愚复他出，二十余日始归，又访之。言"遍询药房，皆无苦参子。后病益剧，遣人至敝州购来，果如法服之，两次痊愈，真仙方也"。愚曰："前因粗心，言之未详。苦参子即鸦胆子，药房中又名为鸭蛋子，各药房中皆有。特其见闻甚陋，不知其为苦参子耳。"后玉可旋里，其族人有自奉天病重归来者，大便下血年余，一身悉肿，百药不效。玉可授以此方，如法服之，三次痊愈。

鸦胆子又善清胃腑之热，凡胃脘有实热充塞、噤口不食者，服之即可进食。

邻村武生李佐廷，年五旬，素有嗜好，身形羸弱。当霍乱盛行之时，忽然腹中觉疼，恶心呕吐，下利脓血，惧甚，以为必是霍乱证。诊其脉，毫无闭塞之象，惟弦数无力，左关稍实。遂晓之曰："此非霍乱，乃下焦寒火交迫，致腹中作疼下脓血，上焦虚热壅滞，故恶心呕吐，实系痢证之剧者。"遂投以生杭芍六钱，竹茹、清半夏各三钱，甘草、生姜各二钱。一剂呕吐即愈，腹疼亦轻，而痢犹不愈，不思饮食。俾但用鸦胆子仁二十五粒，一日服两次，白糖水送下，病若失。

审斯，知鸦胆子不但善理下焦，即上焦郁热用之亦妙。此所以治噤口痢而有捷效也。

硫黄原禀火之精气，其挟有杂质者有时有毒。若其色纯黄，即纯系硫质，分毫无毒，为补相火、暖下焦之主药。痢证下焦凉者，其上焦恒有虚热，硫黄质重，生热力直达下焦而不至助上焦之虚热。且痢之寒者虽宜治以热药，而仍忌温补收涩之品。至硫黄，诸家本草谓其能使大便润、小便长，西人谓系轻泻之品。是其性热而能通，故以治寒痢最宜也。愚屡次品验此药，人之因寒作泻者，服之大抵止泻之时多。更有五更泻证，服他药不效，而放胆服硫黄即愈者。又间有本系因寒作泻，服硫黄而泻转剧者，惟与干姜、白术、五味等药同用，则确能治因寒作泻而无更泻之弊。古方书用硫黄皆系制用然制之则热力减，必须多服，有时转因多服而生燥，实不如少服生者之为愈也。且择其纯系硫质者用之，原分毫无毒，亦无须多方制之也。至其用量，若以治寒痢，一次可服二三分，极量至五六分。而以治他证，则不在此例。

曾治邻村泊北庄张氏妇，年二十余，胃寒作吐，所吐之食分毫不能消化（凡食后半日吐不消化者皆系胃寒）。医治半年无效。虽投以极热之药亦分毫不觉热。脉甚细弱，且又沉迟，知其胃寒过甚，但用草木之品恐难疗治，俾用生硫黄细末一两，分作十二包，先服一包，过两句钟不觉热，再服一包。又为开汤剂干姜、炙甘草各一两，乌附子、广油桂、补骨脂、于术各五钱，厚朴二钱，日煎服一剂。其硫黄当日服至八包，犹不觉热，然自此即不吐食矣。后数日，似又反复，遂于汤剂中加代赭石细末五钱，硫黄仍每日服八包，其吐又止。连服数日，觉微热，俾将硫黄减半，汤剂亦减半，惟赭石改用三钱。又服二十余日，其吐永不反复。愚生平用硫黄治病，以此证所用之量为最大。

至于西药中硫黄三种，其初次制者名升华硫黄，只外用于疮疡，不可内服；用升华硫黄再制之，为精制硫黄，用精制硫黄再制之为沉降硫黄，此二种硫黄可以内服。然欲其热力充足，服之可以补助元阳、温暖下焦，究不若择纯质生硫黄服之为愈也。三期第八卷载有服生硫黄法，附有医案若干，可参观。

至西法治痢之方，谓初期宜用下剂，若甘汞、蓖麻子油、大黄、硫苦等是也。而最佳者惟甘汞及蓖麻子油，方用甘汞半瓦，一次服下，再用蓖麻子油十五瓦，一次服下，当觉轻快。或先服蓖麻子油一次，后每间三时服甘汞半瓦，服至三次后，再服蓖麻子油一次，为赤痢初期疗法中之最佳者。若于服下剂之后，而仍未痊愈者，宜用次硝酸苍铅二瓦，重曹一瓦半，安知必林一瓦半，白糖一瓦半，和匀，为一日之量，均分三次服下。此方若仍未痊愈者，宜再用次硝酸苍铅三瓦，单那尔并二瓦，重曹一瓦半，和匀，为一日之量，均分三次服下。或用次硝酸苍铅三瓦，瓦鲁貌拉儿并两瓦，和匀，为一日之量，均分三次服下。

按：次硝酸苍铅对于肠壁肌肤最有被覆保护之功用，又能减少肠之运动，又有防腐之力，故为止泻要药。重曹外用为含漱品，于呼吸器之加答儿为吸入药；内用于种种之消化不良，为制酸药。其他用于尿酸、疼风，偻麻质斯、膀胱加答儿等。安知必林为确实普通之解热药，凡肺痨之发热，肠窒扶斯热、间歇热、再归热及一切热病皆用之，又为急性关节偻麻质斯特效药，又为镇痛药。凡偻麻质斯性骨节痛、头痛、偏头痛、神

　　　　　🏵 张锡纯内科证治精华

经痛、痛风、月经痛等均用之。又有镇痉之作用，故能治喘息病，与盐酸歇鲁因并用，尤为特效。外用为防腐药及止血药。单那尔并不甚溶解于胃中，下至肠中始分解为蛋白与单宁酸，呈单宁酸之收敛作用，故不害胃之消化机能，为肠之收敛药。本品为无味之药物，最适于小儿之治疗，专用于大小肠加答儿肠滤囊之溃疡机转，肺痨患者之下利，慢性赤痢，肠窒扶斯，夏期小儿之下痢等。瓦鲁貌拉儿并系奥化没食子酸与蛋白质之新化生物，为黑褐色粉末，有芳香之气，入人肠内之后，始现其收敛作用。其收敛之性，略似单宁酸，而为次硝酸苍铅之伍药。

观上所录三方中之药性，知其第一方为解热化滞防腐收敛之剂，其第二方，第三方则但为防腐收敛之剂，其制方之妙，当以第一方为最善。盖痢证多热，安知必林善解肠中炎热，且有防腐之效。痢证因气化凝滞，恒后重腹痛，重曹力善化滞（性与碱同）可除后重腹痛。至次硝酸苍铅，虽有收敛之性，似与痢证之滞下者不相宜，而为痢证防腐之主药，故亦为治痢要药。至于第二、三方，虽亦能防腐，而其收敛之力较重，似有留邪之弊，纵能将痢治愈，必多需时日，是以西医治痢证，即寻常痢证亦必历旬日或至两旬始能收功。西学医书所载治痢之案可考也。近今用西药治痢者，于服通下药后，恒遽服乙必格散（即阿片吐根散）止之，尤无足取。夫痢证原名滞下，其下本患滞，而更投以收敛过剧之品，滞者不愈滞乎！惟治痢至将愈时，因下焦气化不固，而兼泄泻者，始不妨用止泻之药。然所谓止泻之药，亦非必收敛之品也。或壮健其脾胃，或补益其气血，或调节其饮食，其泄泻愈而痢亦随愈矣。至西医治痢用防腐除菌药以浣肠，用痢门血清药以注射，则皆佳方也。

论腰疼治法 (附: 益督丸)

方书谓: "腰者, 肾之府, 腰疼则肾将惫矣。" 夫谓腰疼则肾将惫, 诚为确论。至谓腰为肾之府, 则尚欠研究。何者? 凡人之腰疼, 皆脊梁处作疼, 此实督脉主之。督脉者, 即脊梁中之脊髓袋, 下连命门穴处, 为人之副肾脏 (是以不可名为肾之府)。肾虚者, 其督脉必虚, 是以腰疼。治斯证者, 当用补肾之剂, 而引以入督之品。曾拟益督丸一方, 徐徐服之, 果系肾虚腰疼, 服至月余自愈。

附录:

益督丸

杜仲四两, 酒浸炮黄　菟丝子三两, 酒浸蒸熟　续断二两, 酒浸蒸熟鹿角胶二两

将前三味为细末, 水化鹿角胶为丸, 黄豆粒大, 每服三钱, 日两次。服药后, 嚼服熟胡桃肉一枚。

诸家本草皆谓杜仲宜炒断丝用, 究之将杜仲炒成炭而丝仍不断, 如此制法殊非所宜, 是以此方中惟用生杜仲炮黄为度。胡桃仁原补肾良药, 因其含油质过多, 不宜为丸, 故于服药之后单服之。

若证兼气虚者, 可用黄芪、人参煎汤送服此丸。若证兼血虚者, 可用熟地、当归煎汤送服此丸。

有因瘀血腰疼者, 其人或过于任重, 或自高坠下, 或失足闪跌, 其脊梁之中存有瘀血作痛。宜治以活络效灵丹 (方载三期第四卷, 系当归、丹参、乳香、没药各五钱), 加䗪虫三钱, 煎汤服, 或用葱白作引更佳。

天津保安队长李雨霖君, 依兰镇守使李君之弟, 腰疼数年

不愈。适镇守使署中书记贾蔚青来津求为治病，因介绍为之诊治。其疼剧时心中恒觉满闷，轻时则似疼非疼，绵绵不已，亦恒数日不疼。其脉左部沉弦，右部沉牢。自言得此病已三年，服药数百剂，其疼卒未轻减。观从前所服诸方，虽不一致，大抵不外补肝肾强筋骨诸药，间有杂以祛风药者。因思《内经》谓，通则不痛，而此则痛则不通也。且即其脉象之沉弦、沉牢，心中恒觉满闷，其关节经络必有瘀而不通之处可知也。爰为拟利关节通络之剂，而兼用补正之品以辅助之：

生怀山药一两　大甘枸杞八钱　当归四钱　丹参四钱　生明没药四钱　生五灵脂四钱　穿山甲炒捣，二钱　桃仁二钱　红花钱半䗪虫五枚　广三七捣细，两钱

药共十一味。先将前十味煎汤一大盅，送服三七细末一半，至煎渣再服时，仍送服其余一半。此药服至三剂，腰已不疼，心中亦不发闷，脉较前缓和，不专在沉分。遂即原方去山甲，加胡桃肉四钱，连服十剂，自觉身体轻爽。再诊其脉，六部调匀，腰疼遂从此除根矣。

就此证观之，凡其人身形不羸弱而腰疼者，大抵系关节经络不通；其人显然羸弱而腰疼者，或肝肾有所亏损而然也。

在妇女又恒有行经时腰疼者。

曾治一人，年过三旬，居恒呼吸恒觉短气，饮食似畏寒凉，当行经时觉腰际下坠作疼。其脉象无力，至数稍迟，知其胸中大气虚而欲陷，是以呼吸气短。至行经时因气血下注，大气亦随之下陷，是以腰际觉下坠作疼也。为疏方：用生箭芪一两，桂枝尖、当归、生明没药各三钱，连服七八剂，其病遂愈。

又治一妇人，行经腰疼且兼腹疼，其脉有涩象。知其血分

瘀也，治以当归、生鸡内金各三钱，生明没药、生五灵脂、生箭芪、天花粉各四钱，连服数剂痊愈。

论肢体痿废之原因及治法 <small>（附：起痿汤、养脑利肢汤）</small>

《内经》谓，五脏有病，皆能使人痿。至后世方书，有谓系中风者，言风中于左，则左偏枯而痿废；风中于右，则右偏枯而痿废。有谓系气虚者，左手足偏枯痿废，其左边之气必虚；右手足偏枯痿废，其右边之气必虚。有谓系痰瘀者，有谓系血瘀者，有谓系风寒湿相并而为痹，痹之甚者即令人全体痿废。因痰瘀、血瘀及风寒湿痹皆能阻塞经络也。乃自脑髓神经司知觉运动之说倡自西人，遂谓人之肢体痿废皆系脑髓神经有所伤损。而以愚生平所经验者言之，则中西之说皆不可废。今试历举素所经验者于下，以证明之。

忆在籍时，曾见一猪，其两前腿忽不能动，须就其卧处饲之，半月后始渐愈。又旬余，解此猪，见其肺上新愈之疮痕宛然可辨，且有将愈未尽愈者。即物测人，原可比例。此即《内经》所谓"因肺热叶焦发为痿躄"者也。由斯知"五脏有病皆使人痿"者，诚不误也。

又在奉天曾治一妇人，年近三旬，因夏令夜寝当窗，为风所袭，遂觉半身麻木，其麻木之边，肌肤消瘦，浸至其一边手足不遂，将成偏枯。其脉左部如常，右部则微弱无力，而麻木之边适在右。此因风袭经络，致其经络闭塞、不相贯通也，不早祛其风，久将至于痿废。为疏方：用生箭芪二两（用黄芪者为其能去大风，《本经》有明文也），当归八钱（用当归取其血活风自去也），羌活、知母、乳香、没药各四钱，全蝎二钱，全蜈蚣三条。煎服一剂即见轻，又服数剂痊愈。此中风能成痿废之明征也。

　　　　　❀ 张锡纯内科证治精华

又在本邑治一媪，年过六旬，其素日气虚，呼吸常觉短气，偶因劳力过度，忽然四肢痿废，卧不能起，呼吸益形短气。其脉两寸甚微弱，两尺重按仍有根柢，知其胸中大气下陷，不能斡旋全身也。为疏方：用生箭芪一两，当归、知母各六钱，升麻、柴胡、桔梗各钱半，乳香、没药各三钱。煎服一剂，呼吸即不短气，手足略能屈伸。又即原方略为加减，连服数剂痊愈。此气虚成痿废之明征也。

又在本邑治一媪，年五旬，于仲冬之时忽然昏倒不知人。其胸中似有痰涎，大碍呼吸。诊其脉，微细欲无，且甚迟缓。其家人谓其平素常觉心中发凉，咳吐黏涎。知其胸中素有寒饮，又感冬日严寒之气，其寒饮愈凝结堵塞也。急用胡椒三钱捣碎，煎两三沸，取浓汁多半杯灌下，呼吸顿形顺利。继用干姜六钱，桂枝尖、当归各三钱，连服三剂，可作呻吟，肢体渐能运动，而左手足仍不能动。继治以助气消痰活络之剂，左手足亦渐复旧。此痰瘀能成痿废之明征也。

又在本邑治一室女，素本虚弱。医者用补敛之药太过，月事闭塞，两腿痿废，浸至抑搔不知疼痒。其六脉皆有涩象，知其经络皆为瘀血闭塞也。为疏方：用拙拟活络效灵丹（方载三期四卷，系当归、丹参、乳香、没药各五钱），加怀牛膝五钱，红花钱半，䗪虫五个。煎服数剂，月事通下，两腿已渐能屈伸，有知觉。又为加生黄芪、知母各三钱，服数剂后，腿能任地。然此等证非仓猝所能痊愈，俾将汤剂作为丸剂，久久服之，自能脱然。此血瘀能成痿废之明征也。

又治族兄世珍，冬令两腿作疼，其腿上若胡桃大疙瘩若干。自言其少时恃身体强壮，恒于冬令半冰半水之中捕鱼。一日，正在捕鱼之际，朔风骤至，其寒彻骨，遂急还家歇息。片时，两腿疼痛不能任地，因卧热炕上，覆以厚被。数日后，觉其疼在骨，皮肤转麻木不仁，浸至两腿不能屈伸。后经医调治，兼外用热烧酒糟熨之，其疼与木渐愈，亦能屈伸，惟两腿皆不能伸直。有人教坐椅上，脚踏圆木棍来往，令木棍旋转，久之腿可伸直。如法试演，迨至春气融和，两腿始恢复原状。然至今已三十年，每届严寒之时，腿乃觉疼，必服热药数剂始愈。至腿上之疙瘩，乃当时因冻凝结，至今未消者也。愚曰："此病犹可除根。然其寒在骨，非草木之品所能奏效，必须服矿质之药，因人之骨中多函矿质也。"俾先用生硫黄细末五分，于食前服之，日两次，品验渐渐加多，以服后觉心中微温为度。果用此方将腿疼之病除根。此风寒湿痹能成痿废之明征也。

至西人谓此证关乎脑髓神经者，愚亦确有经验。原其神经之所以受伤，大抵因脑部充血所致。盖脑部充血之极，可至脑中血管破裂。至破裂之甚者，管中之血溢出不止，其人即昏厥不复苏醒。若其血管不至破裂，因被充血排挤隔管壁将血渗出；或其血管破裂少许，出血不多而自止。其所出之血若黏滞于左边司运动之神经，其右边手足即痿废；若黏滞其右边司运动之神经，其左边之手足即痿废。因人之神经原左右互相管摄也。此证皆脏腑气血挟热上冲，即《内经》所谓"血之与气并走于上"之大厥也。其人必有剧烈之头疼，其心中必觉发热，其脉象必然洪大或弦长有力，《内经》又谓此证"气反则生，不反则死"。盖气反则气下行，血亦下行，血管之未破裂者，不再虞其破裂，其偶些些破裂者，亦可因气血之下行而自愈。若其气不反，血必随之上升不已，将血管之未破裂者可至破裂，其已破裂者更血流如注矣。愚因细参《内经》之旨，而悟得医治此证之方，当重用怀牛膝两许，以引脑中之血下行，而佐以清火降胃镇肝之品，俾气与火不复相并上冲，数剂之后，其剧烈之头疼必愈，脉象亦必和平。再治以化瘀之品以化其脑中瘀血，而以宣通气血、畅达经络之药佐之，肢体之痿废者自能徐徐愈也。特是因脑充血而痿废者，本属危险之证，所虑者辨证不清。当其初得之时，若误认为气虚而重用补气之品，若王勋臣之补阳还五汤；或误认为中风，而重用发表之品，若千金之续命汤，皆益助其气血上行，而危不旋踵矣。至用药将其脑充血治愈，而其肢体之痿废或仍不愈，亦可少用参、芪以助其气分，然必须用镇肝、降胃、清热、通络之药辅之，方能有效。因敬拟两方于下，以备医界采用。

起痿汤

治因脑部充血以致肢体痿废，迨脑充血治愈，脉象和平，而肢体仍痿废者。徐服此药，久自能愈。

生箭芪四钱　生赭石轧细，六钱　怀牛膝六钱　天花粉六钱　玄参五钱　柏子仁四钱　生杭芍四钱　生明没药三钱　生明乳香三钱　䗪虫四枚大的　制马钱子末二分

共药十一味。将前十味煎汤，送服马钱子末。至煎渣再服时，亦送服马钱子末二分。

养脑利肢汤

治同前证，或服前方若干剂后，肢体已能运动，而仍觉无力者。

野台参四钱　生赭石轧细，六钱　怀牛膝六钱　天花粉六钱　玄参五钱　柏子仁四钱　生杭芍四钱　生滴乳香三钱　生明没药三钱　威灵仙一钱　䗪虫四枚大的　制马钱子末二分

共药十一味，将前十味煎汤，送服马钱子末，至煎渣再服

时，亦送服马钱子末二分。

上所录二方，为愚新拟之方，而用之颇有效验，恒能随手建功。试举一案以明之。

天津南马路南东兴大街永和牲木厂经理贺化南，得脑充血证，左手足骤然痿废，其脉左右皆弦硬而长，其脑中疼而且热，心中异常烦躁。投以建瓴汤（见前），为其脑中疼而且热，更兼烦躁异常，加天花粉八钱，连服三剂后，觉左半身筋骨作疼。盖其左半身从前麻木无知觉，至此时始有知觉也。其脉之弦硬亦稍愈，遂即原方略为加减，又服数剂，脉象已近和平，手足稍能运动，从前起卧转身皆需人，此时则无需人矣。于斯改用起痿汤。服数剂，手足之运动渐有力，而脉象之弦硬又似稍增，且脑中之疼与热从前服药已愈，至此似又微觉疼热，是不受黄芪之升补也，因即原方将黄芪减去。又服数剂，其左手能持物，左足能任地矣，头中亦分毫不觉疼热。再诊其脉，已和平如常，遂又加黄芪，将方中花粉改用八钱，又加天冬八钱，连服六剂可扶杖徐步，仍觉乏力。继又为拟养脑利肢汤，服数剂后，心中又似微热。因将花粉改用八钱，又加带心寸麦冬七钱，连服十剂痊愈。

按：此证之原因不但脑部充血，实又因脑部充血之极而至于溢血。迨至充血溢血治愈，而痿废仍不愈者，因从前溢出之血留滞脑中未化，而周身经络兼有闭塞处也，是以方中多用通气化血之品。又恐久服此等药或至气血有损，故又少加参、芪助之，且更用玄参、花粉诸药以解参、芪之热，赭石、牛膝诸药以防参、芪之升，可谓熟筹完全矣。然服后犹有觉热之时，其脉象仍有稍变弦硬之时，于斯或减参、芪，或多加凉药，精心酌斟，息息与病相赴，是以终能治愈也。至于二方中药品平均之，实偏于凉，而服之犹觉热者，诚以参、芪之性可因补而生热，兼以此证之由来又原因脏腑之热挟气血上冲也。

论冲气上冲之病因、病状、病脉
及治法（附：降胃镇冲汤）

冲气上冲之病甚多，而医者识其病者甚少，即或能识此病，亦多不能洞悉其病因，而施以相当之治法也。冲者，奇经八脉之一。其脉在胞室之两旁，与任脉相连，为肾脏之辅弼，气化相通，是以肾虚之人，冲气多不能收敛，而有上冲之弊。况冲脉之上系原隶阳明胃腑，因冲气上冲，胃腑之气亦失其息息下行之常（胃气以息息下行为常），或亦转而上逆，阻塞饮食，不能下行，多化痰涎。因腹中膨闷、哕气，呃逆连连不止，甚则两肋疼胀、头目眩晕。其脉则弦硬而长，乃肝脉之现象也。盖冲气上冲之证，固由于肾脏之虚，亦多由肝气恣横。素性多怒之人，其肝气之暴发，更助冲胃之气上逆，故脉之现象如此也。

治此证者，宜以敛冲、镇冲为主，而以降胃平肝之药佐之。其脉象数而觉热者，宜再辅以滋阴退热之品。愚生平治愈此证已不胜纪，近在沧州连治愈数人。爰将治愈之案详列于下，以备参观。

沧州中学学生安瑰奇，年十八九，胸胁满闷，饮食减少，时作哕逆，腹中漉漉有声，盖气冲痰涎作响也，大便干燥，脉象弦长有力。为疏方：用生龙骨、牡蛎、代赭石各八钱，生山药、生芡实各六钱，半夏、生杭芍各四钱，芒硝、苏子各二钱，厚朴、甘草各钱半。一剂后，脉即柔和。按方略有加减，数剂痊愈。

陈修园谓龙骨、牡蛎为治痰之神品，然泛用之多不见效，惟以治此证之痰，则效验非常。因此等痰涎，原因冲气上冲而生，龙骨，牡蛎能镇敛冲气，自能引导痰涎下行也。盖修园原谓其能导引逆上之火、泛滥之水下归其宅，故能治痰。夫火逆上、水泛滥，其中原有冲气上冲也。

又天津南马厂所住陆军营长赵松如，因有冲气上冲病，来沧求为诊治，自言患此病已三年，百方调治，毫无效验。其病脉情状大略与前案同，惟无痰声漉漉，而尺脉稍弱。遂于前方去芒硝，加柏子仁、枸杞子各五钱。连服数剂痊愈。

又治沧州南关一叟，年七十四岁，性浮躁，因常常忿怒，致冲气上冲，剧时觉有气自下上冲，堵塞咽喉，有危在顷刻之势。其脉左右皆弦硬异常。为其年高，遂于前第二方中加野台参三钱。一剂见轻，又服一剂，冲气遂不上冲，又服数剂，以善其后。

为治此证多用第二方加减，因名为降胃镇冲汤。

论水臌、气臌治法 （附：表里分消汤）

水臌、气臌形原相近。《内经》谓："按之窅而不起者，风水也。"愚临证品验以来，知凡水证，以手按其肿处成凹，皆不能随手而起。至气臌，以手重按成凹，则必随手而起。惟单腹胀病，其中水臌、气臌皆有，因其所郁气与水皆积腹中，不能外透肌肉，按之亦不成凹，似难辨其为水为气。然水臌必然小便短小，气臌必觉肝胃气滞，是明征也。今试进论其治法。

《金匮》论水病，分风水、皮水、正水、石水。谓风水、皮水脉浮，正水、石水脉沉。然水病之剧者，脉之部位皆肿，必重按之成凹其脉方见，原难辨其浮沉。及观其治法，脉浮者宜发汗，恒佐以凉润之药；脉沉者宜利小便，恒佐以温通之药。是知水肿原分凉热，其凉热之脉，可于有力无力辨之。愚治此证，对于脉之有力者，亦恒先发其汗，曾拟有表里分消汤，爰录其方于下：

麻黄三钱，生石膏、滑石各六钱，西药阿斯必林一瓦。

将前三味煎汤，送服阿斯必林。若服药一点钟后不出汗者，再服阿斯必林一瓦。若服后仍不出汗，还可再服，当以汗出为目的。

麻黄之性，不但善于发汗。徐灵胎谓能深入积痰凝血之中，凡药力所不到之处，此能无微不至，是以服之外透肌表，内利小便，水病可由汗便而解矣。惟其性偏于热，似与水病之有热者不宜，故用生石膏以解其热。又其力虽云无微不至，究偏于上升，故又用滑石引之以下达膀胱，则其利水之效愈捷也。至用西药阿斯必林者，因患此证者，其肌肤为水锢闭，汗原不易发透，多用麻黄又恐其性热耗阴。阿斯必林善发汗，又善清热，故可用为麻黄之佐使，且其原质存于杨柳皮液中，原与中药并用无碍也。

若汗已透，肿虽见消，未能痊愈者，宜专利其小便。而利小便之药，以鲜白茅根汤为最效，或与车前并用，则尤效。

忆辛酉腊底，自奉还籍，有邻村学生毛德润，年二十，得水肿证，医治月余，病益剧，头面周身皆肿，腹如抱瓮，夜不能卧，依壁喘息。盖其腹之肿胀异常，无容息之地，其气几不能吸入，故作喘也。其脉六部细数，心中发热，小便不利，知其病久阴虚，不能化阳，致有此证。俾命人力剖冻地，取鲜茅根，每日用鲜茅根六两，切碎，和水三大碗，以小锅煎一沸，即移置炉旁，仍近炉眼，徐徐温之。待半点钟，再煎一沸，犹如前置炉旁，须臾茅根皆沉水底，可得清汤两大碗，为一日之量，徐徐当茶温饮之。再用生车前子数两，自炒至微熟，三指取一撮，细细嚼咽之，夜间睡醒时亦如此，嚼服一昼夜，约尽七八钱，如此二日，小便已利，其腹仍膨胀板硬。俾用大葱白三斤，切作丝，和醋炒至将熟，乘热裹以布，置脐上熨之。若凉，则仍置锅中，加醋少许炒热再熨。自晚间熨至临睡时止，一夜小便十余次。翌晨，按其腹如常人矣。

盖茅根如此煎法，取其新鲜凉润之性，大能滋阴清热（久煎则无此效）。阴滋热清，小便自利。车前如此服法，取其如车轮之转输不已，力自加增。试观火车初行时甚迟，迨至行行不已，汽机之力加增无多，而其速率可加增数倍，自能悟其理也。若遇证之轻者，但用徐服车前子法亦可消肿。曾用之屡次奏功矣。

按：此证虽因病久阴虚，究非原来阴虚。若其人平素阴虚，以致小便不利，积成水肿者，宜每用熟地黄两半，与茅根同煎服。若恐两沸不能将地黄煎透，可先将地黄煮十余沸，再加茅根同煮。至车前子，仍宜少少嚼服，一日可服四五钱。

至于因凉成水臌者，其脉必细微迟弱，或心中觉凉，或大便泄泻。宜用花椒目六钱，炒熟捣烂，煎汤送服生硫黄细末五分。若服后不觉温暖，可品验加多，以服后移时微觉温暖为度。盖利小便之药多凉，二药乃性温能利小便者也。若脾胃虚损，不能运化水饮者，宜治以健脾降胃之品，而以利小便之药佐之。

总之，水臌之证，未有小便通利而成者。是以治此证者，当以利小便为要务。今特录素所治愈小便不利之案两则，以备治水证者之参观。

邻村刘叟，年六旬，先小便带血数日，忽小便不通，以手揉挤小腹，流血水少许，数次揉挤，疼痛不堪，求为诊治。其脉沉而有力。时当仲夏，覆厚被犹觉寒凉，知其实热郁于下焦，溺管因热而肿胀也。为疏方：滑石、生杭芍各一两，知母、黄柏各八钱。煎一剂，小便通利。又加木通、海金沙各二钱，服两剂痊愈。

又奉天省公署护兵石玉和，忽然小便不通，入西医院治之。西医治以引溺管，小便通出。有顷，小便复存蓄若干。西医又纳一橡皮管使久在其中，有溺即通出。乃初虽稍利，继则小便仍不能出。西医辞不治，遂来院求为诊治。其脉弦迟细弱，自言下焦疼甚，知其小便因凉而凝也。为疏方：用党参、椒目、怀牛膝各五钱，乌附子、广条桂、当归各三钱，干姜、小茴香、没药、威灵仙、甘草各二钱。连服三剂，小便利而腹疼亦愈。遂停药，俾日用生硫黄钱许，分两次服下，以善其后。

方中之义：党参、灵仙并用，可治气虚小便不利；椒目与桂、附、干姜并用，可治因寒小便不利；又佐以当归、牛膝、茴香、没药、甘草诸药，或润而滑之，或引而下之，或辛香以透窍，或温通以开瘀，或和中以止疼。众药相济为功，所以奏效甚速也。此与前案均系小便不通，而病因之凉热判若天渊。治之者能勿因证疏方哉！

又有因胞系了戾，致小便不通者。其证偶因呕吐咳逆，或侧卧欠伸，仍可通少许，俗名为转胞病。孕妇与产后及自高坠下者，间有此病。拙拟有升麻黄芪汤（方载三期二卷，系生箭芪五钱，当归四钱，升麻三钱，柴胡二钱），曾用之治愈数人，此升提胞系而使之转正也。

又华元化有通小便秘方，愚知之而未尝试用。后阅杭报，见时贤肖介青言用其方加升麻一钱，曾治愈其令妹二日一夜小便不通及陶姓男子一日夜小便不通，皆投之即效。方系人参、莲子心、车前子、王不留行各三钱，甘草一钱，肉桂三分，白果十二枚。

按：方中白果，若以治咳嗽，可连皮捣烂用之，取其皮能敛肺也；若以利小便，宜去皮捣烂用之，取其滑而能降也。

至于气臌，多系脾有瘀滞所致。盖脾为后天之主，居中央以运四旁，其中原多回血管，以流通气化。若有瘀滞以阻其气化，腹中即生胀满，久则积为气膨。《内经》所谓：诸湿肿满，皆属脾也。拙拟有鸡胵汤（方载三期二卷，系生鸡内金、白术、生杭芍各四钱，柴胡、陈皮各钱半，生姜三钱），曾用之屡次奏效。方中之意：用鸡内金以开脾之瘀，白术以助脾之运，柴胡、陈皮以升降脾气，白芍以利小便、防有蓄水，生姜以通窍络兼和营卫也。统论药性，原在不凉不热之间。然此证有偏凉者，则桂、附、干姜可以酌加；有偏热者，芩、连、栀子可以酌加。若其脉证皆实，服药数剂不见愈者，可用所煎药汤送服黑丑头次所轧细末钱半，服后大便通行，病即稍愈。然须服原方数日，方用一次，连用恐伤气分。此水臌、气臌治法之大略也（第三期二卷载有治水臌、气臌诸方案宜参观）。

论血臌治法

水臌、气臌之外，又有所谓血臌者，其证较水臌、气臌尤为难治。然其证甚稀少，医者或临证数十年不一遇，即或遇之，亦止认为水臌、气臌，而不知为血臌，是以方书鲜有论此证者。诚以此证之肿胀形状，与水臌、气臌几无以辨，所可辨者，其周身之回血管紫纹外现耳。

血臌之由，多因努力过甚，激动气血；或因暴怒动气，血随气升，以致血不归经，而又未即吐出泻出，遂留于脏腑，阻塞经络，周身之气化因之不通，三焦之水饮因之不行。所以血臌之证初起，多兼水与气也。迨至瘀血渐积渐满，周身之血管皆为瘀血充塞，其回血管肤浅易见，遂呈紫色，且由呈紫色之处，而细纹旁达，初则两三处，浸至遍身皆是紫纹。

若于回血管紫色初见时，其身体犹可支持者，宜先用《金匮》下瘀血汤加野台参数钱下之。其腹中之瘀血下后，可再用药消其血管中之瘀血，而辅以利水理气之品，程功一月，庶可奏效。若至遍身回血管多现紫色，病候至此，其身体必羸弱已甚，即投以下瘀血汤，恐瘀血下后转不能支持，可用拙拟化瘀通经散（方在后论女子癥瘕治法篇中），再酌加三七末服之，或用利水理气之药煎汤送服，久之亦可奏效。若腹中瘀血已下，而周身之紫纹未消者，可用丹参、三七末各一钱，再用山楂四钱煎汤，冲红糖水送服，日两次，久自能消。

《金匮》下瘀血汤：

大黄三两，当为今之九钱　桃仁三十个　䗪虫二十枚，去足熬（炒也）

上三味末之，炼蜜和为四丸，以酒一升（约四两强）煮一丸，取八合顿服之。新血下如豚肝。

按：此方必先为丸而后作汤服者，是不但服药汁，实兼服药渣也。盖如此服法，能使药之力缓而且大，其腹中瘀久之血，可一服尽下。有用此方者，必按此服法方效。又杏仁之皮有毒，桃仁之皮无毒，其皮色红，活血之力尤大，此方桃仁似宜带皮生用。然果用带皮生桃仁时，须审辨其确为桃仁，勿令其以带皮之杏仁误充。至于䗪虫，药房中尤多差与误。第二卷中前有䗪虫辨，细阅之自能辨䗪虫之真伪。

究之，病血臌者，其身体犹稍壮实，如法服药，原可治愈。若至身体羸弱者，即能将其瘀治净，而转有危险，此又不可不知。临证时务将此事言明，若病家恳求，再为治之未晚也。

论吐血、衄血之原因及治法 （附：平胃寒降汤、
健胃温降汤、泻肝降胃汤、镇冲降胃汤、滋阴清降汤、
保元清降汤、保元寒降汤）

《内经·厥论》篇谓阳明厥逆，衄、呕血，此阳明指胃腑而言也。盖胃腑以熟腐水谷、传送饮食为职，其中气化，原以息息下行为顺。乃有时不下行而上逆，胃中之血亦恒随之上逆。其上逆之极，可将胃壁之膜排挤破裂，而成呕血之证，或循阳明之经络上行，而成衄血之证。是以《内经》谓阳明厥逆，衄、呕血也。由此知无论其证之或虚或实，或凉或热，治之者，皆当以降胃之品为主，而降胃之最有力者，莫赭石若也。故愚治吐衄之证，方中皆重用赭石，再细审其胃气不降之所以然，而各以相当之药品辅之。兹爰将所用之方，详列于后。

平胃寒降汤

治吐衄证，脉象洪滑重按甚实者，此因热而胃气不降也。

生赭石轧细，一两　瓜蒌仁炒捣，一两　生杭芍八钱　嫩竹茹细末，三钱　牛蒡子捣碎，三钱　甘草钱半

此拙著第三期吐衄门中寒降汤，而略有加减也。服后血仍

不止者，可加生地黄一两，三七细末三钱（分两次，用头煎、二煎之汤送服）。

吐衄之证，忌重用凉药及药炭强止其血。因吐衄之时，血不归经，遽止以凉药及药炭，则经络瘀塞。血止之后，转成血痹虚劳之证。是以方中加生地黄一两，即加三七之善止血兼善化瘀血者以辅之也。

健胃温降汤

治吐衄证，脉象虚濡迟弱，饮食停滞胃口，不能下行，此因凉而胃气不降也。

生赭石轧细，八钱　生怀山药六钱　白术炒，四钱　干姜三钱清半夏温水淘净矾味，三钱　生杭芍二钱　厚朴钱半

此方亦载第三期吐衄门中，原名温降汤，兹则于其分量略有加减也。方中犹用芍药者，防肝中所寄之相火不受干姜之温热也。

吐衄之证因凉者极少。愚临证四十余年，仅遇两童子：一因凉致胃气不降吐血，一因凉致胃气不降衄血，皆用温降汤治愈。其详案皆载原方之后，可参观。

泻肝降胃汤

治吐衄证，左脉弦长有力，或肋下胀满作疼，或频作呃逆。肝胆之气火上冲胃腑，致胃气不降而吐衄也。

生赭石捣细，八钱　生杭芍一两　生石决明捣细，六钱　瓜蒌仁炒捣，四钱　甘草四钱　龙胆草二钱　净青黛二钱

此方因病之原因在胆火肝气上冲，故重用芍药、石决明及龙胆、青黛诸药，以凉之、镇之。至甘草多用至四钱者，取其能缓肝之急，兼以防诸寒凉之药伤脾胃也。

镇冲降胃汤

治吐衄证，右脉弦长有力，时觉有气起自下焦，上冲胃腑，饮食停滞不下，或频作呃逆。此冲气上冲，以致胃不降而吐衄也。

生赭石轧细，一两　生怀山药一两　生龙骨捣细，八钱　生牡蛎捣细，八钱　生杭芍三钱　广三七细末，两钱，分两次用头煎、二煎之汤送服　甘草二钱

方中龙骨、牡蛎，不但取其能敛冲，且又能镇肝，因冲气上冲之由，恒与肝气有关系也。

滋阴清降汤

治吐衄证，失血过多，阴分亏损，不能潜阳而作热，不能纳气而作喘；甚或冲气因虚上干，为呃逆、眩晕、咳嗽；心血因不能内荣，为怔忡、惊悸、不寐，脉象浮数，重按无力者。

生赭石轧细，八钱　生怀山药一两　生地黄八钱　生龙骨捣细，六钱　生牡蛎捣细，六钱　生杭芍四钱　广三七细末，二钱，分两次，用头煎、二煎之汤送服　甘草二钱

此方即三期吐衄门中清降汤，加龙骨、牡蛎、地黄、三七也。原方所主之病，原与此方无异，而加此数味治此病尤有把握。此因临证既多，屡次用之皆验，故于原方有所增加也。

保元清降汤

治吐衄证，血脱气亦随脱，言语若不接续，动则作喘，脉象浮弦，重按无力者。

生赭石轧细，一两　野台参五钱　生地黄一两　生怀山药八钱　净萸肉八钱　生龙骨捣细，六钱　生杭芍四钱　广三七细末三钱，分两次用头煎、二煎之汤送服

此方曾载于第三期吐衄门，而兹则略有加减也。

保元寒降汤

治吐衄证，血脱气亦随脱，喘促咳逆，心中烦热，其脉上盛下虚者。

生赭石轧细，一两　野台参五钱　生地黄一两　知母八钱　净萸肉八钱　生龙骨捣细，六钱　生牡蛎捣细，六钱　生杭芍四钱　广三七细末三钱，分两次，用头煎、二煎药汤送服

此方亦载于三期吐衄门中，而兹则略有变更也。至于第三期所载此二方之原方，非不可用，宜彼宜此之间，细为斟酌可也。

上所列诸方，用之与病因相当，大抵皆能奏效，然病机之呈露多端，病因即随之各异。临证既久，所治愈吐衄之验案，间有不用上列诸方者。今试举数案以明之。

奉天警务处长王连波君夫人，患吐血证，来院诊治。其脉微数，按之不实。其吐血之先，必连声咳嗽，剧时即继之以吐血。因思此证若先治愈其咳嗽，其吐血当自愈。遂用川贝八钱，煎取清汤四盅，调入生怀山药细末一两，煮作粥，分数次服之。一日连进二剂，咳嗽顿止。以后日进一剂，嗽愈吐血亦愈。

隔旬日，夜中梦被人凌虐过甚，遂于梦中哭醒，病骤反复。因知其肝气必遏郁也，治以调肝、养肝兼镇肝之药，数剂无效，且夜中若作梦恼怒，其日吐血必剧。精思再四，恍悟：平肝之药，以桂为最要，单用之则失于热；降胃之药，以大黄为最要，单用之则失于寒。若二药并用，则寒热相济，性归和平，降胃平肝，兼顾无遗，必能奏效。遂用大黄、肉桂细末各一钱和匀，更用生赭石细末八钱煎汤送服。从此，吐血遂愈，恶梦亦不复作矣。

继又有济南金姓少年，寓居奉天。其人身体强壮，骤得吐血证，其脉左右皆有力。遂变通上用之方，用生赭石细末六钱，与大黄、肉桂细末各一钱和匀，开水送服，其病立愈。

后因用此方屡次见效，遂将此方登于三期《衷中参西录》，名之为秘红丹。至身形不甚壮实者，仍如前方服为妥。

又治沧州城东路庄子马氏妇，咳血三年不愈，即延医治愈，旋又反复。后愚诊视，其夜间多汗。遂先用生龙骨、生牡蛎、净萸肉各一两，以止其汗。连服两剂，汗止而咳血亦愈，自此永不反复。

继有表弟张印权出外新归，言患吐血证。初则旬日或浃辰吐血数口，浸至每日必吐，屡治无效。其脉近和平，微有芤象，亦治以此方，三剂痊愈。

后将此方传于同邑医友赵景山、张康亭，皆以之治愈咳血、吐血之久不愈者。

后又将其方煎汤送服三七细末二钱，则奏效尤捷，因名其方为补络补管汤，登于第三期吐衄门中。盖咳血者，多因肺中络破；吐血者，多因胃中血管破，其破裂之处，若久不愈，咳血、吐血之证亦必不愈。龙骨、牡蛎、萸肉皆善敛补其破裂之处，三七又善化瘀生新，使其破裂之处速愈，是以愈后不再反复也。若服药后血仍不止者，可加生赭石细末五六钱，同煎服。

又治旧沧州北关赵姓，年过四旬，患吐血证，从前治愈，屡次反复，已历三年，有一年重于一年之势。其脉濡而迟，气息虚，常觉呼气不能上达，且少腹间时觉有气下堕，此胸中宗气（亦名大气）下陷也。《内经》谓：宗气积于胸中，以贯心脉而行呼吸。是宗气不但能统摄气分，并能主宰血分，因其下陷，则血分失其统摄，所以妄行也。遂投以拙拟升陷汤（方在三期四卷，系生箭芪六钱，知母四钱，桔梗、柴胡各钱半，升麻一钱），加生龙骨、生牡蛎各六钱。服两剂后，气息即顺，少腹亦不下堕。遂将升麻减去，加生怀山药一两。又服数剂，其吐血证自此除根。

按：吐衄证最忌黄芪、升、柴、桔梗诸药，恐其能助气上升，血亦随之上升也。因确知病系宗气下陷，是以敢放胆用之。然必佐以龙骨、牡蛎，以固血之本源，始无血随气升之虞也。

吐衄之证，因宗气下陷者极少。愚临证四十余年，仅遇赵姓一人，再四斟酌，投以升陷汤加龙骨、牡蛎治愈。然此方实不可轻试也。

近津沽有南门外张姓，年过三旬，患吐血证。医者方中有柴胡二钱，服后遂大吐不止，仓猝迎愚诊视。其脉弦长有力，心中发热，知系胃气因热不降也。所携药囊中，有生赭石细末约两余，俾急用水送服强半。候约十二分钟，觉心中和平，又送服其余，其吐顿止。继用平胃寒降汤调之痊愈。

是知同一吐血证也，有时用柴胡而愈，有时用柴胡几至误人性命，审证时岂可不细心哉！

至于妇女倒经之证，每至行经之期，其血不下行而上逆作吐衄者，宜治以四物汤去川芎，加怀牛膝、生赭石细末，先期连服数剂可愈。然其证亦间有因气陷者，临证时又宜细察。

曾治一室女吐血，及一少妇衄血，皆系倒行经证。其脉皆微弱无力，气短不足以息，少腹时有气下堕，皆治以他止血之药不效。后再三斟酌，皆投以升陷汤，先期连服，数日痊愈。

总之，吐衄之证，大抵皆因热而气逆。其因凉气逆者极少，即兼冲气肝气冲逆，亦皆挟热。若至因气下陷致吐衄者，不过千中之一二耳。

又天津北宁路材料科委员赵一清，年近三旬，病吐血，经医治愈，而饮食之间若稍食硬物，或所食过饱，病即反复。诊其六脉和平，重按似有不足，知其脾胃消化弱，其胃中出血之处，所生肌肉犹未复原，是以被食物撑挤，因伤其处而复出血也。斯当健其脾胃，补其伤处，吐血之病，庶可除根。为疏方：用生山药、赤石脂各八钱，煅龙骨、煅牡蛎、净萸肉各五钱，白术、生明没药各三钱，天花粉、甘草各二钱。按此方加减，服之旬余，病遂除根。

按：此方中重用石脂者，因治吐衄病，凡其大便不实者，可用之以代赭石降胃。盖赭石能降胃而兼能通大便，赤石脂亦能降胃而转能固大便，且其性善保护肠胃之膜，而有生肌之效，使胃膜因出血而伤者可速愈也。此物原是陶土，宜兴茶壶即用此烧成。津沽药房恒将石脂研细，水和捏作小饼，煤火煅之。是将陶土变为陶瓦矣，尚可以入药乎？是以愚在天津，每用石脂，必开明生赤石脂。夫石脂亦分生熟，如此开方，实足贻笑于大雅也。

或问：吐血、衄血二证，方书多分治。吐血显然出于胃，为胃气逆上无疑，今遵《内经》阳明厥逆，衄、呕血一语，二证皆统同论之，所用之方无少差别，《内经》之言果信而有征乎？答曰：愚生平研究医学，必有确实征验，然后笔之于书。即对于《内经》，亦未敢轻信。犹忆少年时，在外祖家，有表兄刘庆甫，年弱冠，时患衄血证，始则数日一衄，继则每日必衄，百药不效。适其比邻有少年病劳瘵者，常与同坐闲话。一日正在衄血之际，忽闻哭声，知劳瘵者已死，陡然惊惧

张锡纯内科证治精华

寒战，其衄顿止，从此不再反复。夫恐则气下，本经原有明文，其理实为人所共知。因惊惧气下而衄止，其衄血之时，因气逆可知矣。盖吐血与衄血，病状不同而其病因则同也。治之者何事过为区别乎？

或问：方书治吐衄之方甚多。今详论吐衄治法，皆系自拟，岂治吐衄成方皆无可取乎？答曰：非也。《金匮》治吐衄有泻心汤，其方以大黄为主，直入阳明，以降胃气；佐以黄芩，以清肺金之热，俾其清肃之气下行，以助阳明之降力；黄连以清心火之热，俾其亢阳默化潜伏，以保少阴之真液，是泻之适所以补之也。凡因热气逆吐衄者，至极危险之时用之，皆可立止，血止以后，然后细审其病因，徐为调补未晚也。然因方中重用大黄，吐衄者皆不敢轻服，则良方竟见埋没矣。不知大黄与黄连并用，但能降胃，不能通肠，虽吐衄至身形极虚，服后断无泄泻下脱之弊。乃素遇吐衄证，曾开此方两次，病家皆不敢服，遂不得已，另拟平胃寒降汤代之。此所以委曲以行其救人之术也。

又《金匮》有柏叶汤方，为治因寒气逆以致吐血者之良方也，故其方中用干姜、艾叶以暖胃，用马通汁以降胃。然又虑姜、艾之辛热，宜于脾胃，不宜于肝胆，恐服药之后，肝胆所寄之相火妄动，故又用柏叶之善于镇肝且善于凉肝者（柏树之杪向西北，得金水之气，故善镇肝凉肝）以辅之。此所谓有节制之师，先自立于不败之地，而后能克敌致胜也。至后世薛立斋谓，因寒吐血者，宜治以理中汤加当归。但知暖胃，不知降胃，并不知镇肝凉肝，其方远逊于柏叶汤矣。然此时富贵之家喜服西药，恒讥中药为不洁，若杂以马通汁，将益嫌其不洁矣，是以愚另拟健胃温降汤以代之也。

近时医者治吐衄，喜用济生犀角地黄汤。然其方原治伤寒胃火热盛以致吐血、衄血之方，无外感而吐衄者用之，未免失于寒凉。其血若因寒凉而骤止，转成血痹虚劳之病。至愚治寒温吐衄者，亦偶用其方，然必以其方煎汤送服三七细末二钱，始不至血瘀为恙。若其脉左右皆洪实者，又宜加羚羊角二钱，以泻肝胆之热，则血始能止。惟二角近时其价甚昂，伪者颇多，且其价又日贵一日，实非普济群生之方也。

至葛可久之十灰散，经陈修园为之疏解，治吐衄者亦多用之。夫以药炭止血，原为吐衄者所甚忌，犹幸其杂有大黄炭（方下注灰存性即是炭），其降胃开瘀之力犹存，为差强人意耳。其方遇吐衄之轻者，或亦能奏效，而愚于其方，实未尝一用也。至于治吐衄便方，有用其吐衄之血煅作炭服者，有用发髮（即剃下之短发）煅作炭服者。此二种炭皆有化瘀生新之力而善止血，胜于诸药之炭但能止血而不能化瘀血以生新血者远矣。

又方书有谓血脱者，当先益其气，宜治以独参汤。然血脱须有分别：若其血自二便下脱，其脉且微弱无力者，独参汤原可用；若血因吐衄而脱者，纵脉象微弱，亦不宜用。夫人身之阴阳原相维系，即人身之气血相维系也。吐衄血者，因阴血亏损、维系无力，原有孤阳浮越之虞，而复用独参汤以助其浮越，不但其气易上奔（喻嘉言谓，气虚欲脱者，但服人参，转令气高不返），血亦将随之上奔而复吐衄矣。是拙拟治吐衄方中，凡用参者，必重用赭石辅之，使其力下达也。

寻常服食之物，亦有善止血者，鲜藕汁、鲜莱菔汁是也。曾见有吐衄不止者，用鲜藕自然汁一大盅温饮之（勿令熟），或鲜莱菔自然汁一大盅温饮之，或二汁并饮之，皆可奏效。

有堂兄赞宸，年五旬，得吐血证，延医治不效。脉象滑

张锡纯内科证治精华

动，按之不实。时愚年少，不敢轻于疏方，遂用鲜藕、鲜白茅根四两，切碎，煎汤两大碗，徐徐当茶饮之，数日痊愈。自言未饮此汤时，心若虚悬无着，既饮之后，若以手按心还其本位。何其神妙如是哉！

隔数日，又有邻村刘姓少年患吐血证。其脉象有力，心中发热。遂用前方，又加鲜小蓟根四两，如前煮汤，饮之亦愈。

因名前方为二鲜饮，后方为三鲜饮，皆登于三期吐衄门中。

按： 小蓟名刺蓟，俗名刺尔菜，一名青青菜，嫩时可以作羹。其叶长，微有绒毛，叶边多刺，茎高尺许，开花紫而微蓝，状若小绒球。津沽药房皆以之为大蓟，实属差误。至大蓟，盐邑药房中所鬻者，在本地名曲曲菜，状若蒲公英而叶微绉，嫩时可生啖。味微苦，茎高于小蓟数倍，开黄花，亦如蒲公英。津沽药房转以此为小蓟，即以形象较之，亦可知其差误。曾采其鲜者用之治吐衄，亦有效，然不如小蓟之效验异常耳。后游汉皋，见有状类小蓟而其茎叶花皆大于小蓟一倍，疑此系真大蓟，未暇采用。后门生高如璧，在丹徒亦曾见此，采其鲜者以治吐衄极效，向愚述之，亦疑是真大蓟，则叶如蒲公英而微绉者，非大蓟矣。然此实犹在悬揣未定之中，今登诸报端，深望医界博物君子能辨别大蓟之真伪者，详为指示也。

又按： 凡大、小蓟须皆用鲜者。若取其自然汁代开水饮之更佳。至药房中之干者，用之实无甚效验。

近在津沽治吐衄，又恒有中西药并用之时。因各大工厂中皆有专医，若外医开方煎服汤药不便，恒予以生赭石细末一两，均分作三包，又用醋酸铅十分瓦之二，分加于三包之中，为一日之量。每服一包，开水送下。若脉象有力，心中发热者，又恒于每包之中加芒硝六七分，以泻心经之热，连服两三日，大抵皆能治愈。

至于咳血之证，上所录医案中间或连带论及，实非专为咳血发也。因咳血原出于肺，其详细治法皆载于前第三卷肺病门中，兹不赘。

论治吐血、衄血不可但用凉药及药炭强止其血

尝思治吐血、衄血者，止其吐衄非难；止其吐衄而不使转生他病，是为难耳。盖凡吐衄之证，无论其为虚、为实、为凉（此证间有凉者）、为热，约皆胃气上逆（《内经》谓阳明厥逆衄呕血），或胃气上逆更兼冲气上冲，以致血不归经，由吐衄而出也。治之者，或以为血热妄行，而投以极凉之品；或以为黑能胜红，而投以药炒之炭。如此治法，原不难随手奏效，使血立止，迨血止之后，初则有似发闷，继则饮食减少，继则发热劳嗽。此无他，当其胃气上逆，冲气上冲之时，排挤其血，离经妄行，其上焦、中焦血管，尽力血液充塞，而骤以凉药及药炭止之，则血管充塞之血强半凝结其中，而不能流通，此所以血止之后，始则发闷减食，继则发热劳嗽也。此时若遇明医理者，知其为血痹虚劳，而急投以《金匮》血痹虚劳门之大黄䗪虫丸，或陈大夫所传仲景之百劳丸，以消除瘀血为主，而以补助气血之药辅之，可救十中之六七。然治此等证而能如此用药者，生平实不多见也。至见其发闷而投以理气之药，见其食少而投以健胃之药，见其发劳嗽而投以滋阴补肺之药。如此治法，百中实难愈一矣。而溯厥由来，何莫非但知用凉药及用药炭者阶之厉也。

然凉药亦非不可用也。试观仲景泻心汤，为治吐血、衄血

　　　　张锡纯内科证治精华

之主方，用黄连、黄芩以清热，而必倍用大黄（原方芩、连各一两，大黄二两）以降胃破血，则上焦，中焦血管之血不受排挤，不患凝结，是以芩、连虽凉可用也。至于药炭亦有可用者，如葛可久之十灰散，其中亦有大黄，且又烧之存性，不至过烧为灰，止血之中，仍寓降胃破血之意也，其差强人意耳。愚临证四十余年，泻心汤固常用之，而于十灰散，实未尝一用也。然尝仿十灰散之意，独用血余煅之存性（将剃下短发洗净，锅炒至融化，晾冷轧细，过罗用之，《本经》发髲即靠头皮之发），用之以治吐衄，既善止血，又能化瘀血、生新血，胜于十灰散远矣。

至《金匮》之方，原宜遵用，亦不妨遵古方之义而为之变通。如泻心汤方，若畏大黄之之力稍猛，可去大黄，加三七以化瘀血，赭石以降胃镇冲。曾拟方用黄芩、黄连各三钱，赭石六钱，煎汤送服三七细末二钱。若不用黄连，而用瓜蒌仁六钱代之，更佳。盖黄连有涩性，终不若蒌仁能开荡胸膈、清热降胃，即以引血下行也。至欲用大黄䗪虫丸，而畏水蛭、干漆之性甚烈，可仿其意，用生怀山药二两，山楂一两，煎汤四茶杯，调以蔗糖，令其适口，为一日之量，每饮一杯，送服生鸡内金末一钱。既补其虚，又化其瘀，且可以之当茶，久服自见功效。

或问：济生犀角地黄汤，今之治吐衄者，奉为不祧之良方。其方原纯系凉药，将毋亦不可用乎？答曰：犀角地黄汤，原治伤寒、温病热入阳明之府，其胃气因热上逆，血亦随之上逆，不得不重用凉药以清胃腑之热。此治外感中吐衄之方，非治内伤吐衄之方也。然犀角之性，原能降胃；地黄之性，亦能逐痹（《本经》谓逐血痹，然必生地黄作丸药服之能有斯效，煎汤服则力减，若制为熟地黄则逐痹之力全无）。若吐衄之证胃腑有实热者，亦不妨暂用。迨血止之后，又宜急服活血化瘀之药数剂，以善其后。至愚用此方，则仿陶节庵加当归、红花之意，将药煎汤送服三七细末二钱。

究之，凉药非不可用，然不可但用凉药，而不知所以驾驭之耳。上所论吐衄治法，不过其约略耳。至于咳血治法，又与此不同。三期第二卷论吐血、衄血、咳血，治法甚详，宜参观。

论女子癥瘕治法 （附：化瘀通经散）

女子癥瘕，多因产后恶露未净，凝结于冲任之中，而流走之新血又日凝滞其上以附益之，遂渐积而为癥瘕矣。癥者有实可征，在一处不移；瘕者犹可移动，按之或有或无，若有所假托。由斯而论，癥固甚于瘕矣。此证若在数月以里，其身体犹强壮，所结之癥瘕犹未甚坚，可用《金匮》下瘀血汤下之。然必如《金匮》所载服法，先制为丸，再煎为汤，连渣服之，方效。

若其病已逾年，或至数年，癥瘕积将满腹，硬如铁石，月信闭塞，饮食减少，浸成劳瘵。病势至此，再投以下瘀血汤，必不能任受，即能任受，亦不能将瘀血通下。惟治以拙拟理冲汤（方载三期第八卷），补破之药并用，其身形弱者服之，更可转弱为强。即十余年久积之癥瘕，硬如铁石，久久服之，亦可徐徐尽消。本方后附载有治愈之案若干，可参观也。

近在津门，用其方因证加减，治愈癥瘕数人。爰录一案于下，以为治斯病之粗规。

天津特别一区三义庄张氏妇，年近四旬，自言：“五年之前，因产后恶露未净，积为硬块，其大如橘，积久渐大。初在

张锡纯内科证治精华

脐下，今则过脐已三四寸矣。其后积而渐大者，按之犹软，其初积之块，则硬如铁石，且觉其处甚凉。初犹不疼，自今年来渐觉疼痛。从前服药若干，分毫无效，转致饮食减少，身体软弱。不知还可治否？"言之似甚惧者。愚曰："此勿忧，保必愈。"因问其月信犹通否。言从前犹按月通行，今虽些许通行，已不按月，且其来浸少，今已两月未见矣。诊其脉，涩而无力，两尺尤弱。爰为疏方：生黄芪四钱，党参、白术、当归、生山药、三棱、莪术、生鸡内金各三钱，桃仁、红花、生水蛭各二钱，䗪虫五个，小茴香钱半，煎汤一大盅温服。将药连服四剂，腹已不疼，病处已不觉凉，饮食加多，脉亦略有起色。遂即原方去小茴香，又服五剂，病虽未消而周遭已渐软，惟上焦觉微热。因于方中加玄参三钱，樗鸡八枚，又连服十余剂，其癥瘕全消。

然癥瘕不必尽属瘀血也，大抵瘀血结为癥瘕者，其人必碍生育，月信恒闭。若其人不碍生育，月信亦屡见者，其癥瘕多系冷积。其身形壮实者，可用炒熟牵牛头次所轧之末三钱下之。所下之积恒为半透明白色，状若绿豆粉所熬之糊。若其身形稍弱者，亦可用黄芪、人参诸补气之药煎汤，送服牵牛末。若畏服此峻攻之药者，亦可徐服丸药化之。方用胡椒、白矾各二两，再用炒熟麦面和之为丸，桐子大。每服钱半，日两次，服至月余，其癥瘕自消。

若其处觉凉者，多服温暖宣通之药，其积亦可下。

曾治沧州贾官屯张氏妇，上焦满闷，烦躁，不能饮食，下焦板硬，月信逾两月未见。脉象左右皆弦细。仲师谓"双弦者寒，偏弦者饮"，脉象如此，其为上有寒饮，下有寒积无疑。其烦躁乃假象，寒饮逼心肺之阳上浮也。为疏方：用干姜五钱，于白术四钱，乌附子三钱，云苓片、炙甘草各二钱，陈皮、厚朴各钱半。为其烦躁，加生白芍三钱以为反佐。一剂，满闷烦躁皆见愈。又服一剂，能进饮食，且觉腹中凉甚。遂去芍药，将附子改用五钱。后又将干姜减半，附子加至八钱。服逾十剂，大便日行数次，多系白色冷积。汤药仍日进一剂，如此五日，冷积泻尽，大便自止。再诊其脉，见有滑象，尺部按之如珠，知系受孕，俾停药勿服。至期生子无恙。夫附子原有损胎之说。此证服附子若此之多，而胎竟安然，诚所谓"有故无殒，亦无殒"者也。

又无论血瘀冷积，日服真鹿角胶四五钱（分两次炖化服之），日久亦可徐消。盖鹿角胶原能入冲任以通血脉，又能入督脉以助元阳。是以无论瘀血冷积，皆能徐为消化也。

近又拟一消癥瘕兼通经闭方。用炒白术、天冬、生鸡内金等分，为细末，以治癥瘕坚结及月事不通。每服三钱，开水送下，日再服。若用山楂片三钱煎汤，冲化红蔗糖三钱，以之送药更佳。因用之屡有效验，爰名为化瘀通经散。此方中伍以白术者，恐脾胃虚弱，不任鸡内金之开通也。更辅以天冬者，恐阴虚有热，不受白术之温燥也。然鸡内金必须生用方有效验，若炒熟用之则无效矣。因其含有稀盐酸，是以善于化物；炒之，则其稀盐酸即飞去，所以无效也。

鸡内金原饶有化瘀之力，能化瘀当即善消癥瘕。然向未尝单用之以奏效也，因所拟理冲汤中原有生鸡内金三钱。方后注云：若虚弱者，宜去三棱、莪术，将鸡内金改用四钱。此书初梓于奉天。奉天税捐局长齐自芸先生，博学通医，用此方按注中如此加减，治愈癥瘕垂危之证，因商之省长海泉刘公，延愚至奉，为建立达医院。由此知鸡内金之消癥瘕，诚不让三棱，莪术矣。夫能消癥瘕，即能通月信，此原一定之理。然未经临证实验，不敢但凭理想确定也。

后来津治河东车站旁杨氏女，因患癥瘕，过服寒凉开散之药，伤其脾胃，以致食后胀满，不能消化。重用温补脾胃之剂，加生鸡内金二钱，以运化药力，后服数剂，来更方。言病甚见愈，惟初服此药之夜，经即通下，隔前经期未旬日耳。因其病已见愈，闻此言未尝注意，更方中仍有生鸡内金二钱。又服数剂，来求更方，言病已见愈，惟一月之内，行经三次，后二次在服药之后，所来甚少，仍乞再为调治。愚恍悟：此诚因用鸡内金之故。由此可确知鸡内金通经之力。因忆在奉时，曾治大东关宋氏女，胃有瘀积作疼，方中重用生鸡内金。服数剂后，二便下血而愈。此固见鸡内金消瘀之力，实并见鸡内金通经之力也。

总前后数案参观，鸡内金消瘀通经之力，洵兼擅其长矣。

论带证治法 （附：清带丸方、俗传治白带便方）

女子带证，来自冲任或胞室，而名为带者，责在带脉不能约束也。方书辨其带下之色，分为五带，而究之赤白二带可分括之。赤者多热，白者多凉，而辨其凉热，又不可尽在赤白也，宜细询其自觉或凉或热，参以脉之或迟或数，有力无力，则凉热可辨矣。治法宜用收涩之品，而以化瘀通滞之药佐之，曾拟有清带汤（方载三期八卷，系生山药一两，生龙骨、生牡蛎各六钱，海螵蛸去甲四钱，茜草二钱）。证偏热者，加生杭芍、生地黄；热甚者，加苦参、黄柏，或兼用防腐之药，若金银花、旱三七、鸦胆子仁皆可酌用。证偏凉者，加白术、鹿角胶；凉甚者，加干姜、桂、附、小茴香。

又拟有清带丸方，用龙骨、牡蛎皆煅透，等分为细末，和以西药骨湃波拔尔撒谟（亦名哥拜巴脂）为丸，黄豆粒大，每服十丸，日两次。

沧州西关陈氏妇，过门久不育，白带证甚剧。为制此丸，服之即愈。未逾年，即生子矣。

近阅《杭州医报》，载有俗传治白带便方：用绿豆芽连头根三斤，洗净，加水两大碗，煎透去渣，加生姜汁三两、黄蔗糖四两，慢火收膏，每晨开水冲服。约十二日服一料，服至两料必愈。

按： 此方用之数次，颇有效验。

论血崩治法（附：傅青主治血崩方、友人治血崩秘方）

女子血崩，因肾脏气化不固，而冲任滑脱也，曾拟有固冲汤（方载三期八卷，系白术一两，生箭芪、净萸肉、龙茜草、棕边炭各二两，煎汤送服五倍子细末一钱）。脉象热者加大生地一两；凉者加乌附子二钱；大怒之后，因肝气冲激血崩者，加柴胡二钱。若服两剂不愈，去棕边炭，加真阿胶五钱，另炖同服。服药觉热者宜酌加生地。有用此方嫌螵蛸、茜草有消瘀之力，而减去之者，服药数剂无效，求愚为之诊治，俾服原方，一剂而愈。医者与病家，皆甚诧异。愚曰：“海螵蛸即乌贼骨，茜草即芦茹（《诗经》作茹芦）。《内经》四乌贼骨一芦茹丸，以雀卵鲍鱼汤送下，原治伤肝之病，时时前后血。固冲汤中用此，实遵《内经》之旨也。”

按： 此方肝气冲者，宜加柴胡；即非肝气冲者，亦可加柴胡。

小儿荫潮在京，曾治广西黄姓妇人，患血崩甚剧，投以固

张锡纯内科证治精华

冲汤未效。遂加柴胡二钱，助黄芪以升提气化，服之即愈。因斯知病非由于肝气冲者，亦宜加柴胡于方中也。

《傅青主女科》有治老妇血崩方：生黄芪、当归身（酒洗）各一两，桑叶十四片，三七细末三钱（药汤送服），煎服。二剂血止，四剂不再发。

按：此方治少年妇女此病亦效。然多宜酌加生地黄，若有热者，必加至两余方能奏效。

又诸城友人王肖舫传一治血崩秘方，用青莱菔生捣取汁，加白糖数匙，微火炖温。陆续饮至三大盅，必愈。

按：此方肖舫曾治有极重验案，登于《绍兴医报》。

又西药中有麦角，原霉麦上所生之小角，其性最善收摄血管，能治一切失血之证，而对于下血者用之尤效。角之最大者，长近寸许，以一枚和乳糖（无乳糖可代以白蔗糖）研细，可作两次服。愚常用之与止血之药并服，恒有捷效。西人又制有麦角流膏，盛以玻璃小管，每管一瓦，用以注射臂上静脉管。一切下血之证，用之皆效。惟血立止后，宜急服三七细末数次，每次二钱，方无他虞。不然，恒有因血止脉痹，而变为虚劳证者，此又不可不知也。

论妇人不妊治法

妇人不妊之原因甚多。至其人经脉调和，素无他病，而竟多年不妊者，大抵由于血海中元阳不足，失其温度。其人或畏坐凉处，或畏食凉物，或天气未寒而背先恶冷，或脉迟因而尺部不起，皆其外征也。叶天士治此等证，恒重用紫石英，此诚由熟读《本经》得来。尝考《本经》，谓紫石英甘温无毒，主心腹呃逆，邪气，补不足，女子风寒在子宫，绝孕十年无子。

盖因紫石英性温质重，且又色紫似血，故能直入冲任以温暖血分，俾妇人易于受妊，以治血海虚寒不妊者，诚为对证良药也。特是此药近世用者极少，是以药房恒不备此药，即备之亦恒陈蠹数十年，且因其非常用习见之品，即偶用之亦莫辨其真伪。是以愚治此证，恒本《本经》之义而变通之，以硫黄代石英，其功效更捷。盖硫黄、石英皆为矿质，其沉重下达之力同，而较其热力，则硫黄实优于石英，且为人所习见，未有真假，惟拣其纯黄无杂色者，即无杂质，亦即分毫无毒。凡妇人因血海虚寒不妊者，食前每服二三分，品验渐渐加多。以服后移时觉微温，为每次所服之定量。计平素用硫黄之经过，有一次服之五六分而始觉温者，有一次服至钱余而始觉温者。迨服至元阳充足，身体强壮，自然受妊，且生子又必长命。此愚屡经试验，而确知其然者也。然硫黄须用生者，制之则无效。三期第八卷载有服生硫黄法，可参观。

又冲任中有瘀血，亦可以妨碍受妊。当用《金匮》下瘀血汤下之，或单用水蛭为细末，少少服之，瘀血亦可徐消。然水蛭必须生用，若炙用之无效。

曾治一妇人不妊，其人强壮无病，惟脐下有积一块。疑是瘀血，俾买水蛭一两，自用麻油炙透，为末，每服五分，日两次，服尽无效。后改用生者一两，轧细，仍如从前服法，未尽剂而积尽消，逾年即生男矣。

若其人身形稍弱者，可用党参数钱煎汤，送服水蛭末。若服党参发热者，可与天冬同煎汤送服。盖《本经》水蛭，原主妇人无子（注疏家谓瘀血去则易妊），且其性化瘀血而不伤新血，诚为理血妙药。若有疑其性猛烈者，参观三期第八卷理冲汤后跋语，自能涣然冰释，而无释虑矣。

416

论治妇人流产 (附: 寿胎丸)

流产为妇人恒有之病，而方书所载保胎之方，未有用之必效者。诚以保胎所用之药，当注重于胎，以变化胎之性情气质，使之善吸其母之气化以自养，自无流产之虞。若但补助妊妇，使其气血壮旺固摄，以为母强自能荫子，此又非熟筹完全也。是以愚临证考验以来，见有屡次流产者，其人恒身体强壮，分毫无病，而身体软弱者，恐生育多则身体愈弱，欲其流产而偏不流产，于以知或流产，或不流产，不尽关于妊妇身体之强弱，实兼视所受之胎善吸取其母之气化否也。

由斯而论，愚于千百味药中，得一最善治流产之药，其为菟丝子乎！何以言之？凡植物之生，皆恃有根。独菟丝子初生亦有根，及其蔓缠禾稼之上，被风摇动，其根即断，而其根断之后，益蕃延盛茂于禾稼之上，致禾稼为之黄落。此诚善取所托者之气化以自养者也。藉此物之性质，以变化胎之性质，能使所结之胎善于吸取母气。此所以为治流产之最良药也。

愚拟有寿胎丸，重用菟丝子为主药，而以续断、寄生、阿胶诸药辅之 (伍以诸药皆有精义，详于本方下)。凡受妊之妇，于两月之后徐服一料，必无流产之弊。此乃于最易流产者屡次用之皆效，故敢确信其然也。

至陈修园谓宜用大补大温之剂，使子宫常得暖气，则胎自日长而有成，彼盖因其夫人服白术、黄芩连坠胎五次，后服四物汤加鹿角胶、补骨脂、续断而胎安，遂疑凉药能坠胎，笃信热药能安胎。不知黄芩之所以能坠胎者，非以其凉也。《本经》谓黄芩下血闭，岂有善下血闭之药而能保胎者乎？盖汉唐以前，名医用药皆谨遵《本经》，所以可为经方，用其方者鲜有流弊。迨至宋元以还，诸家恒师心自智，其用药或至显背《本经》。是以医如丹溪，犹粗忽如此，竟用黄芩为保胎之药，俾用其方者不惟无益，而反有所损。此所以为近代之名医也。所可异者，修园固笃信《本经》者也，何于用白术、黄芩之坠胎，不知黄芩之能开血闭，而但谓其性凉不利于胎乎？究之胎得其养，全在温度适宜。过凉之药，固不可以保胎；即药过于热，亦非所以保胎也。惟修园生平用药喜热恶凉，是以立论稍有所偏耳。